치료하는 마음

Your Medical Mind: How to Decide What Is Right for You

치료하는 마음

Your
Medical
Mind

제롬 그루프먼 & 패멀라 하츠밴드
박상곤 옮김

후회 없는 치료를 위해 환자와 의사가 기억해야 할 것들

윈더박스

모든 환자는 내면에 자신만의 의사가 있다.

-알베르트 슈바이처

차 례

이 책에 등장하는 사례

- 고콜레스테롤혈증(고지혈증): 1장의 수전 파월, 3장의 데이브 사이먼
- 그레이브스병(갑상샘 기능 항진증): 3장의 패트릭 밥티스트
- 발가락 수술: 4장의 리사 노턴
- 무릎 수술: 4장의 칼 심슨
- 전립샘암: 5장의 매트 콜린, 스티븐 바움
- 유방암: 6장의 줄리 브로디
- 유방 절제, 난소 제거: 6장의 줄리 브로디, 세라 로즌
- 호지킨병: 6장의 안젤라 발두치
- 만성 림프구성 백혈병: 7장의 폴 피터슨
- 사전 의료 지시서와 말기 치료: 8장의 메리 퀸(입장 번복),
  루스 애들러(존엄한 죽음)
- 간경변증과 간 이식: 9장의 오마르 아킬

우리는 왜 서로 다른 치료를 선택하는가

우리는 정보에 파묻혀 질식하지만, 여전히 지혜에 굶주려 있다.
-E. O. 윌슨

날마다 수천 명의 사람이 약 복용이나 수술 결정을 놓고 고민한다. 이는 어떤 사람에게는 건강을 유지하는 예방 차원의 문제일 뿐이지만, 또 어떤 사람에게는 병을 치료하는 다양한 선택지 사이에서 결정을 내려야만 하는 문제기도 하다.[1] 이러한 결정은 지금 그 어느 때보다도 어려워졌다. 의사, 인터넷, 텔레비전, 라디오, 잡지, 자기계발서 등에서 치료 관련 정보가 흘러넘쳐 나오기 때문이다. 여기저기에서 전문가들이 당신에게 제안한다. 어떤 전문가는 더 많은 검사와 치료를 받는 것이 필요하다고 주장하는 반면, 다른 전문가는 치료를 적게 받아야 한다고 주장한다. 과연 우리는 자신에게 맞는 치료가 뭔지 어떻게 알 수 있을까? 그 답은 전문가보다는 우리 자신에게 있는 경우가 종종 있다.

데이브 사이먼은 서브 실력을 늘리려고 몇 달 동안이나 연습했다. 신수로서는 최근 은퇴했지만 여전히 늘씬하고 나부신 체격을 유지하며 테니스 실력을 한층 높이기 위해 열심히 노력 중이었다. 현재 경기는 매치포인트 상황이다. 그는 이번 경기에서 꼭 이기고 싶었다. 코트 바깥쪽 모서리로 서브를 날린 후 돌아온 공을 낮은 발리로 되받아넘기려고 네트로 달려갔다. 라켓에 공이 닿는 순간, 데이브는 차가운 코트 바닥에 쓰러졌다. 일어나려고 애썼지만 오른쪽 팔과 다리가 말을 듣지 않았다. 상대 선수가 데이브에게 괜찮으냐고 외치는 소리가 들렸다. 대답하려고 했지만 머릿속에서 떠오르는 단어가 입 밖으로 나오지 않는다는 걸 깨달았다.

'이게 뇌졸중이라는 거구나. 의사가 경고한 바로 그거야.'

검사실 문이 딸각하고 열리더니 데이브를 담당하는 심장 전문의가 들어왔다. 데이브는 조금 전까지 빠져 있던 끔찍한 꿈에서 깨어났다. 그는 테니스 코트가 아닌 심장 전문의의 진료실에 있었다. 그리고 오른쪽 팔다리를 펴 보며 실제로는 아무 일도 일어나지 않았음을 다시 확인했다.

의사가 말했다.

"좋은 아침입니다, 사이먼 씨. 치료에 대해 생각 좀 해 보셨습니까? 오늘부터 시작하는 게 어떻겠어요?"

몇 주 전 정기 검진에서 데이브의 담당 내과의는 그의 맥박수가 불규칙한 것을 알아냈다. 심전도 측정을 해 보니 심방세동이 관찰되었다. 심방세동은 비정상적인 심장 박동 증세로, 조금은 흔하게 나타나는 질환이다.[2] 데이브는 심장 전문의에게 가서 다시 검사를 받았는데, 거기서는 심전도가 정상으로 나왔다. 전문의는 혹시 모르니 데이브에게 하루 동안 심장 모니터를 달고 있으라고 권했고, 그 결과 데이브가 모르는 사이에 비정상적인 심장 박동이 일어난다는 사실을 알 수 있었다. 전문의는 이런 상태가 심장에서 혈전을 일으키고 이 혈전이 쪼개져 머리로 들어가면 뇌졸중이 일어날 수 있다고 설명했다. 그러나 뇌졸중에 걸릴 확률은 낮았다. 물론 혈전 형성을 막는 데 도움이 되는 약이 있긴 하지만, 이 약은 심각한 부작용인 출혈 가능성이 있었다.[3]

데이브의 친한 이웃이 이 약을 복용한 적이 있었다. 몇 년 전 그 이웃은 유럽행 비행기 안에서 엄청난 양의 피를 토하다가 거의 죽을 뻔했다. 결국 비행기는 그린란드로 우회했고, 쇼크 상태에 빠진 그는 병원으로 급히 옮겨져 응급 수술을 받고 겨우 살아날 수 있었다.

데이브의 마음은 자신이 뇌졸중에 걸린 끔찍한 환상과, 과다 출혈로 거의 죽을 뻔한 이웃의 이미지 사이를 오갔다. 그는 심장 전문의를 바라보며 말했다.

"아직 결정하지 못했습니다."

데이브는 심리학자가 말하는 이른바 '결정 갈등', 즉 어떤 선택을 할지 확신할 수 없는 상황에 갇힌 것이다. 그는 자신의 결정에 많은 것이 걸려 있으므로 어떤 선택을 하더라도 분명 후회할 것이라 생각했다.

우리가 수전 파월과 인터뷰할 때 이미 그녀는 마음의 결정을 내린 상태였다. 수전은 고콜레스테롤혈증 치료제인 스타틴을 복용하지 않기로 했다.

그녀는 고콜레스테롤혈증이 불러올 결과[4]를 모르지 않았다. 또 일부 의사가 입버릇처럼 말하듯 약을 '무작정' 거부하는 것도 아니었다. 51세인 수전은 울혈성 심부전에서 암까지 다양한 질병을 지닌 환자를 돌보며 하루를 보내는 간호조무사다. 질병이 다양한 만큼 환자들의 배경과 연령대도 다양하다. 수전의 담당의는 그녀의 혈중 콜레스테롤 수치가 심장병과 뇌졸중을 일으킬 수 있을 정도로 높으므로 스타틴 복용을 권했다.[5] 수전은 이 약에 대해 잘 알고 있었다. 리피토, 크레스토, 조코라는 이름으로 시판되는 이 약은 수전이 돌보는 환자 중에도 복용하는 사람이 있었고, 텔레비전과 잡지에 광고가 나오기도 했다.

"우리 아버지 역시 콜레스테롤이 높으셨죠. 어떤 약도 드시지 않았지만 오랫동안 건강하게 사셨어요."

자신의 건강에 관해 이야기를 나누는 동안 수전은 우리에게 이렇게 말했다. 그녀는 치료를 회의적인 시각으로 바라보는 성향의 환자다.

"저는 제 몸에 들어가는 것에 주의를 기울입니다. 약을 좋아하지 않아요. 두통이 있으면 그냥 견디려고 해요. 곧바로 타이레놀을 찾지 않는 타입이죠."

수전은 '의심하는 자'다. 여러분은 어쩌면 수전을 보며 자신과 비슷하다고 생각하거나, 친구 또는 가족 중 누군가를 떠올렸을지도 모른다.

혹은 수전과는 전혀 다른 태도로 치료에 임할지도 모른다. 미셸 버드처럼 말이다. 역시 50대인 미셸은 보스턴 근처 대학의 행정관으로 일한다. 날마다 운동을 하는데, 3킬로미터를 29분 안에 파워 워킹으로 돌파하는 것을 자랑으로 여긴다. 영양학을 전공한 그녀는 식단에도 주의를 기울인다. 몇 년 전 정기 검진을 통해 그녀는 혈압이 약간 높은 편이라는 것을 알았다.

"그때 바로 약을 먹기 시작했어요. 저는 자신을 위해 온갖 노력을 다하는 데 주력하는 사람입니다. 미리 막는 거죠."

미셸의 부모님도 혈압이 높았지만, 두 분 모두 뇌졸중이나 심장병 혹은 신장병을 앓지 않았다.

"저도 물론 혈압 관련 병을 앓고 싶지 않아요."

미셸이 치료를 시작하고 처음으로 복용한 약은 그녀의 혈압 수치를 낮추는 데 도움이 되지 않았다. 그리고 두 번째 약을 먹었을 때는 부작용이 나타났다.[6] 미셸은 주저 없이 또 다른 혈압 약으로 바꾸었고, 다행히 그 약은 문제를 일으키지 않았다.

미셸은 매일 아침저녁으로 집에서 직접 혈압을 측정해 차트에 기록했다

"어떤 문제가 생기면, 저는 가능한 한 완벽한 결과를 내기 위해 최선을 다합니다."

우리가 미셸에게 수축기 혈압(단위 mmHg)이 120대 초반인 것에 만족하는지 묻자, 그녀는 잠시 생각하다가 대답했다.

"겨우 만족하고 있어요."

그리고 한 번 더 생각하더니 다시 말했다.

"사실 그렇지 않아요."

미셸은 120이면 수축기 혈압 정상치에 간신히 든다는 것을 알고 있었다. 그래서인지 이렇게 말했다.

"110이면 더 좋겠죠."

그녀는 의사에게 현재 먹는 약의 양을 늘리거나 다른 치료를 병행할 수 있는지 물었다. 의사는 굳이 그럴 필요 없다고 했지만, 미셸은

여전히 더 많은 치료를 받고 싶다고 의사에게 요청했다. 그녀는 치료를 최대치로 추구하는 타입이다.[7]

"이것이 제 방식입니다. 목표를 정하면 그 목표를 달성해야죠."

미셸은 '믿는 자'다. 최대한 많은 치료를 받는 것이 건강을 유지하는 최선의 길이라고 확신하는 것이다.

수전과 미셸을 인터뷰하고 얼마 뒤, 우리는 50대의 알렉스 밀러를 만났다. 회계사인 알렉스는 온종일 숫자를 신속히 처리하는 정확하고 체계적인 사람이다. 그는 (수전처럼) 혈중 콜레스테롤 수치가 높고, 혈압은 (미셸처럼) 약간 높다. 수전은 스타틴 복용이 자신에게 무의미하다고 확신했지만, 알렉스는 이 약을 날마다 복용하며 그럼으로써 건강을 유지할 것이라 믿는다. 아마 여러분은 알렉스가 혈압을 정상으로 돌리고자 미셸처럼 고혈압 약을 복용하리라 생각할지 모르겠다. 그러나 알렉스는 고혈압 약 복용은 자신에게 무의미하다고 결정했다.

알렉스의 혈중 콜레스테롤 수치는 병원에 갈 때마다 꾸준히 같았지만 혈압은 그때그때 달랐다. 알렉스는 약간 높은 혈압 수치를 두고 1년 이상 의사와 논의한 끝에, 주저하며 고혈압 약 복용에 동의했다. 하지만 그 약은 알렉스에게 심각한 부작용을 안겼다.

"그 약을 먹으면 기분이 더러웠죠. 전혀 내가 아닌 것 같았어요."

알렉스가 말했다.

의사는 부작용이 곧 없어질 거라며 그를 안심시켰다. 만약 사라지지 않는다 해도 알렉스가 시도해 볼 다른 약은 많다. 그러나 약 부작용을 겪은 후에도 다른 약을 적극적으로 시도한 미셸과 달리, 알렉스는 더 이상의 치료를 거부했다.

알렉스는 일부 의사가 말하는 '의료 정보에 문외한'인 사람이 아니다. 즉 치료의 부작용과 효과에 대한 이해가 부족한 편이 아니다. 숫자에 밝은 알렉스는 의사가 고혈압과 고혈압이 유발하는 질병 관련 통계 수치를 보여 주었을 때 그것을 정확히 이해했다. 그러나 알렉스는 몇몇 전문가가 정상 혈압 수치 범위를 수년 동안 수정해 왔으며, 한때는 정상으로 여겨지던 수치가 지금은 위험한 것으로 여겨진다는 내용을 인터넷에서 읽은 적이 있었다.

"그건 골대 위치를 계속 옮기는 것과 같잖아요."[8]

알렉스는 고혈압의 위험뿐 아니라 치료가 가져오는 여러 위험 또한 잘 알았다.

"저는 얼마나 많은 사람이 약의 부작용 목록을 확인하는지 궁금합니다. 만약 그것을 확인한다면 어떤 약도 먹지 않게 될 테니까요."

우리는 알렉스에게 물었다.

"정보를 잘 아는 것이 당신의 치료 선택에 확신을 주나요, 아니면 치료를 더 걱정하게 하나요?"

"둘 다입니다."

그가 답했다.

수전 파월과 미셸 버드의 치료 선택 방식은 서로 매우 다르다. 수전은 치료를 깊이 의심하며 치료가 '적을수록 더 낫다'는 확신을 가지고 정말 필요한 치료만 받으려 한다. 반면 미셸은 '예방'을 확신하며 치료를 더 많이 받고 싶어 한다. 건강 문제를 다룰 때 미셸은 '앞서가는' 사람이다. 알렉스 밀러는 그 둘의 접근 방식을 모두 지닌 사람이다.

그렇다면 치료와 관련해 이 세 사람 모두에게 알맞으며 반론의 여지가 없는 단 하나의 답이 있을까?

수많은 과학적 발전이 이뤄졌지만, 의학의 많은 부분은 여전히 모호한 회색 지대에 있다. 그래서 언제 어떻게 치료해야 하는가를 두고 이것 아니면 저것이라고 분명하게 답할 수 없다. 하나의 질병을 치료하는 방식도 여럿이며, 각각의 방법마다 고유한 이득과 위험이 따른다. 따라서 최선의 치료를 선택하는 일은 결코 간단하거나 분명하지 않을 수 있다.

사람들은 약 복용 선택이나 수술 선택의 이유를 들 때 그 치료에 '편안함'을 느낀다거나 혹은 그렇지 않다고 설명하고는 한다. 그리고 그런 논의는 보통 거기서 그친다. 그렇다면 사람들은 무엇 때문에 어떤 치료는 '편안하게' 느끼고 또 어떤 치료는 '불편하게' 느끼는 걸까? 또 그들로 하여금 전혀 치료받고 싶지 않게 하는 요인은 무엇일까? 치료에 대한 이런 관점은 어디서 오는 걸까? 이런 관점이 형성되도록 환자의 마음 안팎으로 영향을 주는 요인은 무엇일까? 그리고 그 요인이 무엇인지 안다면 더 나은 치료 결정을 하는 데 도움이 될까?[9]

30년 넘게 진료해 온 우리 둘도 이러한 근본 질문에 대해 얼른 답할 수 없다. 의과대학에서 엄격한 교육을 받고 레지던트 과정을 이수한 다음 교육수련병원(academic medical center)에서 일하고 있지만, 우리는 지금까지 환자가 왜 이 치료 또는 저 치료를 선택하게 되는지를 배운 적이 없다.

우리는 답을 구하고자 먼저 의료 결정 분석(decision analysis)에 의존했다. 경제학에서 나왔으며 의료 정책 입안자와 보험회사가 이용하는 이 접근법에 따르면 질병 경험은 숫자로 손쉽게 추출될 수 있다. 그리고 그렇게 추출된 숫자는 '최고'이면서 '이성적인' 하나의 치료 선택을 계산하는 데 쓰인다. 여기서, 어려운 결정은 간단한 수학 문제가 된다. 이 접근법에는 수긍할 만한 점이 있지만, 우리는 이 방식이 잘못된 가정에 기초함으로써 원하는 결과를 도출하는 데 실패했음을 보여 주는 상당한 양의 연구 조사 결과를 만날 수 있었다.

계속해서 답을 구하던 차, 지난 세기의 저명한 내과의였던 윌리엄 오슬러 경(Sir William Osler)의 유명한 말이 우리의 마음에 와닿았다. "어떻게 치료해야 할지 갈피가 잡히지 않을 때는 환자가 하는 이야기를 주의 깊게 들어야 한다. 환자가 답을 알려 주고 있기 때문이다." 그래서 우리는 치료를 선택하는 사람들의 마음을 들여다보기로 했다.

우리는 수십 명이나 되는 다양한 연령대의 환자들과 오랫동안 대화를 나눴다. 그들은 사는 곳도, 경제적 형편도, 질병 상태도, 민족과 인종과 종교도 제각각이었다. 우리는 그들의 경험을 듣고자 언제부터 아팠고 어떻게 진단을 받았으며 의사가 어떤 치료를 권했는지 물었다. 또한 치료를 선택할 때 고려한 다른 정보에 관해서도 물었다. 우리는 이들과 종종 추가 인터뷰를 진행하면서, 그들의 치료 경험뿐 아니라 삶이 어떠한지도 깊게 알고자 했다. 건강과 질병에 관한 가족의 태도, 그가 언젠가 직면할지도 모를 치료 선택을 경험한 친구나 지인이 있는지 여부, 인간관계나 직업 또는 신앙에서 얻은 앎 가운데 삶의 지침이 되는 것은 무엇인지까지. 그렇게 환자의 마음속으로 들어가는 여정의 결과로 이 책이 나왔다. 각 여정에서 우리는 그들의 회고를 들으며 더 많은 것을 이해했다. 그리고 심리학과 인지과학에서 진행한 결정 과정에 관한 새로운 연구 결과를 환자의 이야기에 적용하고, 우리가 제기한 질문에 답하기 시작했다.

우리가 들은 모든 이야기를 서술하는 것은 불가능하므로, 우리는 환자의 처지에서 내리는 의료 결정에 특별하게 영향을 끼치는 요인들을 가장 잘 보여 주는 이야기만을 선별했다. 여러분은 이 책에서 교사, 경영 컨설턴트, 헬스 트레이너, 갤러리 운영가, 주부, 심리학자, 도서관 사서를 비롯해 여러 사람을 만날 것이다. 우리는 이들이 보여 준 열린 태도와 솔직함, 그리고 자신의 성공한 또는 실패한 치료 선택 과정을 알려 주고자 한 의지에 감사를 표한다.

이 책은 먼저 고콜레스테롤혈증이나 가벼운 혈압 상승과 같은, 급하지는 않지만 정기 검진에서 자주 발견되는 증세의 치료 결정 사례로 시작한다. 그리고 좀 더 시급한 증세, 즉 수술, 심장병, 암의 치료 결정 사례로 이어진다. 마지막으로 우리는 생사가 위태로울 때 촌각을 다투는 치료 선택의 문제라든가, 환자의 가족 또는 의사와 같은 대리인이 그 선택을 해야 하는 상황에 관한 사례를 보여 줄 것이다.

각 사례에서 우리는 환자의 마음 안팎으로 강하게 영향을 끼쳐 생각을 좌우하고 판단을 왜곡함에도 겉으로 드러나지 않곤 하는 요인들을 분석했다. 그리고 그런 요인들을 들추어냄으로써 더 확실한 마음으로 의료 결정에 임할 수 있음을 확인했다. 이렇게 하면 여러분은 서로 충돌하는 주변의 모든 치료 관련 충고를 헤치고 자신만의 분명한 길을 내어, 적합한 이유에 기반을 둔 최선의 치료를 선택할 수 있을 것이다.

1

숫자 속에서 나의 길을 찾는 법

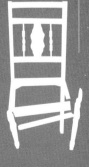

Your
Medical
Mind

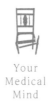

Your
Medical
Mind

수전 파월은 우리가 처음 인터뷰한 환자들 중 한 명이었다. 우리는 고콜레스테롤혈증 치료제인 스타틴을 복용할 것인가 말 것인가를 결정하는 아주 일반적이고 간단한 선택 상황을 살펴봄으로써, 사람들이 정보를 어떻게 처리하여 결정에 이르는지에 관한 단순 명료한 답을 얻을 수 있으리라 기대했다. 그러나 수전의 결정은 결코 단순하게 이뤄지지 않았다.

) 약을 먹지 않기로 한 수전 (

간호조무사인 수전은 늘 그렇듯 새벽에 일어났다. 남편과 아이들을 위해 아침을 준비한 후, 그날 돌봐야 할 환자들 명단을 확인했다. 그리고 늦은 오후에는 새 주치의와의 두 번째 만남이 예정돼 있었다.

수전은 지금까지 건강하게 살아왔다. 다른 많은 여성들처럼, 출산할 때와 해마다 건강검진을 하러 산부인과를 찾을 때 말고는 의사를 볼 일이 거의 없었다. 그러나 45세가 되면서 주치의를 둬야 할 때가 왔음을 느꼈다. 산부인과 의사에게 이런 이야기를 하자 의사는 그 생각에 동의하며 보스턴에 있는 한 수련병원에서 일하는 젊은 내과 의사를 소개해 주었다. 몇 주 전에 수전은 그 의사에게 첫 번째 진료를 받았다. 의사는 그녀가 건강에 좋은 음식을 섭취하고 신체적으로 건강한 삶을 유지하고 있지만 약간 과체중이라고 지적했다. 그래서 수전은 지금보다 몇 킬로그램 정도 줄이기로 의사와 약속했다. 그리고 오늘은 지난번 진료를 마칠 무렵에 받은 혈액 검사 결과가 나오는 날이었다.

"모든 것이 다 좋습니다. 그런데 콜레스테롤 수치가 높네요."

의사는 잠시 말을 멈췄다.

"콜레스테롤에는 두 가지 종류가 있습니다. 아시죠? '좋은' 콜레스테롤과 '나쁜' 콜레스테롤이 있다는 걸요."

수전은 고개를 끄덕였다.

"환자분의 총콜레스테롤 수치는 240으로 정상치보다 훨씬 높습니다. 좋은 콜레스테롤인 HDL 수치는 37로 상당히 낮고, 나쁜 콜레스테롤인 LDL은 179로 아주 높네요."

의사는 수전에게 검사 결과가 적힌 종이를 건네주었다.

"환자분이 활동적이고 이미 건강한 식단에 맞춰 식사를 하고 계시니, 이제는 약을 드셔야 할 것 같군요. 다행히 좋은 치료제가 있습니다. 여기 처방전을 드리겠습니다."

그러고는 약 이름이 적힌 작은 초록색 종이를 건네며 말했다.

"한 달 후에 오시면 다시 혈액 검사를 해 보도록 하죠. 물론 아무 문제 없겠지만, 만약 있다면 즉시 연락 주세요."

수전은 건네받은 처방전을 지갑에 넣었다.

스타틴은 콜레스테롤을 낮추기 위해 전 세계적으로 아주 흔히 처방되는 약으로, 미국에서만 약 2500만 명이 복용하고 있다.[1] 콜레스테롤은 동맥에 지방이 쌓여서 심장 마비나 뇌졸중으로 이어지는 죽상동맥경화증의 주된 원인으로 알려져 있다. 스타틴은 일본의 과학자가 1972년에 처음 개발한 것으로,[2] 현재는 12종이 넘는 제품이 시중에 나와 있다. 이 약은 간에서 콜레스테롤을 만드는 효소의 작용을 억제한다. 미국과 유럽을 비롯한 여러 국가의 전문가들은 역학 연구와 더불어 심장 마비 방지 효과를 측정한 임상 시험 데이터를 기반으로 스타틴 처방에 관한 지침을 개발했다.

수전은 의사가 처방해 준 스타틴에 대해 잘 알고 있었다. 작은 럭비공을 떠올리게 하는 그 흰 알약은 그녀가 돌보는 여러 환자들도 복용하고 있었기 때문이다. 하지만 며칠이 지나도록 처방전은 그녀의 지갑 속에 그대로 있었다. 교회 가는 길에 약국이 있었지만, 그녀는 그 새로운 약을 처방받지 않은 채 약국을 지나쳤다.

그 주 일요일 예배 시간, 수전은 몇 줄 떨어진 자리에 평소 안면이 있는 한 여성이 앉아 있는 것을 보았다. 그녀는 수전보다 조금 나이가 많았는데, 예배가 끝나고 자리에서 일어나는 것조차 몹시 힘겨워했다. 점심시간이 되자 그녀는 남편의 부축을 받아 천천히 옆방으로 향했다. 음식이 뷔페식으로 나오는 탓에 그녀는 남편이 점심을 가져다주는 동안 자리에 앉아 있어야 했다. 식사가 끝난 뒤 그녀의 남편이 손을 들어 수전을 불렀다. 교인들은 의료 문제에 관해 종종 수전의 조언을 구하곤 했다.

"괜찮으세요?"

수전이 물었다.

"아니요. 근육통이 심해요. 이 통증이 얼마나 오래갈지 통 모르겠어요."

그녀는 몇 달 전부터 스타틴을 복용하고 있다고 했다. 처음에는 괜찮았는데 지난주부터 온몸의 통증이 점점 심해졌다는 것이다. 의사의 말을 듣고 즉시 약 복용을 중지했지만, 근육이 너무 아파서 침대에서조차 편안한 자세를 취할 수가 없다고 했다. 수전도 보았듯이 그녀는 누군가 도와주지 않으면 의자에서 일어나지도, 걸을 수도 없었다.[3]

화창한 겨울의 그날 오후, 수전은 교회에서 집으로 걸어오면서 아버지인 마이클 파월을 떠올렸다. 아버지는 무엇이든 액면 그대로 받아들이는 법 없이 모든 것에 의문을 품는 독자적인 사상가였다. 마이클 파월 역시 콜레스테롤 수치가 높았는데, 지금의 수전과 비슷한 나이에 그 사실을 알았다. 그때는 콜레스테롤이 심장 마비를 일으킬 수 있는 위험 요소임을 의사들이 알게 된 지 얼마 지나지 않은 시점이었다.

"사람들은 지나치게 약에 의존한다니까."

아버지는 자녀들에게 종종 이렇게 말하며 혈중 콜레스테롤 수치가 높아져도 약을 먹지 않았다. 그럼에도 오래도록 건강하고 활동적으로 살았다.[4]

수전은 한 달 뒤에 다시 의사를 찾아갔다.

"어때요, 약은 잘 드시고 계신가요?"

의사가 물었다.

"약을 먹지 않기로 했어요."

의사의 얼굴은 놀라움과 걱정으로 굳어졌다.

"이 약을 먹는 것은 아주 중요해요. 환자분께 정말 필요한 약입니다."

의사가 말했다.

수전 파월만이 이런 결정을 내리는 것은 아니다. 연구에 따르면, 혈중 콜레스테롤 수치가 높아서 스타틴을 처방받은 사람의 절반 정도가 약을 한 번도 먹지 않거나 수개월 안에 복용을 중단했다. 심지어 자주 방문하고 전화를 걸어 연구 참가자가 약을 잘 먹는지 주의 깊게 관찰하는 조사에서도 25~35퍼센트 정도가 스타틴 복용을 중단하는 것으로 밝혀졌다. 이런 현상을 전문 용어로 '비순응' 또는 '불이행'이라고 하는데, 환자가 의사의 처방을 따르지 않기로 결정하는 것은 비단 스타틴에만 국한되지 않는다. 수많은 설문에 따르면 고혈압, 당뇨병, 골다공증, 천식 환자의 20~50퍼센트가 권장 처방을 따르지 않는다고 한다. 미국약사연합회에서 2006년 시행한 여러 일반 질병에 관한 치료 연구에서 환자의 31퍼센트가 처방전을 전혀 따르지 않았고, 29퍼센트는 처방받은 약이 떨어지기도 전에 복용을 그만두었다.[5]

그로부터 5년 뒤, 우리는 수전과 다시 이야기를 나누면서 그녀가 왜 약을 먹지 않기로 결정했는지 알기 위해 좀 더 깊이 파고들었다. 수전은 심장 마비나 뇌졸중으로 고생하는 환자들을 돌보면서 고콜레스테롤혈중의 위험을 두 눈으로 똑똑히 보아 왔을 것이다.

"저는 아버지와 정말 똑같아요. 무슨 일을 하든지 정말 즐겁게 하거든요. 언제나 적극적으로요. 그런 삶이 제가 원하는 삶이죠. 아버지도 콜레스테롤 수치가 저와 비슷했지만 절대 약을 드시지 않았어요."

그녀는 잠시 멈췄다가 말을 이었다.

"콜레스테롤 수치가 240이라고 하면 어떤 사람은 정말 위험하다고 할 기예요. 히지만 우리 기족과 같은 또 다른 사람들에게는 이 수치가 비정상도 아니고 위험하지도 않아요."

사람들에 관한 이야기, 그리고 선택에 관한 이야기는 우리가 자신과 세계를 이해하는 방식에 강력한 영향을 끼친다. 부모가 들려주는 이야기와 자기 전에 읽어 주는 동화를 들으면서 우리의 정신은 형성되기 시작한다. 그리고 커 가면서 동료, 친구, 지인과 폭넓은 경험을 쌓고 책, 잡지, 영화, 텔레비전, 인터넷에서 수많은 이야기를 만난다. 이야기를 접할 때 우리는 이야기 속 상황에 자신을 대입해 보려고 한다. 비슷한 상황이라면 나는 그 삶을 어떻게 경험하고 또 어떤 결정을 내렸을까 하고 생각해 보는 것이다. 인지심리학자들은 사람들의 이야기가 우리 사고에 끼치는 강력한 영향을 '가용성 편향'[6]이라고 부른다. 특정한 이야기, 특히 극적이거나 특이한 이야기는 우리 마음속에 깊이 아로새겨진다. 우리는 그런 이야기를 쉽게 기억하고, 긴박한 순간 어려운 선택을 해야 할 때 '이용'하기도 한다.

우리 둘은 의사로서 30년 넘게 환자를 돌보아 왔다. 그동안 가족, 친구, 지인 들이 어떤 치료를 받기로 결정했는지, 교회의 그 여성처럼 환자들이 약물 부작용으로 어떤 고통을 겪는지 등등 사람들이 하는 말을 수도 없이 들어 왔다. 또 수전의 아버지처럼 지인들이 치료를 거부하고도 고령까지 오랫동안 잘 살고 있다는 말을 듣기도 하고, 똑같은 병을 앓는 친구의 이야기를 듣고서 특정 약이나 상표를 요구하는 환자도 보았다.

이런 이야기들을 듣다 보면 어떤 때는 안심이 되고, 또 어떤 때는 당황스럽다. 하지만 어느 쪽이든 이 이야기들은 듣는 이의 마음에 깊은 흔적을 남긴다. 각각의 생생한 사례에 비춰 자신에게 일어날지 모를 상황을 미리 그려 보는 것이다. 그래서 환자들이 치료를 처음 선택할 때 일반적으로 가용성 편향이 강력한 영향을 끼친다.

물론 수전이 교회의 그 여성을 만난 것은 우연이었다. 하지만 꼭 그 여성이 아니더라도 인터넷에서 그녀와 유사한 사례를 얼마든지 접할 수 있다. 스타틴 복용 초기에는 괜찮았다가 시간이 지날수록 근육통을 겪게 되는 사례라든가, 흔하진 않더라도 간 손상과 위장 장애 같은 또 다른 부작용을 겪는 사례를 만날 수 있다는 말이다. 당연히 간접으로 접하는 것보다 직접 목격하는 것이 더욱 확실히 기억에 남겠지만, 간접으로 이야기를 접해도 사고 과정에 충분히 영향을 줄 수 있다.

앞의 교회 여성과 같은 부작용 사례를 우연히 접한 환자들은 자신이 기존에 해 왔던 생각과 편견을 더욱 굳히기도 한다. 수전은 의심이 많은 편이다.

"이것이 제가 사는 방식이에요. 제 남편도 마찬가지고요. 물론 아이들에게도 건강에 관해서는 주변 이야기에 귀 기울이라고 가르쳐요."

어떤 사람들은 자연이 최고라는 통념 때문에 스타틴 복용을 거부하기도 한다. 이 생각을 따르는 사람들은 자연의 자정 능력을 인정하며, 몸이 스스로 최선의 상태로 돌아간다고 믿는다. 작가 볼테르(Voltaire) 또한 이 통념을 믿은 사람으로, 이런 말을 남기기도 했다. "약이라는 것은 병이 자연적으로 치유될 동안 환자를 즐겁게 해 주는 도구일 뿐이다."

자연이 최고라고 생각하는 사람은 혈중 콜레스테롤 수치를 낮추려면 규칙적인 운동을 하고 귀리 시리얼이나 적포도주 같은 음식 및 천연 보충제를 섭취해야 한다고 믿는다. 그들이 보기에 약은 확인 안 된 위험이 내재한 인공 화학 물질이다. 인위적인 치료보다 자연 치유법이 훨씬 현명하고 안전하다고 강하게 믿는 이러한 사고방식을 '자연주의 지향'이라 하며, 인지과학 용어로는 '자연주의 편향'이라고 한다.

환자가 치료를 결정하는 사고 과정을 깊이 연구해 온 러트거스 대학의 심리학과 교수 그레천 채프먼(Gretchen Chapman)이 사용하는 자연주의 편향 구별법이 있다. 먼저 시험 대상에게 식물에서 추출한 천연 성분의 약과 화학적으로 똑같은 인공 조제약 중에서 어떤 것을 선호하는지 묻는다. 그러면 자연주의 편향이 있는 사람들은 두 약이 서로 다르지 않음에도 식물에서 추출한 약을 선택했다.[7]

심하게 앓거나 아파 본 적이 없는 수전은 "날마다 제게 주어진 축복에 감사할 뿐이죠."라고 고백한다. 그녀는 약에 대한 의심을 버리고 약을 복용한다면 그 때문에 많은 것을 잃을 거라고 생각한다. 독립적으로 건강하게 사는 자부심, 가족과 환자를 돌보면서 느끼는 보람, 교회 사람들과 나누는 기쁨……. 이 모든 것이 작은 알약 하나로 사라져 버릴까 두려워한다.

수전처럼 건강한 사람뿐 아니라 건강하지 않은 사람 또한 새로운 치료법을 두려워한다. '구관이 명관'이라는 옛말에서도 알 수 있듯, 사람에게는 위험한 변화보다 현상 유지를 선호하는 심리가 있다. 심리학에서는 이를 '손실 회피'라 한다. 인지과학 연구 조사에 따르면 사람들은 이득보다 손실을 더 크게 느끼며, 손실 회피는 변화로 얻는 이득이 불확실할 때 더욱 두드러지게 나타난다.[8] 수전 역시 만약 아버지가 약을 복용했다면 별 이득 없이 부작용 위험만 떠안았을 거라고 생각한다.

이야기는 우리의 사고 과정에 깊이 영향을 준다. 따라서 우리는 그 이야기들이 단지 한 개인에게만 해당하는 것임을 기억해야 한다. 일화는 단 하나의 사례다. 전문가들은 이를 '1인의 n(임상에서 한 사람에게 시도해 볼 수 있는 다수의 방법, 또는 한 사람에게 일어날 수 있는 다수의 결과를 의미하는 용어—옮긴이)'이라고 부른다. 의료 현장에서 비슷한 딜레마에 직면한 사람들의 경험담이 깊은 인상을 남길지라도, 그 이야기는 더 많은 사람들의 경험을 반영할 수도 그렇지 않을 수도 있다. 이야기를 들으면 막연해 보이는 치료 효과와 부작용을 구체적으로 확인할 수 있지만, 한편으로 이야기는 우리의 시야를 왜곡해서 흔하지 않은 사례를 일반적인 것으로 오인하게 만든다.

통계는 이야기에 담긴 메시지를 더 넓은 맥락에서 바라볼 수 있게 도와주고는 한다. 그렇다면 주치의가 경고한 심장 질환과 콜레스테롤의 상관관계 수치를 알게 되었을 때, 수전은 과연 마음을 바꾸었을까?

) 헬스 리터러시 (

치료의 효과와 부작용 수치 등 건강 관련 정보를 이해하고 활용하는 능력을 '헬스 리터러시'라고 부른다. 헬스 리터러시는 치료 여부를 결정할 때 주변 이야기에 의존하지 않고 과학적인 정보를 바탕으로 올바른 선택을 하는 데 도움을 주는 중요한 능력이다.

수전의 주치의가 말했다.

"이 약을 복용하는 것이 환자분 건강에 왜 중요한지 말씀드리죠. 스타틴을 복용하면 향후 10년간 심장 발작이 일어날 가능성이 30퍼센트 줄어듭니다."

의심 많은 수전은 이 같은 수치를 완전히 무시할 수 없었지만, 부작용으로 고통스러워하던 교회의 여성을 다시 떠올리고는 이렇게 되물었다.

"하지만 부작용이 있지 않나요?"

"전에 말씀드렸듯이 이 정도로 적은 양은 문제가 되지 않습니다. 부작용이 나타날 가능성은 아주 낮아요. 기껏해야 몇 퍼센트의 사람들이 근육통을 앓는 정도입니다. 만약 부작용이 있다 해도 약 복용을 중단하면 사라집니다."

이어서 주치의는 수전을 응시하며 말했다.

"부작용이 생길 확률은 이 약이 줄 30퍼센트의 이득에 비하면 아무것도 아니죠."

수전은 의사가 일러 준 새로운 정보를 다시 한번 숙고해 보겠다고 약속했다.

조사에 따르면 전체 인구의 60퍼센트 이상이 인터넷을 통해 의학 정보를 얻고 있으며, 이러한 인터넷 의존도는 계속 증가 추세에 있다고 한다. 수전이 구글에 접속하여 '콜레스테롤 치료'라고 입력하자 1600만 개의 관련 페이지가 떴다. 의학계가 제안하는 가이드라인, 제약회사와 병원 사이트, 개인 블로그 들이 위에서부터 쭉 나열되었다.

몇 달 동안 수전은 콜레스테롤과 관련한 인터넷 정보를 검색하고 이를 가능한 한 많이 읽었다. 그중 정부 기관(미국 보건복지부) 사이트를 띄우자 '국민 건강 정보'가 눈에 들어왔다. 연이어 나온 질병 목록에서 '콜레스테롤'을 클릭하자 '향후 10년 동안 심장 발작 가능성 계산'이라는 제목이 떴다. 이것이 바로 수전이 알고 싶어 하던 정보였다. 아버지는 평생 건강하게 사셨지만, 자신은 어떨지가 궁금했던 것이다.

수전은 심장 발작 가능성 수치를 계산하기 위해 자신의 나이를 입력한 다음, 의사가 건네준 검사 결과지에서 총콜레스테롤 수치와 좋은 콜레스테롤인 HDL 수치를 찾아 입력했다. 계속해서 나머지 항목에 비흡연자, 수축기 혈압 120, 복용 중인 약 없음으로 입력한 후, '나의 향후 10년 동안 심장 발작 가능성 계산'을 클릭하자 결과가 나왔다. "위험 가능성 1퍼센트. 향후 10년간 당신과 같은 사람 100명 중 1명에게 심장 발작이 나타납니다."[9]

수전은 잠시 뒤로 물러나 스크린을 응시하며 생각했다.

'앞으로 10년 동안 나 같은 사람 100명 중 99명에게는 심장 발작이 일어날 위험이 없다는 뜻이네.'

수전은 좀 더 안심이 되었다.

수전은 미국 보건복지부 웹사이트에서 헬스 리터러시를 활용할 때 필요한 아주 중요한 숫자, 다시 말해 스타틴을 복용하지 않을 때의 위험도를 얻었다. 그리고 스타틴을 복용하면 심장 발작 가능성이

30퍼센트 낮아진다. 그럼 이 수치들이 정확히 무엇을 의미하는지 분석해 보자.

스타틴 미복용 시 수전의 심장 발작 확률은 100분의 1로, 100명의 여성 중 1명, 200명일 때는 2명, 300명일 때는 3명에게서 심장 발작이 나타날 수 있다. 그리고 스타틴을 복용할 때 심장 발작 감소율은 30퍼센트, 약 3분의 1이다. 이 수치들을 수전과 같은 조건의 여성 300명을 한 그룹으로 설정하여 적용해 보자. 300명이 약을 복용하지 않을 때 심장 발작을 겪는 사람은 3명이다. 그리고 스타틴을 복용했을 때 심장 발작 감소율은 약 3분의 1이므로 이 3명 중 1명만 심장 발작을 피하게 된다. 즉 나머지 두 여성은 약을 복용했더라도 여전히 심장 발작을 일으킬 수 있다. 나머지 297명은 약을 복용하지 않아도 심장 발작을 겪지 않으며, 약을 먹더라도 이득을 얻지 못한다.

아마도 이 분석 결과가 놀랍게 느껴질 것이다. 그건 스타틴이 수전의 심장 발작 가능성을 30퍼센트 낮춘다고 했을 때, 만약 그녀가 약을 복용하지 않으면 심장 발작이 100퍼센트 일어난다는 뜻으로 이해했기 때문일 것이다. 위의 계산을 통해 얻은 결과는 이른바 최소치료환자수(NNT, Number Needed to Treat), 즉 1명이 치료 효과를 보려면 몇 명이 치료를 받아야 하는가를 보여 준다. 다시 말해 수전과 같은 조건의 여성은 300명이 스타틴을 복용해야 1명의 심장 질환을 막을 수 있다는 뜻이다. 이렇게 최소치료환자수를 계산하면 약물 치료 효과 정도를 정확히 파악할 수 있다.[10]

헬스 리터러시를 활용하면서 염두에 두어야 할 또 하나는, 같은 정보라도 조건에 따라 긍정적으로 혹은 부정적으로 전달될 수 있다는 점이다. 같은 정보가 다르게 인식되는 것은 '인지적 틀' 때문이다. 처음에 우리는 스타틴을 복용하면 심장 질환 가능성이 30퍼센트 낮아진다는 틀 안에서 생각했기 때문에 스타틴 복용이 효과가 높은 것처럼 느꼈다. 그러나 얼마나 많은 사람이 약을 복용해야 한 명이 효과를 볼 것인가라는 질문의 틀 안에서는 그 효과가 상대적으로 미미해 보인다. 물론 이 외에도 다음처럼 다른 인지적 틀 안에서 생각하는 사람이 있을 것이다. '만약 300명 중 효과를 보는 1명이 바로 나라면, 스타틴은 내게 100퍼센트 필요한 약이다.'[11]

수전이 웹사이트에서 찾은 것과 같은 '의사 결정 지원 정보'는 치료 상황에 놓인 다양한 건강 상태의 사람들이 헬스 리터러시를 잘 발휘할 수 있도록 도와준다. 의료 관련 수치들을 정확히 이해한다면, 주변에서 들은 이야기에 과학적인 정보를 접목하여 어떤 치료 사례를 좀 더 넓은 치료 맥락에서 바라볼 수 있을 것이다. 수전은 스타틴 치료의 심장 발작률 감소 효과와 관련해 자신에게 의미 있는 수치를 알아냈고, 자신이 그 효과를 볼 것인지를 따져 보고 있다고 우리에게 말했다. 그러나 교회에서 만난, 근육통으로 괴로워하던 여성이 자꾸 떠올라 치료의 부작용에 더 집중하고 있었다.

헬스 리터러시를 활용하면서 염두에 두어야 할 세 번째는, 치료로 인한 부작용 가능성을 이해하는 것이다. 수전이 교회에서 만난 여성이 앓던 부작용은 스타틴 부작용 중 가장 많이 나타나는 염증성 근육통이고, 복부 통증이나 메스꺼움을 동반하는 위장 장애와 간 손상은 상대적으로 덜 나타나는 부작용이다. 수전의 주치의 말처럼 스타틴 부작용은 단지 '몇 퍼센트'에게만 나타나며, 근육통을 호소하는 환자는 1~10퍼센트 정도다. 어떤 의사들은 나쁜 콜레스테롤인 LDL을 급격히 낮춰 심장 발작을 철저히 막으려면 많은 양의 스타틴을 복용해야 한다고 주장한다. 그러나 스타틴 계열의 일부 약들은 많은 양을 복용하면 근육에 악영향을 끼치기 때문에 스타틴 다량 처방에 따른 위험성과 효과를 놓고 전문가 사이에서조차 의견이 분분하다.

스타틴의 기준량 처방과 다량 처방을 모두 감안한다면 부작용 가능성의 범위를 정확히 예측할 수 있다. 대략 100명 중 1~10명이 부작용을 겪는다고 보면 된다. 그런데 이 수치를 '뒤집어' 바라보면 부작용을 겪지 않는 환자가 100명 중 90~99명인 셈이므로 훨씬 더 안심이 된다.

계속해서 정부 기관 웹사이트를 검색하던 수전은 "당신의 심장 발작 가능성 수치의 의미와 심장 발작 가능성을 낮추는 방법을 알고 싶으면 '혈중 콜레스테롤—당신이 알아야 하는 것'으로 이동하십시오."라는 문구와 만났다. 수전은 이번에도 의사가 준 검사 결과지를 보고 화면에서 요청하는 대로 정보를 입력했고, 자신이 넷째 범주인 '낮거나 보통 정도의 위험군'에 속한다는 걸 알아냈다. 그에 대한 가이드라인에서는 '치료적 생활 습관 변화(TLC, 건강식과 규칙적인 운동)'로 나쁜 LDL 콜레스테롤을 160 이하로 줄일 것을 권고하고 있었으며, 식단과 운동으로도 콜레스테롤 수치가 떨어지지 않으면 "약물 치료가 필요할 수 있다."라고 적혀 있었다.

수전은 뒤로 물러나 또다시 화면을 응시하며 생각했다.

'나는 식단도 괜찮고, 온종일 서서 일하니까 운동량도 많은 편이야.'

그리고 다시 한번 심장 발작이 일어날 가능성과 스타틴 복용이 그것에 얼마나 효과적일지 생각해 보고는 마침내 결론을 내렸다.

"부작용을 감수하면서까지 약을 복용할 필요는 없어. 스타틴은 내가 먹어야 할 약이 아니야."

) 알수록 손실을 피하고 싶어진다 (

하버드 대학의 교육학 교수 하워드 가드너(Howard Gardner)는 같은 정보를 전달하는 다양한 방법에 관한 글을 쓴 적이 있다. 그 방법 가운데 하나는 숫자다. 예를 들어 약을 설명할 때 발병 확률과 약 복용 효과에 관한 정보를 수치로 전달하는 것이다. 선이나 막대그래프를 이용해 통계를 시각적으로 표현할 수도 있다. 또 하나의 방법은 이야기, 즉 사람들이 약을 복용한 사례를 들려주는 것이다. 가드너의 연구와 더불어 다른 교육학자나 심리학자의 연구에서도, 이야기는 듣는 사람의 마음에 반향을 일으켜 각인되는 탓에 사람들이 이야기에 가장 큰 반응을 보인다는 사실을 확인할 수 있다. 결국 우리는 수치와 그래프가 이야기를 들려주기를 바란다. 그 이야기 속에서 우리는 자신이 주인공이 되는 상상을 한다.[12]

약 광고는 통계 수치를 보여 주기도 하지만 궁극적으로는 설득력 있는 이야기를 들려주기 위해 만들어진다.[13] 수전은 병원에 다녀온 후부터 스타틴 광고를 눈여겨보기 시작했다. 한번 관심을 보이자 사방에 온통 스타틴 광고만 나오는 듯했다. 텔레비전 광고는 아침 프로그램과 저녁 뉴스 사이에 나왔고, 수전이 읽는 잡지들에도 적어도 한두 페이지에 걸쳐 광고가 나왔다.

유사한 약 광고들을 유심히 살펴보면 제약회사가 사람들의 약 구매 심리를 얼마나 잘 꿰뚫고 있는지 알 수 있다. 약 광고는 수전처럼 새 치료법을 우려하여 약 구매를 꺼리는 손실 회피 성향 사람들의 거부감을 떨쳐 내려는 목적으로 제작된다. 그래서 가장 친근한 방식으로 약의 효용을 드러내 보이고, 세심하게 가공한 이미지와 사례를 통해 가용성 편향의 힘을 이용한다.[14]

약 광고 중 가장 생생한 이미지를 전달하는 텔레비전 광고는 대부분 시청자의 불안을 자극하는 장면으로 시작한다. 텔레비전에 나오는 스타틴 광고는 나이 든 한 남성이 조깅하는 장면과 높은 혈중 콜레스테롤 수치가 심장 발작으로 이어질 수 있다는 내레이션으로 시작한다. 이어서 이웃집 아저씨같이 친근한 외모의 의사가 스타틴을 처방하자 남성은 고개를 끄덕이며 감사의 미소를 짓는다. 잠시 후 (약을 복용한 것으로 간주되는) 주인공이 가족에게 둘러싸여 따뜻하고 밝은 분위기에서 생일 축하를 받는 장면이 나온다. 카메라는 케이크와 촛불, 그의 아내, 자녀, 손자 들이 박수 치는 모습을 따라가고, 그가 힘차게 촛불을 끄는 모습으로 광고가 마무리된다. 이 광고에 나오는 이야기는 고콜레스테롤혈증 환자가 스타틴을 복용한 후 오랫동안 건강하게 살았다는 해피엔딩 줄거리다. 약의 부작용에 관한 설명은 시청자가 생일 축하 장면에 한창 시선을 빼앗기고 있을 때 조용히 내레이션으로 흘러갈 뿐이다.

그러나 수전은 생일 축하 장면에 현혹되지 않고 부작용을 설명하는 내레이션에 귀를 기울였다.

"딸과 함께 광고를 본 후 부작용을 꼼꼼히 알아봤죠. 근육통, 위장 장애, 간 손상 등이 있더라고요. 광고에서는 이런 부작용을 알리고 싶지 않겠죠."

처방 약 광고는 사람들에게 건강 정보를 전달하는 교육적인 목적에서 필요하다며 정당화되곤 한다. 처방 약 광고를 찬성하는 사람들은 환자가 유용한 건강 정보를 습득하고 이해해야 주도적으로 자신에게 맞는 치료를 선택할 수 있다고 주장한다. 2009년 통계에 따르면, 미국 식품의약국(FDA)의 예산을 두 배나 웃도는 약 50억 달러가량의 돈이 처방 약 광고에 쓰였다고 한다.

UCLA 의료 센터를 비롯한 여러 의료 센터의 연구원들로 구성된 연구 팀은 미국 내 방송에 나오는 처방 약 광고에 관한 연구 조사를 시행했다.[15] 저녁 8시에서 밤 11시 사이의 황금 시간대와 저녁 뉴스 시간대에 방송되는 광고를 조사한 결과, 미국 시민은 1년에 평균 총 16시간 동안 1000개가 넘는 처방 약 광고를 시청하는 것으로 나타났다. 이는 한 사람이 평균 1년 동안 주치의를 만나는 시간을 합친 것보다 훨씬 긴 시간이다.

이 연구에서는 대다수 광고에 교육적인 효과가 없다는 결론이 났다. 광고는 병의 원인이나 다양한 징후, 약을 복용할 때의 주의 사항이나 약의 정확한 효능과 효과 등을 충분히 전달하지 못했다. 그럼에도 광고가 약 판매율을 올리는 것은 분명해 보인다. 미 하원 에너지·상무 위원회의 분석[16]에 따르면, 광고 제작비 1000달러당 처방이 24건씩 증가한 것으로 나타났다.

다트머스 건강정책 및 임상진료 연구소에서 인쇄 광고가 환자의 선택에 주는 효과를 조사한 연구도 있다. 이 연구에서는 성인 500명 이상을 두 집단으로 나눠 실험했다.[17] 한 집단에게는 광고지 원본을 보게 했고, 다른 집단에게는 원본에 있던 약 설명 대신 새로운 약 설명을 싣고 굵은 선으로 테두리를 둘러서 분명히 보고 알 수 있도록 했다. 새로운 약 설명에는 수전이 스타틴 복용을 고민할 때 여러 번 계산해서 알아낸 정보와 유사하게 스타틴의 효능과 부작용을 담았다. 실험 참가자의 성비는 미국 전역의 인구 현황을 반영하여 남성보다 여성이 약간 높게 했다. 광고지에는 수전과 비슷한 나이의 여성이 폭우 속에서 우산을 들고 경쾌하게 걸어가는 장면이 실려 있었다. 이 광고가 전달하는 메시지는, 신중한 사람이 우산으로 폭우를 대비하듯 스타틴 복용은 심장 발작 가능성을 미연에 방지해 준다는 것이다.

실험 결과는 매우 놀라웠다. 원본 광고를 본 첫 번째 집단 참가자 중 3분의 2가 제약회사에서 과대평가하여 제시하는 스타틴 복용 효과에 관한 정보를 신뢰하여 실제 효과보다 열 배 이상 효과가 있는 것으로 판단했다. 반면 새로운 약 설명 내용으로 정보를 이해한 두 번째 집단의 4분의 3은 스타틴 복용의 실제 효과를 정확히 인지했다.

더욱 놀라운 사실은, 잠재적인 심장 발작을 예방하는 데 스타틴이 실제로 얼마나 효과가 있는지를 알게 되자, 부작용을 피하기 위해 약을 먹지 않겠다고 대답한 사람 수가 거의 두 배로 늘었다는 사실이다. 이는 기존 통념을 완전히 뒤집는 결과였다. 이전까지 전문가들은 환자가 '이성적' 판단을 내리지 못하는 이유에 대해 정확한 정보가 부족하기 때문이라고 여겨 왔다. 그래서 환자가 정확하고 분명한 정보를 알고 나면 전문가가 권유하는 치료법(여기서는 스타틴 복용)을 선택할 거라고 생각했다. 그러나 다트머스 연구소의 연구 결과는 정반대였다. 더욱 정확한 정보를 습득한 환자는 전문가와는 다른 관점에서 약의 효과와 부작용을 판단하고, 약 복용을 더 꺼리게 되었다.[18]

미미한 혜택 때문에 알 수 없는 부작용을 감수하지 않으려는 손실 회피 성향은 오히려 정보를 충분히 알 때 더 크게 나타날 수 있음이 다트머스 연구소의 연구를 통해 증명되었다. 수전이 약을 복용하지 않기로 한 결정 또한 이 연구 결과에서 크게 벗어나지 않는다.

) 치료는 협상의 문제 (

주치의를 만나고 얼마 뒤, 수전이 다니는 회사의 보험 정책이 바뀌면서 수전은 바뀐 보험에 맞는 다른 주치의를 선택할 수 있었다. 그녀는 자신의 새로운 주치의로 우리 병원의 내과 전문의인 자크 카터를 택했다. 현재 4년째 그녀를 담당하고 있는 카터는, 60대 초반으로 키가 크고 어깨가 넓으며 얼굴에는 늘 미소를 띠고 있다. 그는 수전 같은 환자를 만나면 스타틴 복용과 같은 논쟁거리보다는 가벼운 농담으로 대화를 시작하는 편이다.

최근 수전이 방문했을 때 카터는 그녀의 혈액 검사 결과를 보며 말했다.

"이런, 이 숫자들…… 어디서 많이 본 것 같은데요."

카터의 말에 수전이 웃었다.

"혈액 검사 결과, 콜레스테롤 수치가 여전히 높네요."

카터는 수전을 똑바로 바라보며 말을 이었다.

"지금은 수치가 280입니다. 제 생각에는 약을 드시는 게 좋을 것 같아요."

정부 기관 사이트에서 이 수치로 계산해 보면, 심장 발작 가능성이 전보다 1퍼센트 증가한 2퍼센트로 나온다. 스타틴의 치료 효과 확인에 필요한 최소치료환자수가 300명에서 150명으로 줄었다는 뜻이다.

"식단에 좀 더 신경 쓸게요."

수전이 말했다.

"계속 신경 쓰십시오. 하지만 저도 포기하지 않고 환자분께 계속 약을 권할 겁니다."

카터의 말에 수전은 고개를 끄덕이며 답했다.

"저도 포기하지 않을 거예요."

수전이 다녀간 후 우리는 카터와 잠시 이야기를 나눴다.

"환자들이 약이나 병을 정확히 안다 해도 치료에 대한 선호도는 절대 높아지지 않습니다. 수전 파월 같은 사람이 약 복용을 꺼리는 걸 보면 계속 놀라게 됩니다. 간호조무사여서 높은 혈중 콜레스테롤 때문에 발생하는 죽상동맥경화증의 합병증을 잘 알고 있음에도 여전히 스타틴 복용을 꺼리고 있으니까요."

수전의 전 주치의는 수전이 계속 스타틴 복용을 거부하자 처방을 따르지 않겠다면 자기도 더는 진료하지 않겠다고 단호하게 말했다. 우리가 카터에게 그 이야기를 들려주었더니 카터는 그런 사례에 익숙하다면서 고개를 저었다.

"그런 식으로 환자를 대해서는 안 됩니다. 너무 가부장적인 낡은 사고방식이에요. 아시다시피 결국 치료를 선택하는 주체는 환자입니다. 환자가 처방전을 늘 따를 필요는 없다는 사실을 의사가 깨달아야 해요. 차분히 앉아서 대화를 나누어 서로 뜻이 통해야만 의사가 권하는 치료를 환자가 따르는 거예요. 치료는 협상의 문제인 거죠."[19]

카터는 노스캐롤라이나주에서 자랐다. 그의 아버지는 배관공의 조수였는데, 혹인이었던 탓에 거래를 제대로 성사시키기 어려웠다고 한다. 카터는 의과대학 입학 전에 워싱턴시 보건부에서 위생 시설 관리, 하수도 점검, 쓰레기 수거와 민원 수렴 업무를 담당한 적이 있다. 그 일을 하려면 주민과 어떻게 대화하는지 알아야 했다고 한다.

"주민에게 할 일을 전달하는 게 전부가 아니더군요. 협상의 중요성을 이때 처음 알게 되었죠. 사람들은 자기가 왜 그 일을 해야 하는지를 협의하고 싶어 합니다."

처음 환자를 진료했을 때도 카터는 환자가 자기 의견을 무조건 따를 거라고는 생각하지 않았다.

"환자에게 치료 효과와 위험성을 나타낸 수치 등 여러 정보를 말해 줍니다. 하지만 돌아오는 답이 이런 식일 때도 있어요. '아니요, 그 약은 먹고 싶지 않아요. 그냥 싫어요.' 어떤 환자는 의사가 권하는 치료가 정말 최선책인지 의심하기도 해요. 이럴 때는 한두 달 지난 후에 다시 치료를 권합니다. 그럼에도 여전히 거부하면 다음 기회에 또다시 시도해 봐야 해요. 그러면 환자는 그 치료를 좀 더 고민하게 되죠. 치료와 관련해 의사로서 주도권을 잡고 싶겠지만, 그건 별로 효과적이지 않아요. '탕, 탕, 탕, 여기 처방전입니다.' 이렇게 하는 게 전부가 아니라는 거죠. 진료 때는 웃으면서 의사가 준 처방전을 받아 주머니에 넣지만, 정작 약국에 가지 않는 환자가 종종 있거든요."

처음 카터를 방문했을 때 수전은 자기 생각을 이렇게 이야기했다.

"제 몸의 주인은 저예요. 무엇을 먹든 피해를 보는 것 또한 저라고요. 여러 가지 충고를 해 주시는 건 감사합니다. 스타틴을 복용하지 않으면 장기적으로 혹은 단기적으로 어떤 증상이 나타나는지 그리고 그것이 얼마나 힘든지에 대해 말씀해 주시는 건 괜찮아요. 하지만 위장 장애, 근육통 등의 부작용이 있지 않나요? 전 그런 증상은 한 번도 앓아 본 적이 없어요."

인터넷에 나오는 정부의 가이드라인은 수전과 같은 여성이 식단 조절이나 운동으로 콜레스테롤 수치를 낮추기 어려운 경우 스타틴 복용을 권한다. 그러나 일부 전문가는 그 가이드라인에 의문을 던진다. 어떤 환자에서는 스타틴이 가져다줄 이득이 부작용보다 적을 거라고 생각하기 때문이다. 조지타운 대학 의학박사 과정과 하버드 대학 보건학 석사 과정을 졸업한 카터는 전체를 대상으로 한 가이드라인과 개인에게 권하는 처방이 다르다는 것을 잘 알고 있다.

"각각의 환자를 진료할 때는 인구 전체를 기준으로 할 때와 달라야 합니다."

콜레스테롤 수치가 높은 수백만 명이 치료 대상일 경우에는 스타틴이 심장 발작 가능성을 1퍼센트에서 0.7퍼센트로 낮추는 효과를 보다 쉽게 파악할 수 있지만, 대상이 수전 파월 한 사람일 경우에는 그렇지 않다. 공중 보건 측면에서는 스타틴 복용이 꼭 필요한 것으로 보이지만, 환자 개개인에게는 그만큼 설득력이 없는 것이다.[20]

바라는 바는 아니지만, 만약 수전의 건강 상태가 바뀌면 그녀가 생각을 바꿀지도 모른다고 카터는 말했다. 어느 날 그녀가 높은 혈중 콜레스테롤 수치와 관련한 증상(관상동맥 질환으로 인한 가슴 통증이나 뇌동맥에 혈전이 쌓여 나타나는 어지럼증)을 호소할 수도 있다. 사실 카터는 건강하다고 느끼는 환자들에게 앞으로 나타날 수 있는 질병을 납득하게 하는 것이 얼마나 어려운 일인지 잘 안다. 그는 수전이 직접 증상을 호소하기 전까지는 절대로 약을 복용하려 하지 않을 것이라고 말한다.

"심장에 위험한 모든 요인을 수전에게 알려야 합니다. 혈중 콜레스테롤 수치를 계속 관찰하면서 체중을 더 줄일 수 있게 운동량을 늘리라고 권유하고 있어요. 물론 그녀는 지금도 매우 활동적이지만요."

카터는 수전에게 스타틴 복용을 계속해서 권유할 것이다.

"스타틴이 콜레스테롤 수치를 낮춰 줄 거라고 생각해요. 그러나 콜레스테롤 수치가 수전과 같거나 더 높은 사람이 80세 이상까지 건강하게 살기도 합니다. 수전도 스타틴을 복용하지 않고 그 사람들처럼 오래 건강을 유지할 수도 있겠죠."

수전과 카터가 나눈 간단하고 솔직해 보이는 대화에는 우리가 알아야 할 많은 것이 담겨 있다. 처음부터 수전은 의사가 환자의 자율성을 원칙으로 인정해야 한다고 주장했다. 치료를 통해 건강을 회복하거나 부작용을 경험하게 되는 사람은 환자 자신이므로 결정권 역시 환자에게 있어야 한다는 뜻이다. 수전이 지적했듯이 환자의 자율성 원칙은 환자가 늘 옳다거나 의사가 환자의 의견에 절대 반박해서는 안 된다는 의미가 아니다. 실제로 인터뷰 중간에 수전은 이 원칙에 관해 다음과 같이 솔직하게 말했다.

"의사와 저의 의견이 부딪치는 건 두렵지 않아요. 하지만 제 입장을 얘기했을 때 이해해 주면 좋겠어요."[21]

) 선택은 누구의 몫일까 (

수전 파월은 5년이 넘도록 스타틴을 복용하지 않고 있다.

"제가 암에 걸렸다면 상황은 지금과 달랐을 거예요."

수전이 말했다.

암처럼 좀 더 위급하고 목숨이 위태로운 병이라면 수전 역시 의사가 권하는 치료를 거부하지 않았을 거라는 이야기다. 가능한 한 부작용이 적은 치료를 선택하겠지만, 치료에 관한 수전의 회의적인 생각이 방사선 요법이나 화학 요법을 배제할 만큼 강하지는 않은 것이다. 고콜레스테롤혈증 치료와 관련해서도 수전의 생각은 그리 완고하지 않았다. 수전의 치료 선택은 사람들이 짐작하는 것보다 더 유동적이고 상황에 따라 바뀔 수 있는 것으로 드러났다.

수전은 암에 걸린 친구 이야기를 하며 암 치료에 대한 자신의 생각을 말했다.

"친구가 식도암에 걸려 절제술과 화학 요법을 받아야 했어요."

수전의 친구는 치료를 받지 않길 원했다고 했다.

"전 의사가 아닌데도 의료계에서 일한다는 이유로 가족이나 교회 사람들이 종종 제게 의학적 소견을 묻곤 해요."

수전이 친구에게 물었다.

"치료 정보를 읽어 봤어? 의사가 부작용에 대해서는 뭐라고 해? 넌 어디까지 감수할 수 있어? 치료를 받으면 네가 감내해야 할 게 무엇일 것 같니?"

수전은 계속했다.

"잘 들어. 선택은 네가 하는 거야. 사람은 언젠가 죽기 마련이지만, 만약 네 목숨이 걸린 상황에서 어떤 부작용이나 문제를 안고서라도 더 오래 살 기회가 있다면 그걸 선택할 거야?"

수전은 충고할 때면 언제나 마지막에 다음과 같이 이야기한다.

"이건 단지 내 의견일 뿐이야. 선택은 네 몫이야."

수전의 친구는 결국 치료를 받기로 했고, 한동안 치료 때문에 힘들어했다. 비록 언어장애가 생기고 특정 음식을 먹지 못하게 되었지만, 친구는 자신의 선택에 만족해했다.

앞에서 보았듯이 수전의 결정은 전혀 간단하지 않았다. 스타틴 복용 효과와 부작용에 관한 정보가 조건에 따라 다르게 해석되는 것을 살피는 동시에, 자기 상황에 맞게 따져 보아야 했다. 수전의 회의적인 사고방식과 손실 회피 성향, 그리고 지인들의 스타틴 복용 사례 또한 그녀의 선택에 영향을 주었다.

수전과 인터뷰를 마친 뒤 우리 둘은 의사로서 그리고 환자로서 치료에 관한 자신의 경험을 돌이켜 보았다. 그리고 아침마다 동네를 산

책하며 서로의 사고방식, 가치관, 선호에 관해 활발히 대화를 나눈 끝에, 우리가 치료에 대한 서로 다른 생각을 품고 의료계에 입문했음을 알게 되었다. "정반대의 사람에게 끌린다."라는 속담이 이 상황에 맞는 듯 보인다. 미셸 버드 같은 사람은 치료로 질병을 예방하는 게 최선이라고 믿지만, 수전 같은 사람은 과잉 진료를 우려한다. 우리 두 사람도 마찬가지다. 졸업한 대학과 일하는 병원이 크게 다르지 않은데도 어째서 우리의 생각은 이렇게 다른 걸까.

우리가 내린 결론은, 환자가 왜 그런 선택을 했는지 잘 이해하려면 먼저 의사인 우리 자신의 치료에 대한 생각과 그 생각이 어떻게 형성되었는지를 이해해야 한다는 것이었다.

2

믿는 자와 의심하는 자

Your
Medical
Mind

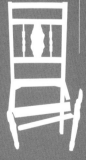

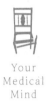

Your
Medical
Mind

의대생 시절, 학교에서 처음 배운 기술 중 하나는 환자의 '병력을 조사하는 법'이다. 여기에는 정해진 순서가 있다. 먼저 증상이 언제 어떻게 발현했는지, 그리고 증상을 악화하거나 완화한 요인이 있었는지 확인한다. 이어서 환자가 전에 앓았던 병과 그때 받은 치료를 묻고, 가족(조부모, 부모, 형제자매)의 건강 상태를 묻는다. 마지막으로 현재나 과거의 흡연이나 음주 습관뿐 아니라 환자의 생활 방식, 즉 운동 횟수, 식단, 인간관계나 직업에 대해 질문한다. 의사는 이 정보를 모아 환자의 현재 건강 상태의 본질과 원인을 정확히 이해하고, 이 모든 것이 환자의 삶 전반에 어떤 영향을 주는지 파악한다.

우리는 병력을 조사하는 방법을 써서 치료에 대한 환자의 선호도가 어떻게 형성되었는지를 파악해 보고자 했다. 개인의 태도와 가치관을 알려면 먼저 그 가족을 알아야 한다. 의학에서도 예외는 아니다. 식사 시간, 여름휴가, 명절을 비롯해 가족이 모이는 시간이면 사람들은 서로의 건강이나 질병에 대해 묻고 친척이 받은 치료 이야기를 들으며 건강에 관한 자신의 생각 토대를 만들기 시작한다. 우리는 개인의 '가족력'을 먼저 확인한 다음, '과거 병력'을 조사하고, 비슷한 병을 앓은 다른 사람의 사례(친구의 이야기나 텔레비전, 잡지 혹은 인터넷에서 접하는 이야기), 즉 '사회력(social history)'을 확인하기로 했다. 이 세 요소를 중심으로 환자의 치료 선호도가 개인마다 다른 까닭을 파악하는 데 필요한 기본 틀을 만드는 것이다.

그리고 먼저 우리 자신에게 이 접근 방식을 시도해 보기로 했다.

) 제롬 그루프먼의 이야기 (

"콜레스테롤."

열한 살까지 한 번도 들어 본 적 없는 단어였다. 그런데 1963년이 되면서부터 갑자기 콜레스테롤이라는 단어가 여기저기서 튀어나오는 것 같았다. 식사 시간 부모님의 대화에서는 물론이고, 텔레비전 보도와 신문 기사에서도 반복해서 등장했다.[1] 의사는 항상 환자들의 콜레스테롤 수치를 확인했고, 이웃들도 서로 그 수치를 비교하기 바빴다. 아버지의 콜레스테롤 수치는 꽤 높은 편이었다. 어느 정도였는지는 정확히 기억나지 않지만, 당시 온 식구가 그 수치에 매여 있는 듯했다. 하룻밤 사이에 식단이 바뀌었고, 달걀노른자와 달콤한 버터가 식탁에서 자취를 감췄다. 따뜻한 파스트라미 샌드위치는 특별한 날에만 맛보는 음식이 되었고, 그나마도 맛있는 기름 부분을 제거한 살코기로만 만든 것을 먹어야 했다.

콜레스테롤이 우리 집 주방에서 사라진 지 1년 후, 미국 공중위생국장이 흡연[2]과 암의 상관성을 발표했다.[3] 제2차 세계대전이 일어났을 때 아버지는 군에 입대하여 프랑스로 파병되었고, 거기서 여느 동료 장병들처럼 담배를 피우기 시작했다. 아버지가 전쟁터로 떠난 후, 동네에서 미인으로 손꼽혔던 어머니는 성숙한 여인으로 성장했으며, 독립성과 교양의 상징으로 흡연을 시작했다. 그러나 두 분 모두 정부의 보고서 발표 후 즉시 담배를 끊었다. 그리고 얼마 후 아버지가 고혈압 판정을 받았고, 그때까지 어디에서나 볼 수 있었던 소금 통과 소금에 절인 훌륭한 청어 요리가 한꺼번에 식탁에서 사라졌다. 가족 주치의가 이뇨제를 처방해 주었지만 아버지의 혈압은 별로 낮아지지 않았다.

갑작스러운 변화에도 집안 분위기는 여전히 밝았다. 부모님은 유머가 넘쳤고, 어머니는 아버지의 말장난에 즐거워했다. 말장난은 대부분 이디시어(유럽 중부와 동부 출신 유대인이 쓰는 언어—옮긴이)에서 일부만 영어로 발음하는 식이었다. 예를 들어, 아버지가 가장 좋아하던 이디시어 중 하나는 'Es tieten bahnkis'였는데 마지막 단어의 2음절 발음(bahn-kis)이 우스꽝스럽게 들렸다. 이 문장은 직역하면 '부항처럼 효과적이다'인데, '쓸모없다'는 속뜻을 담고 있다. 부항은 동유럽

지역의 민간 요법으로 약간의 알코올이 담긴 유리컵 바닥에 심지를 넣고 불을 붙여 환자의 등에 올려놓는 치료법이다. 알코올이 연소하며 뜨거워진 컵 내부가 식어 진공 상태가 되면서 병을 일으키는 나쁜 체액을 뽑아내는 원리인데, 몸 안의 다양한 체액(가래, 피, 담즙 등)이 균형을 잃으면 병에 걸린다는 구닥다리 사고방식에서 나온 것이다. 부항은 병의 원인에 관한 허울뿐인 믿음과 엉터리 치료법의 조합 중 하나였다. 우리 집에서 자연주의는 마을 주술사나 무지몽매한 노인이 신봉하는 원시적인 것으로 치부되었다. 순진하게 자연에 의존하거나 신체의 자생 능력을 믿는 대신 현대 과학에 대한 신뢰가 팽배하던 우리 집에서, 의학 연구 결과는 당연히 맹신의 대상이었다. 그래서 소아마비 치료의 선구자인 조너스 소크(Jonas Salk)와 앨버트 세이빈(Albert Sabin)을 마치 제2차 세계대전 당시의 프랭클린 루스벨트와 윈스턴 처칠 같은 영웅으로 여겼다.

의대생이던 나는 몸의 세포, 조직, 기관이 RNA, DNA, 단백질 수준에서 어떻게 작동하는지 연구하는 인체생물학의 지적인 측면에 매료되어 있었다. 이 근본적인 요소들이 왜 오작동을 해서 질병을 일으키는지를 밝히는 데 내 삶을 바칠 수 있을 것 같았다. 나는 환자의 생명을 위협하는 숨은 범죄자를 색출하는 탐정이 된 내 모습을 상상하곤 했다. 그러던 어느 날, 마침내 질병과 맞닥뜨렸다. 그 병은 교과서나 수업에서가 아닌, 우리 가족에게서 나타났다.

1974년 어느 따뜻한 봄날 밤, 나는 아버지가 삶과 죽음의 경계에

시 고군분투하는 순간을 목격했다. 그때 나는 맨해튼에 있는 콜롬비아 의과대학원 2학년에 재학 중이었고, 우리 가족은 퀸스에 살고 있었다. 작은 집과 아파트가 모여 있는 이곳은 지역 병원에서 그리 멀지 않았다. 어머니가 전화를 걸어 왔을 때 나는 자고 있었다. 어머니는 몹시 다급한 목소리로 아버지가 심장 발작을 일으켜 병원으로 실려 갔다고 했다.

한 시간도 안 돼 병원에 도착해 보니, 하얀 벽돌로 지은 4층짜리 작은 지역 병원 응급실에 아버지가 누워 있었다. 응급실에는 침대 여섯 개가 놓여 있고, 그 사이마다 조잡한 커튼이 쳐져 있었다. 그날의 당직 의사는 어머니와 내가 본 적이 없는 중년의 내과의였다. 어머니와 나는 아무 말 없이 그저 서로 손을 꼭 붙잡고서 아버지가 거칠게 숨 쉬는 걸 보고만 있어야 했다. 아버지는 침대에 꼿꼿한 자세로 누워 있었는데, 땀에 젖은 머리는 헝클어졌고 평소 따뜻하고 불그레하던 혈색은 상앗빛을 띠고 있었으며 눈을 위로 부릅뜬 모습이었다. 팔에는 정맥 주사 줄이 꽂혀 있었는데, 의사가 아버지의 빗장뼈 부근에 관을 연결하여 선홍색의 피를 뽑아내는 중이었다.

"이제 자리를 비켜 주시죠."

의사의 말에 우리는 응급실 옆에 있는 작은 대기실로 물러났다. 시계를 보니 바늘이 2시를 향하고 있었다. 30분이 채 지나지 않아 의사가 나오더니, 굳은 얼굴로 시모어 그루프먼 씨가 사망했다고 전했다. 내 인생의 기둥이던 아버지가 55세를 일기로 생을 마감한 순간이었다.

아버지의 죽음은 우리 가족의 삶에 긴 그림자를 드리웠다. 이 그림자는 내가 매사추세츠 종합병원에서 인턴과 레지던트 과정을 밟는 동안 나의 마음속에 내내 자리했다. 이 병원의 응급실로는 아버지와 비슷하게 50대 나이에 담배를 피우고 체중이 많이 나가는 고혈압 남성 환자가 응급구조사의 심폐 소생술을 받으며 심장 마비로 실려 오곤 했다. 그 치료 과정을 보면서 나는 아버지가 퀸스의 작은 병원에서 얼마나 열악한 치료를 받았는지 깨달았다. 치료 과정을 전부 알지는 못하지만, 문제가 생긴 심장의 '부하를 줄이기 위해' 피를 뽑는 것은 시효가 다한 바람직하지 않은 치료법이라고 매사추세츠 종합병원에서 배웠다. 또한 아버지는 폐에 체액이 차는 폐부종으로 숨 쉬기 힘든 상황에서도, 관을 삽입하고 인공호흡기를 이용해 심장을 비롯한 주요 기관에 산소를 공급하는 처치를 받지 못했다. 반면에 매사추세츠 종합병원에서는 아픈 사람을 살리기 위해 첨단 의술을 신속히 동원했다. 의사는 산소 공급을 위해 기도에 관을 삽입한 다음, 혈압을 올리는 강한 약물인 승압제를 주사해서 순환계 기관의 손상을 막는다. 그래도 충분하지 않으면 심장 기능을 보조해 주는 역박동 풍선 펌프를 대동맥에 삽입해 혈류량을 충분히 확보함으로써 생명을 유지시킨다. 이 모든 조치가 이루어졌음에도 별다른 효과를 얻지 못할 경우에는 수술실로 옮겨 심장외과 팀이 관상동맥 확장술을 시도한다. 이렇게 응급 팀, 심장병 전문의, 심장외과 팀이 힘을 합쳐 심장 발작 환자를 구해 낼 때마다 나는 큰 희열을 느꼈다.

그러나 기쁨은 곧 슬픔으로 이어졌다. 퀸스의 병원에서 일하던 그 의사의 지식과 능력이 분명히 부족했다는 사실이 여전히 나를 미치게 했기 때문이다. 적절한 치료를 했다면 아버지의 목숨을 구할 수 있었을 것이다. 물론 아닐 수도 있었겠지만. 설령 목숨을 구하지는 못했더라도 이토록 깊은 후회는 남지 않았을 것이다.

내가 자란 환경과 아버지의 죽음으로 입은 상처는 결국 나를 현대 의학의 힘과 정확성을 믿는 사람으로 만들었다. 레지던트 과정을 마친 후, 나는 나와 생각이 비슷한 사람들과 함께 일하고 싶었다. 심사숙고 끝에 내가 선택한 전공은 심장학이 아니라 당시엔 그리 발달하지 않은 분야이던 종양학이었다. 1970년대에는 암에 관한 정보가 원시적인 수준이었다. 그런데 곧 DNA 혁명과 함께 분자생물학이 탄생했다. 유전자를 분석하여 건강한 세포를 암세포로 바꾸는 변이 유전자를 정확히 찾아내게 된 것이다. 아무런 방해를 받지 않고 자라난 암세포는 몸의 다른 곳으로 침투해 조직을 파괴한다. 나는 병원과 실험실에서 온몸을 바쳐 일하면서 가장 심각한 악성 종양조차 과학으로 치료할 방법이 있음을 증명하리라 다짐했다. 그리고 UCLA 의료 센터에서 제안한 전국 최고의 심화 연수 프로그램 중 하나에 들어갔다.

UCLA에서 만난 나의 멘토들은 치료라면 가리지 않고 하는 최대주의자들이었다. 그런 확고한 투지는 생명을 위협하는 중병을 치료할 때 종종 빛을 발했다. UCLA에는 미국에서 최초로 문을 연 골수 이식 센터 중 한 곳이 있었는데, 연수를 받는 동안 나는 백혈병 같은 치명적인 혈액암을 치료하는 이식수술 팀에서 일했다. 골수 이식술은 조혈 모세포를 이식하는 동안 환자가 죽음의 문턱을 넘나드는 위험한 수술로, 의학적으로 부활을 시도하는 것이나 다름없다. 처음 몇 년간 골수 이식술의 성공률은 희박했다. 수술을 받은 환자들은 끔찍한 중독 증상을 호소했고, 수술 후에도 거의 살아남기 어려웠다. 그러나 시애틀의 E. 도널 토머스(E. Donnall Thomas)를 비롯한 일부 의사들은 소아마비 근절을 확신한 소크와 세이빈처럼 의학의 힘을 믿었다. 치명적이고 장애가 남는 질병을 극복할 때 꼭 필요한 것은 믿음이다. 토머스 박사는 골수 이식술을 고집스럽게 밀어붙였다. 골수 이식술은 끊임없이 개선되었고, 비록 몇몇 합병증을 동반하긴 하지만 결국 다양한 혈액암에 유효한 치료로 인정받았다. 1990년에 토머스는 수많은 사람을 살린 골수 이식술로 노벨상을 받았다.[4]

토머스 박사의 성과에 영향을 받아 암 치료에 관한 내 사고방식이 형성되었다. 나는 드물게 발병하지만 보통은 악성 종양인 중피종 진단을 받고 25년을 더 살아간 스티븐 제이 굴드(Stephen Jay Gould)가 "분포 곡선의 꼬리"라고 부른 것에 매료되었다. 진화생물학자인 굴드는 「중앙값은 메시지가 아니다(The Median Isn't the Message)」[5]라는 에세이에서 생물의 놀라운 다양성과 더불어 질병과 치료가 개인마다 어떻게 다르게 나타나는지를 설명했다. 평생에 걸친 연구에서 얻은 그런 관점을 토대로, 그는 자신이 소수의 살아남는 쪽에 들게 되기를 희망했다. 또한 오래 살아남기만 한다면, 새로운 치료법이 개발되어 자신의 절망적인 질병에서조차 더 나은 치료 결과를 낼 수 있을 거라고 전망했다. 나는 혈액학과 종양학 전임의 과정에 있을 때, 실험적인 치료에서 굴드의 희망이 실현되는 것을 목격했다.

멕시코 이민자 가정에서 자란 한 고등학교 교사가 고환암에 걸려 실험 단계에 있는 신약 치료를 받으러 UCLA에 왔다. 30대 가장인 그에게는 아내와 어린 두 딸이 있었다. 이미 기본적인 치료를 받았지만 암이 넓게 퍼져 폐에도 골프공 크기만 한 악성 종양이 자라 있었다. 당시 실험 중이던 중금속계 항암제 시스플라틴에는 장 손상, 신경 장애, 청력 장애 등의 부작용이 있었다. 그러나 자기 몸 상태를 잘 알고 있던 그 환자는 기꺼이 치료 동의서에 서명했다.

3개월 후, 그의 몸에서 암이 완전히 사라졌다. 그렇게 나는 간절한 희망이 불가능을 극복하는 이른바 '의학적 기적'의 순간을 목격했다. 이와 같은 희귀암 치료 성공 사례는 이제 많이 알려져 있다. 특히 사이클 선수 랜스 암스트롱[6]의 사례는 대중적으로 유명하다. 그는 앞의 환자와 같은 고환암에 걸려 폐뿐만 아니라 뇌까지 암이 퍼졌지만, 치료로 암을 극복하고 결국 투르 드 프랑스에서 7연패를 거뒀다. 이처럼 삶을 되찾아 주는 신약의 꿈이 이뤄지는 순간이 있다.

1980년대 초 내가 UCLA에서 정식 근무를 시작했을 당시, 에이즈는 걸렸다 하면 몇 개월 안에 죽는 무서운 병이었다. 그러나 10년 뒤에 에이즈 바이러스의 프로테아제(단백질 분해 효소) 억제제가 개발

됨으로써 많은 생명을 구하게 되었고, 에이즈 사망률은 현저히 떨어졌다. 또한 내가 연수를 시작할 때만 해도 없던 단일클론항체를 이용한 획기적인 치료법이 나와, 신경아세포종을 앓는 많은 어린이와 림프종 환자의 회복이 가능해졌다. 물론 과학의 발전은 누구도 예측할수 없다. 많은 시도가 실패하고 일부만 성공할 것이다. 하지만 나는 오히려 이러한 불확실성을 중병 환자 치료의 토대로 삼고서, 더 나은 치료법이 개발될 때까지 그들이 살아 있을 수 있도록 집중적이고 지속적으로 치료한다.

일단의 혈액학자와 종양학자 들이 날마다 일과가 끝나면 흰 가운 대신 반바지 운동복 차림으로 UCLA 의료 센터 근처에 모인다. 우리는 장거리 러너다. 평일에는 11킬로미터, 주말에는 20킬로미터를 달린다. 다리에 경련이 일고 숨이 차오를 때까지 달린다. 마라톤을 준비하는 것이다. 우리는 일 이외의 부분에서도 최대주의자다.

그리고 그런 탓에 나는 인생에 길이 남을 의료상의 실수를 저지르고 말았다. 로스앤젤레스에서 지내던 어느 기분 좋은 일요일 아침, 의자에서 일어서다가 찌르는 듯한 허리 통증으로 주저앉고 말았다. 몇주 동안 통증이 이어졌지만 나를 진료한 의사들은 뾰족한 답을 찾지못했다. 그러나 나는 과학의 힘으로 통증의 원인을 밝힐 수 있을 거라고 믿었다. 수많은 치료와 연구가 축적된 의료계 어딘가에 치료책이 분명히 있으리라 확신했다.

전에도 내가 겪은 허리 수술에 관해 글을 쓴 적이 있다.[7] 가장 공격적인 치료인 척추 유합술의 과정과 끔찍한 후유증(요통 심화와 척추 쇠약)에 관한 글이었다. 그러나 아내이자 공동 저자인 팸(패멀라 하츠밴드)과 함께 이 책의 집필을 구상하고 환자들을 심층 인터뷰하고 그들의 치료 선택 과정을 파악하면서, 그리고 인지심리학의 연구 결과들을 읽으면서, 그제야 비로소 환자 처지에서 내 마음이 어떻게 변해왔는지를 깨달을 수 있었다.

일찍이 1980년대의 한 임상 학파에서는 요통에는 대부분 분명한 해부학상의 원인이 없으며, 지속적인 운동을 하며 통증이 사라지기를 기다리는 것만이 건강을 되찾는 유일한 방법이라고 주장한 바 있다. 그러나 인내의 미덕을 알지 못한 나는 고통의 원인이 없다는 걸 결코 인정하지 않는 고집불통이었다. 또한 당시 나는 몸의 자생력을 믿지 않았다. 자연주의 지향은 어릴 적부터 굳어진 나의 신념 및 멘토들의 가르침과 정반대였기 때문이다.

수술은 실패했고, 나는 치료에 관한 내 사고방식에 의문을 품기 시작했다. 깨달음을 준다는 점에서 실패는 이따금 필요해 보인다. 나는 치료의 위험성에 더 주의를 기울이고 시간을 들여 부작용을 따져 봐야 한다는 걸 실패로부터 배웠다. 손실 회피는 치료 선택에 영향을 주는 성향으로 언제나 있어 왔다. 팸은 의료와 관련해 처음부터 이러한 성향이었고, 이젠 나도 팸의 생각에 좀 더 가까워졌다.

40대에 접어들어 혈중 콜레스테롤 수치가 242까지 오르자, 나는 스타틴 복용을 고민해야 했다. 아버지의 죽음 이후 우리 가족은 늘 혈중 콜레스테롤 수치를 주시해 왔다. 유전적 영향은 피할 수 없는 부분이다. 많지 않은 나이에 심장 마비로 사망한 아버지 외에도 아버지의 두 형제가 관상동맥 질환을 앓았다.

그러나 나는 수술 실패를 겪은 이후로 치료 부작용을 두려워했고, 특히 수년간 요통으로 고생한 터라 근육 통증이라면 어떠한 것이든 피하고 싶었다. 그리고 나 또한 수전 파월처럼 아는 사람이 스타틴 복용으로 심한 근육통을 앓는 것을 목격했다. 그는 바로 우리 병원의 의사였다. 어느 날 주차장에서 그가 절뚝거리며 차에서 내리는 것을 봤을 때, 처음에는 퇴행성 신경 장애를 앓는 줄 알았다. 그러나 그 증세는 고콜레스테롤혈중 치료제인 스타틴의 부작용이었다. 약을 끊은 지 여러 달이 지났음에도 근육통이 사라지지 않는다고 그는 말했다. 동료 의사의 사례가 그에게만 특별한 일, 즉 '1인의 n'임을 머리로는 알았지만, 그의 모습은 내 안에 깊은 인상을 남겼다. 치료의 효과와 부작용을 가까이서 목격하거나 이야기로 들을 때 우리는 영향을 받는다. 의사든 환자든 마찬가지다.

그래서 주치의가 스타틴 처방을 내렸을 때 일단 거절했다. 치료에 대한 나의 기존 생각과 180도 달라진 결정이었다. 몸이 스스로 치유되는 쪽을 선택한 것이다. 물론 내 태도가 완전히 바뀐 것은 아니었다. 여전히 나는 최대주의자였다. 식단을 엄격히 제한했고, 몸무게를 5킬로그램 줄였으며, 운동도 더욱 열심히 했다. 6개월 후 내 혈중 콜레스테롤 수치는 4만큼 내려간 238이었다.

아버지가 사망한 나이보다 열 살이 적었지만, 이제 심장 질환을 경계해야 할 인생 단계에 들어섰음을 느꼈다. 뭔가를 해야 했다.

주치의가 스타틴 치료를 기준량부터 시작하라고 권했으나 나는 타협안을 제시했다.

"기준량의 반만 복용하면 안 될까요?"

나는 스타틴의 부작용 위험이 복용량에 따라 좌우된다는 걸 알고 있었다. 계속해서 운동과 식단에 신경 쓸 것을 다짐했지만, 약물 치료 또한 필요한 상황임을 인정해야 했다. 복용량은 언제든 늘릴 수 있다고 생각하며 스타틴 치료에 반걸음 내딛었다.

6주 후 혈중 콜레스테롤 수치는 160으로 떨어졌고, 좋은 콜레스테롤인 HDL이 60을 넘었다. 근육통은 당시에도 이후에도 나타나지 않았다.

나는 만족한다. 혈중 콜레스테롤 수치가 낮아진 것에도 만족하고, 나의 치료 선호를 이해하고 치료에 신중하게 임하게 된 것에도 만족한다. 또 이 과정에서 내 생각과 행동을 내가 납득할 수 있는 방식으로 되돌아본 것에도 만족한다.

) 패멀라 하츠밴드의 이야기 (

아버지는 기술자였는데, 자식을 키우는 데도 과학 원리를 적용했다.

첫딸인 내가 태어나자 아버지는 트루비 킹 박사의 양육법[8]대로 네 시간마다 수유하리라 마음먹었다. 그래서 출근하기 전에 어머니에게 차트를 보여 주며 수유 계획을 꼼꼼히 설명했다. 그러나 예술가이자 자유사상가였던 어머니는 이틀 동안 내리 울어 대는 나를 보고는 당신만의 방식으로 키워 보리라 결심했다. 그때부터 어머니는 시간에 구애받지 않고 내가 배고파 보이면 먹였다. 왜 전문가의 충고를 듣지 않느냐고 아버지가 묻자, 어머니는 즉각 이렇게 답했다.

"의사는 아무것도 모르잖아."

어머니는 건강 식단 분야에서 시대를 앞선 사람이었다. 당시 내 친구들은 마시멜로 시리얼, '원더브레드' 식빵으로 만든 샌드위치, 그리고 '트윙키' 케이크를 먹었다. 우리 집은 예외였다. 나는 땅콩버터와 꿀을 바른 통밀빵과 당근을 먹었다. 1950년대의 통밀빵은 지금의 통밀빵만큼 맛있지 않았다. 거의 마분지와 톱밥을 섞어 놓은 듯한 맛이었다. 후식으로는 쿠키 대신 과일을 먹었고, 탄산음료 대신 우유를 마셨다.

아버지는 늘 일찍 일어났고 운동광이었다. 1961년에 캐나다 공군을 위한 운동 프로그램이 나오자 아버지는 그걸 열렬히 따랐다. 그리고 나와 동생들도 그 프로그램에 따라 운동하도록 독려하면서 우리가 잘 해내고 있는지 세심하게 측정했다. 또 경제적으로 넉넉한 편이 아니었음에도 우리에게 스키를 가르치기로 했다. 그래서 우리 가족은 거의 매주 오래된 스테이션왜건에 떠밀리다시피 태워져 뉴저지주에서 버몬트주까지 내달려야 했다. 그곳에서 우리는 놀러 온 다른 가족들과 함께 거의 허물어져 가는 큰 집을 빌렸는데, 아이들은 외풍이 센 커다란 다락방에 한데 모여 지냈다. 우리는 추위, 얼음, 바람에도 아랑곳하지 않고 땅거미가 질 때까지 온종일 로프토(슬로프 위로 올라갈 때 잡는 회전 로프—옮긴이)를 잡고 올라가 스키를 탔다.

막내 여동생이 다섯 살 때의 일이다. 갑자기 그 애가 고열과 복통 증세를 보이자, 어머니가 가족 주치의인 소아과 의사에게 데려갔다.

"별 거 아닙니다. 그냥 바이러스성 질환이에요."

의사가 어머니를 안심시켰다.

하루 이틀 지나고 동생의 증세가 나아지자 의사 말이 맞는 듯 보였다. 그리고 일주일 후 어느 날, 우리 가족은 막내의 비명에 놀라 한밤중에 잠에서 깼다. 복통이 전보다 더 심했고, 열이 너무 높아 위험해 보일 정도였다. 어머니는 욕조에 물을 채운 다음 얼음을 넣고, 그 안에 여동생을 앉힌 뒤 소아과 의사에게 전화를 걸었다. 의사가 말했다.

"지금 당장 응급실로 데려가세요!"

병원에 갔더니 동생의 맹장이 터지고 세균이 이미 복부 전체에 퍼져서 복막염으로 진행돼 있었다. 돌이켜보니, 일주일 전 동생의 증상은 맹장염의 징후였다. 나는 동생 병문안을 갔던 때를 똑똑히 기억한다. 간호사가 엄청나게 큰 바늘이 달린 주사기 두 개를 철제 쟁반에 담아 병실로 들어오면, 나는 무서워서 병실을 뛰쳐나와 복도 구석에 숨었다. 동생은 두 시간마다 허벅지와 엉덩이에 항생제 주사를 맞았다. 이때 내가 분명히 얻은 교훈은 의사의 판단이 늘 옳지만은 않다는 것이었다.

과학과 약학에 관심이 많았던 아버지는 의사가 되길 원했지만 꿈을 이루지는 못했다. 그래서 딸인 내가 자라서 간호사가 되기를 바랐다. 하지만 나는 의사가 되기로 결심했다. 여성의 직업 선택 폭이 전보다 넓어진 덕분이다. 나는 하버드 대학 래드클리프 칼리지에 입학해서는 과학에 완전히 매료되었다. 아버지의 숫자 감각을 물려받아서 처음에 고등수학, 물리학, 생물물리화학 같은 정량 과학 분야에 흥미를 느꼈다. 공식을 써서 정확하고 분명한 답을 도출하는 게 재미있었다. 한편 생물학에도 점점 끌렸다. 태생적으로 가변적인 생물학에서는 정확한 답을 예상할 수 있는 때가 없고, 정상이란 하나의 수치가 아니라 범위, 분명하게 딱 떨어지지 않는 연속체다.

내가 처음으로 질병이란 걸 경험한 순간은 대학 4학년 때였다. 어느 날 아침, 갑자기 소변이 마려운 듯한 통증을 느끼며 잠에서 깼다. 화장실에서 볼일을 보니 변기 안이 빨갛게 물들어 있었다. 나는 혼비백산하여 대학 보건실로 달려갔다. 경험 많은 임상 간호사가 죽지 않을 테니 걱정 말라며 나를 안심시켰다.

"심각한 병은 아니니까 걱정하지 마요. 방광염인데 항생제를 쓰면 금방 낫습니다."

그리고는 항생제인 설파제 처방전을 건네며 문제가 생기면 언제든 연락하라고 했다.

　나는 근처 약국에 가서 약을 받아 왔다. 약병과 함께 들어 있던 항생제에 관한 설명서에는 상세한 약 정보와 다양한 부작용 목록이 적혀 있었다. 꼼꼼히 읽어 보니, 심한 전신 발진이나 간부전을 앓거나 사망에 이를 가능성이 있는 약이었다. 나는 순간 얼어붙었다. 이토록 위험한 약을 정말 먹어야 하나? 간호사가 제대로 알고 처방한 걸까? 하지만 증상이 너무 심해 더는 참기 힘들었으므로 결국 두려움을 무릅쓰고 알약을 삼켰다. 그러는 동시에 약의 부작용이 나타날 거라고 확신했다. 그러나 아무 부작용도 없었을 뿐 아니라, 방광염 증상 역시 하루 만에 사라졌다. 성공적인 치료였다. 그렇다 하더라도 나는 여전히 어머니처럼 치료를 의심하는 자였다. 하지만 나처럼 의심 많은 사람도 의사가 될 수 있었다.

　하버드 의과대학원 시절, 내게 가장 큰 영향을 준 스승은 내분비학자들이었다. 그들은 의술에 관한 모든 것을 아는 듯했다. 특히 환자의 병력과 신체검사 결과에서 간과하기 쉬운 미묘한 차이에 주목했다. 코골이, 다한증, 발 크기의 변화는 뇌하수체에서 나오는 성장호르몬의 과다 분비로 나타나는 증상이다. 피부에 나타난 황갈색 반점이 사라지지 않으면 부신이 약한 것이 원인이고, 수전증이나 눈의 피로는 갑상샘호르몬 과다 분비가 원인이다. 신체의 균형을 유지하는 우아한 피드백 회로는 호르몬들 사이의 조화를 이끈다.

　내분비와 신진대사 과목을 이수한 뒤, 나는 갱년기 여성을 대상으로 하는 호르몬 요법에 흥미를 느꼈다. 1980년대부터 1990년대 초까지 에스트로겐 치료에는 일반적으로 합성 프로게스테론인 프로게스틴도 함께 사용되었다. 이 치료법은 전신 열감 같은 갱년기 증상 완화와 골다공증, 심장 질환, 뇌졸중, 치매 예방을 위한 표준 처치였다. 의심이 많은 나는 이 호르몬이 노화로 생기는 증상을 막는다는 생각에 회의적이었다. 또한 치료의 부작용을 우려하여 에스트로겐의 부작용인 유방암 발현 가능성을 걱정했다.

의사와 일반인을 대상으로 한 에스트로겐 치료 강의 자료를 준비하던 중, 나는 프레이밍햄 심장 연구(Framingham Heart Study)[9]가 밝혀낸 놀라운 결과를 만났다. 이 연구는 가장 긴 기간에 걸쳐 진행한 역학조사 중 하나로, 그에 따르면 에스트로겐의 심장 질환 예방 효과는 불분명했다. 그 후 나는 환자에게 에스트로겐 치료를 쉽게 권하지 못했으며, 환자의 상태에 따라 에스트로겐 처방 여부를 결정해야 한다고 생각했다. 2002년 여성건강계획(Women's Health Initiative)은 통제된 실험을 시행하여 호르몬 대체 요법이 갱년기 여성의 심상 질환 예방에 효과적이지 않은 것을 넘어서 오히려 심장 발작 위험을 높인다는 사실을 발견했다. 또한 알츠하이머를 비롯한 치매 질환 역시 예방하지 못하고 유방암에 걸릴 가능성만 높일 뿐이었다. 폐경기 증상을 치료하기 위해 에스트로겐을 처방하는 문제는 여전히 논란의 대상이다.[10]

나 자신의 건강에 문제가 생길 경우 나는 최소주의자가 되며, 반드시 필요한 경우가 아니면 약을 복용하는 것도 좋아하지 않는다. 나는 약이나 진단, 치료 과정이 나 자신과 내 환자에게 일으킬 수 있는 부작용을 걱정한다.

10년 전쯤 겨울이었다. 갑자기 살이 빠졌는데, 처음에는 테니스와 스키 운동량을 늘린 덕분인 줄 알고 기뻐했다. 그러나 그 뒤 몇 달 동안 운동량이 줄고 식사량이 늘었음에도 몸무게는 계속 줄었고, 평소보다 체력까지 달렸다. 그럼에도 나는 내 몸이 나타내는 이상 증세를 애써 무시하려 했다. 결국 테니스를 하다가 숨이 너무 차서 코트에 주저앉아 버린 뒤에야 몸에 문제가 있음을 깨달았다. 그레이브스병[11]이었다. 갑상샘호르몬이 비정상적으로 많이 분비되어 나타나는 병이다. 우리 가족 중에 갑상샘 질환을 앓는 여성이 많았으므로 그리 놀라지는 않았지만, 의사인 남편 제리(제롬 그루프먼)와 나는 그레이브스병이라는 진단을 쉽게 받아들이지 못했다. 일단 진단이 확정되자 치료가 불가피하다는 현실을 직면해야 했다. 나는 내분비학 전문의 과정을 밟을 때 그레이브스병에 걸린 환자들을 진료한 경험이 있어서 각각의 치료 방법이 가진 효과와 위험을 잘 알았다. 따라서 그 환자들의 사례를 떠올려 보며 내게 맞는 치료를 선택할 수 있었다.

몇 년 뒤, 나는 스키 사고를 당했다. 경사 아래쪽에서 아이들이 내려오기를 기다리는데 숲에서 갑자기 웬 젊은 남자가 튀어나와 나를 덮친 것이다. 다행히 뼈는 부러지지 않았지만 발목이 접질리는 바람에 퉁퉁 부었다. 몇 달 동안 테니스를 못 한 것은 물론이요, 걷기조차 힘들었다. 그렇게 운동을 할 수 없어 좀이 쑤셨던 나는 일요일에 진료실을 청소하러 병원으로 갔다. 쌓아 놓은 책을 들려고 무릎을 깊게 구부리는데, 갑자기 뚝 하는 요란한 소리가 났다. 무릎 관절이 거의 자몽만 한 크기로 부어오르고 심한 통증이 동반됐다. 얼음찜질을 하고 무릎 보조기구를 착용했지만 통증과 부기가 가시지 않았다. 일주일 동안 절뚝거리다 결국 정형외과 의사를 찾아갔더니 의사는 무릎 부상의 원인으로 내 평발을 지목하며 MRI를 찍자고 했다. 일주일 후 MRI를 찍으러 갔을 때, 내 환자 가운데 나와 비슷한 수준으로 치료를 의심하는 이를 만났다. 내가 다리를 절뚝거리며 오늘 MRI를 찍는다고 했더니, 그녀는 나를 쳐다보며 말했다.

"그런데 선생님, 전에 무릎 부상은 몇 주 후면 절로 낫는다고 그러셨잖아요. 그런데 이렇게 빨리 MRI를 찍으시려고요?"

나는 촬영을 미뤘다. 아니나 다를까 열흘 후 무릎이 괜찮아졌고, 나는 다시 전처럼 활동할 수 있었다. 결국 MRI는 찍지 않았다.

시간이 흐르는 동안 나는 갑상샘 질환과 갑상샘암 진료에 더 많은 시간을 쏟게 되었다. 그래서 지금은 갑상샘 결절 클리닉의 과장으로서 갑상샘 결절 환자의 진단과 조직 검사를 담당하고 있다. 갑상샘암은 종합검진이나 다른 질병으로 영상 검사를 하던 중에 우연히 발견되고는 한다. 이렇게 발견된 갑상샘암의 대부분은 작고 천천히 자라는 것이라 완치할 수 있다. 이런 종류의 종양은 조심스러운 치료 방법이 효과적인데, 이 방법은 내가 추구하는 치료 접근 방식과 잘 맞는다. 그러나 어떤 갑상샘암은 매우 공격적이어서 그에 맞춰 공격적인 치료가 필요하다. 이럴 때면 나는 일부러 기존의 내 사고방식을 뒤집고 최대주의자처럼 생각한다.

부모님은 이제 80대에 접어들었지만 여전히 활동적이고 대체로 건강한 편이다. 아버지는 나와 함께 새로 개발된 과학 기술이나 치료 방법에 대해 이야기 나누는 걸 좋아한다. 어머니는 여전히 내게 건강 식단을 일러 주며 연어와 블루베리를 먹고 칼슘을 충분히 섭취하라고 말한다.[12] 나도 의사라고 하면 어머니는 이렇게 말한다.

"그래, 의사는 아무것도 모르지."

역시 어머니 말이 맞다.

) 의사도 모르는 것 (

30년 이상 의료계에서 일했지만 놀랍게도 의사인 우리조차 치료에 대한 각자의 가치관을 잘 이해하지 못하고 있었다. 우리는 가족력, 과거 병력, 사회력을 다시 점검하면서 건강에 관한 각자의 생각이 어떻게 형성되었는지 볼 수 있었다. 의사인 우리 역시 우리가 만나는 환자들과 생각이 비슷하다는 게 놀라웠다. 우리 중 한 명은 앞에서 인터뷰한 미셸 버드처럼 건강을 지키기 위해 가능한 한 많은 치료를 받으려 했고, 과학 기술을 전적으로 믿는 자였다. 다른 한 명은 수전 파월처럼 위험을 경계하여 치료를 꺼리고 의심하는 자였다.

의사로서 우리가 해야 할 일은 환자 스스로 어떤 치료가 자신에게 적절하고 또 어떤 치료가 자신의 가치관과 목적에 맞는지를 깨닫도록 돕는 것이다. 이제 우리는 의사로서 건강에 대한 자신의 개인적인 가치관을 환자에게 강요하지 않기로 다짐했다.

3

나에게 맞는 치료일까

Your
Medical
Mind

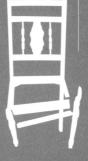

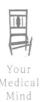

Your
Medical
Mind

36세의 패트릭 밥티스트는 텍사스 휴스턴에 있는 유명한 헬스클럽의 개인 트레이너다. 평소 패트릭은 벤치에서 140~145킬로그램짜리 역기를 든다. 190센티미터에 가까운 큰 키와 넓은 어깨, 깔끔하게 기른 턱수염을 자랑하는 패트릭은 호의적이고 편안한 태도 덕분에 클럽 회원들에게 인기 만점이다. 추수감사절을 앞둔 어느 날, 벤치에 똑바로 누워 신입 회원에게 역기 드는 법을 가르치던 패트릭은 평소와 달리 역기가 무겁게 느껴졌다. 그 후 몇 달 동안 힘이 점점 달리더니, 100킬로그램짜리 역기도 겨우 들어 올릴 만큼 힘이 약해졌다. 그는 힘을 기르려고 식사량을 많이 늘렸지만 놀랍게도 몸무게는 오히려 3킬로그램이나 줄었다. 거울에 몸을 비춰 보던 그는 이두박근 굴곡이 전보다 완만해진 것을 알아차렸다. 무엇보다 당황스러웠던 순간은 갑자기 손이 떨리고 심장 박동이 빨라질 때였다. 이런 증상은 심심치 않게 나타났다. 클럽에서 운동하고 나올 때나 쉬는 날 가족을 만나러 가려고 운전할 때, 소파에 누워 축구 경기를 볼 때도 그랬다. 또한 종종 신경이 예민해져서 회원들과 여러 번 사소한 일로 충돌하기도 했다. 층계를 오르기조차 힘에 겨워지자 결국 패트릭은 주치의를 찾았다.

) 과거의 경험과 현재의 결정 (

수년 동안 패트릭을 진료해 온 주치의는 패트릭의 최저 맥박이 운동선수의 정상 맥박인 60대보다 높은 90대에 있음을 발견했다. 그는 진찰 중에 패트릭의 목을 유심히 관찰했다.

"목 근육이 발달하셨네요. 확실하지는 않지만 갑상샘이 다소 부은 것 같습니다. 지금 앓고 계신 여러 증상의 원인이 여기에 있는 듯해요."

주치의는 패트릭의 피를 뽑더니 다음 날 그를 불러 갑상샘 호르몬 수치가 너무 높다고 말했다.

"갑상샘 전문의에게 진찰을 받아 보세요. 그때까지 이 약을 드시면 증세가 좀 괜찮아질 거예요."

주치의가 처방한 약은 '베타 차단제'로, 손 떨림과 심장 박동이 빨라지는 증세를 완화한다.

"전문의와 상담하시기 전에 우선 여기서 갑상샘 검사를 할 겁니다. 전문의가 검사 결과를 본 후 환자분께 가장 적합한 치료를 정할 거예요."

주치의가 추천한 갑상샘 전문의의 병원은 헬스클럽에서 그리 멀지 않았다. 패트릭은 대기실에서 잠시 기다린 후 검사실로 들어갔다. 의사는 패트릭에게 기분이 어떤지 묻고 물이 담긴 컵을 건넸다. 그는 물을 조금씩 여러 번 삼키라고 한 후 패트릭의 목 앞부분을 유심히 살펴보았다. 그리고 패트릭의 뒤로 가서 목 양옆에 손가락을 대고는 다시 한번 물을 삼켜 보라고 했다. 이어 주머니에서 청진기를 꺼내 목에 대고 진찰하더니, 마지막으로 금속 자처럼 생긴 도구를 꺼내 눈 가장자리부터 안구 표면까지의 거리를 쟀다. 이윽고 그가 도구를 내려놓고는 책상으로 돌아와 말했다.

"그레이브스병입니다. 갑상샘 기능이 비정상적으로 활발해져서 생기는 갑상샘 기능 항진증이죠."[1]

의사는 패트릭이 볼 수 있도록 컴퓨터 화면을 돌렸다.

"여기 밥티스트 씨의 갑상샘을 보세요."

화면의 영상은 작은 점들로 그린 큰 나비처럼 보였다.

"이 질환에는 방사성 요오드 치료가 가장 좋습니다. 이 방사성 알약이 몸속에 들어가 갑상샘을 파괴하여 해결하는 거죠. 문제를 없애 버리는 거예요."

의사는 말을 잠시 멈추더니 이어 말했다.

"방사성 요오드 치료 후 날마다 갑상샘 약을 드시기만 하면 됩니다. 별거 아니죠."

그러나 패트릭의 생각에는 그 치료가 '별것'이었다. 패트릭은 방사성 요오드 말고 다른 치료법은 없는지 물었다.

"다른 치료법도 있지만 별로 좋은 방법이 아니에요. 방사성 요오드 치료가 최선입니다."

그러나 패트릭은 계속 물었다.

"다른 치료법에는 어떤 것이 있나요?"

"갑상샘의 호르몬 생성을 막는 약이 있긴 합니다. 그러나 가끔 심한 부작용이 나타나는 게 문제예요. 간을 손상시키거나 면역력을 낮춰서 위험한 질병에 취약해질 수 있죠."

의사는 패트릭에게 생각할 시간을 주려는 듯 잠시 말을 멈췄다.

"갑상샘을 제거하는 수술도 있는데, 이 또한 위험합니다. 무감각증이나 출혈을 일으키거나, 부갑상샘 같은 다른 분비 기관을 상하게 할 수도 있고, 성대의 신경을 건드릴 수도 있어요. 따라서 제가 권하는 이 방법이 가장 좋습니다."

패트릭은 의사가 하는 말이 듣기 불편했다. 그는 우리에게 말했다.

"저는 치료와 관련해서 누구에게나 잘 맞는 방법이 있다고 생각하지 않습니다."

역설적이게도 패트릭은 10대 시절 시작된 당뇨병 때문에 약에 회의적인 사람이 되었다. 그는 5형제 중 장남인데, 형제들은 모두 아이티 출신 이민자인 부모님이 휴스턴에 있는 친척 집 가까이에 살림을

꾸린 뒤에 태어났다. 10대에 이미 키 187센티미터에 몸무게 118킬로그램의 거구이던 패트릭은 고등학교 미식축구 대표 팀의 수비수였다. 그의 부모님과 조부모님은 모두 당뇨병을 앓았다. 패트릭은 열아홉 살 때부터 심한 갈증과 빈뇨로 고생하기 시작했는데, 이는 전형적인 당뇨병 증세였다. 어머니는 자신이 쓰던 당뇨 검사 스틱을 이용해 패트릭이 당뇨병에 걸린 것을 확인했고, 이후 패트릭은 혈당 조절을 위해 몇 년 동안 약을 먹고 가끔은 인슐린 주사를 맞았다.

패트릭은 처음에는 당뇨병을 적극적으로 치료하지 않았다고 말했다. 그 또래 아이들이 그렇듯 약 먹는 것을 자주 잊곤 해서 혈당이 자주 오르락내리락했다.

"먹는 것도 형편없었어요. 칩과 소다를 즐겼죠. 저는 그저 다른 애들과 똑같이 행동하고 싶었어요."

의사와 어머니가 당뇨병을 방치하면 신부전으로 고생하거나 실명할 수 있다고 으름장을 놓았지만, 그런 말은 귀에 들어오지 않았다.

"어머니와 의사가 말하는 당뇨 합병증을 실제처럼 상상하기란 쉽지 않았어요."

패트릭이 지난날을 회상하듯 말했다.

"저와는 무관한 일처럼 들렸거든요. 그런데 발기부전이 될 수 있다는 의사의 말에 정신이 번쩍 들더군요."

당뇨병에 걸리면 신경이 손상되기 쉽다. 신경에 영양을 공급해 주는 모세혈관에 이상이 생길 수 있기 때문이다. 만약 음경에 있는 신경에서 이런 문제가 일어나면 발기부전이 되는 것이다.

"결국 제게도 약을 먹어야 할 중요한 이유가 생긴 거죠. 그 후로 당뇨병을 심각하게 받아들이고 의사의 말을 따르기 시작했습니다."

패트릭은 살을 빼고 식단에 주의했으며 규칙적으로 운동했다. 그러자 혈당 수치가 정상으로 돌아왔다. 더 이상 인슐린 주사를 맞지 않고, 하루에 한 알씩 약만 먹으면 되었다. 몸에서 갑상샘 기능 항진증이 처음으로 느껴졌을 때, 패트릭은 당뇨병 때문에 혈당이 조절되지 않아서 그런 줄로만 생각했다. 그런데 아니었다.

여러 해 동안 보험에서 보장하는 범위가 몇 번 바뀌는 바람에 패트릭은 여러 명의 당뇨병 전문의를 만나게 되었다. 그런데 의사마다 당뇨병 치료에 관한 의견이 달랐다.[2] 그들은 서로 다른 약을 권했다. 어떤 의사는 인슐린 주사를 권했고, 어떤 의사는 권하지 않았다. 심지어 얼마나 철저하게 혈당 수치를 조절해야 하는가의 기준조차 통일되지 않았다.[3]

"트레이너는 개인마다 운동 목표가 다르다는 것을 압니다. 사람의 몸은 저마다 다르기 때문에 단련 속도 또한 다르기 마련이거든요."

회원을 가르칠 때, 패트릭은 운동 전에 회원 개인이 추구하는 목표, 즉 목표 체중과 단련 정도를 가능한 한 정확히 정하려고 한다. 그리고 회원과 함께 운동하면서 목표를 이루는 데 적합한 방식으로 하고 있는지 정기적으로 확인하고, 필요할 때는 운동 방식을 수정한다. 그는 회원에게 최고의 단 한 가지 운동법이 있다고 말하는 걸 상상조차 할 수 없다고 얘기했다.

패트릭은 이전에 그레이브스병이나 그 병의 다른 치료법에 관해 들어 본 적은 없지만, 의사가 너무 빨리 '최선'의 치료를 단정한다는 생각이 들었다. 마침 공교롭게도 패트릭의 생각을 뒷받침하는 임상 조사가 있었다. 스웨덴의 스톡홀름에 있는 카롤린스카 대학병원의 내분비학자 팀이 가장 널리 알려진 그레이브스병의 세 가지 치료법 각각의 효과와 위험성을 조사했다.[4] 179명의 그레이브스병 환자들은 무작위로 항갑상샘제 치료, 방사성 요오드 치료, 갑상샘 수술 가운데 하나를 받았다. 그 후 최소 4년 동안 환자들의 상태를 관찰했는데, 세 치료법 모두 똑같이 그레이브스병 치료에 효과적이었다. 더욱이 환자의 90퍼센트가 치료의 종류와 무관하게 자신이 받은 치료에 만족해했고, 친구에게도 그 치료를 권할 것이라고 답했다.

패트릭과 갑상샘 전문의 사이에 벌어진 일, 다시 말해 의사가 치료법을 제시할 때 자신의 선호를 따르는 것은 진료실에서 가장 흔히 볼 수 있는 모습이다.[5] 천식부터 척추 관절염, 전립샘암, 식도 질환에 이르기까지 다양한 질병의 임상 현장에서 이러한 현상이 보고된다. 패트릭을 담당한 전문의는 방사선 요법이 최선이라고 믿는다. 그가 이 치료법을 선호하는 까닭은 간단하면서(방사성 요오드 한 알) 명확하기(문제를 없애기) 때문이다. 그러나 모든 내분비내과 전문의가 이에 동의하는 것은 아니다. 갑상샘 전문의를 대상으로 한 국제적인 설문조사에서, 미국 내분비내과 전문의의 약 3분의 2가 방사성 요오드를 선호했다. 하지만 그 비율은 유럽에서는 22퍼센트, 일본에서는 11퍼센트로 나왔다. 미국 외의 내분비내과 전문의 가운데 다수는 항갑상샘제를 선호했다. 세계의 모든 내분비내과 전문의가 같은 내용의 임상연구를 접하고, 각각의 치료가 가져다주는 효과와 위험성을 똑같이 배운다. 그런데 환자에게 권하는 최선의 치료법이 세 지역에서 서로다르게 나타난 것이다.[6] 이러한 차이가 나타난 원인의 일부는 문화에 있다. 일본의 히로시마와 나가사키에 떨어진 핵폭탄은 방사선 노출 대한 의사의 생각에 분명히 영향을 주었다. 거기에 2011년의 지진과 쓰나미로 인한 원자력 발전소 사고가 그들의 이러한 생각을 더욱 강화했을 것이다. 서유럽 지역 의사들도 방사능을 미심쩍어해 왔는데, 체르노빌 원자력 발전소 사고로 그러한 태도가 더욱 굳어졌다.

) 기대 효용 이론을 대하는 환자의 자세 (

우리의 여정은 '최선의 선택'이 무엇인지 찾으려는 것인데, 18세기 네덜란드 수학자 다니엘 베르누이(Daniel Bernoulli)의 이론이 이 여정에 도움이 될 것 같다. 당시 네덜란드는 세계 상업 무역의 중심지로, 아시아산 향신료부터 카리브 제도산 사탕수수에 이르기까지 다양한 물건을 교환하고 매매하는 곳이었다. 베르누이는 1700년 네덜란드 흐로닝언에서 태어났다. 수학자인 그의 아버지는 베르누이가 상업을 공부해 경제적으로 안정된 삶을 살길 바랐다. 처음에 베르누이는 아버지의 말을 듣지 않았지만, 결국 아버지에게 수학 개인 과외를 받는 조건으로 상업과 약학을 공부하기로 했다. 이후에는 스위스의 바젤 대학에서 약학, 형이상학, 자연철학 과목을 가르치는 교수가 되었다. 그가 구축한 유체역학 분야의 이론은 새의 비행 원리를 설명함으로써 나중에 비행기 발명에 중요한 역할을 했다.

1738년 베르누이는 확률 이론에도 관심을 보이며 하나의 공식을 만들었다.[7] 이 공식은 수익이 확실하지 않고 손해를 볼 위험이 있을 때 어떤 선택을 하는 것이 옳은가를 계산할 수 있다는 그의 믿음을 바탕으로 만들어졌다. 베르누이는 수익을 거둘 확률이나 수익 가능성에 수익으로 얻는 효용을 곱해 '기대 효용'이라는 결과 값을 도출했는데, 이는 우리가 선택을 할 때 그 선택에 얼마나 가치를 두는가를 계산한 것이다.[8] 결과 값이 가장 크다는 건 '기대 효용' 역시 가장 크다는 것이고, 따라서 가장 이성적인 선택임을 의미한다.

$$수익\ 확률 \times 수익\ 효용 = 기대\ 효용$$

베르누이는 주로 상품이나 돈과 관련한 선택을 연구하다가, 이후에 '이성적' 선택을 계산하는 공식을 만들었다. 이 공식은 지금까지 경제학 전반에 적용되고 있다. 지난 몇 십 년간 기대 효용 이론은 경제학뿐 아니라 의학에도 적용되었다. 전문가들은 패트릭 밥티스트와 같은 환자에게 최선의 치료법을 권할 때 베르누이의 공식을 이용할 것을 제안한다. 먼저 의사가 환자에게 치료 효과 확률이 얼마인지 알려준 후, 치료 효과가 나타났을 때 환자가 느낄 효용이나 가치[9]를 수치로 환산하면 어느 정도인지 묻는다. 그리고 치료 효과가 나타날 가능성에 환자가 치료 효과를 볼 때 느끼게 될 효용 수치를 곱해 결과 값을 도출한다. 가장 높은 값이 나온 선택이 환자가 생각하는 가장 이성적안 선택 혹은 최선의 선택이다.

이 공식이 시사하는 바는 크다. 우리가 치료를 선택할 때 고려하는 두 가지 중요한 요소가 이 공식에 나오기 때문이다. 즉 치료로 효과를 볼 가능성과 그 효과가 자신의 삶에 끼치는 영향이다. 우리는 모두 만수무강을 원한다. 그레이브스병 치료에 쓰이는 세 가지 방법(방사성 요오드, 갑상샘 수술, 항갑상샘제)의 긍정적 결과이자 치료 효과는 곧 갑상샘 기능 항진증을 막는 것이다. 그러나 부정적 결과인 부작용은 치료마다 다르게 니티니며, 각각의 부직용으로 느끼는 삶의 질 역시 나르나.

예를 들어 패트릭을 담당한 갑상샘 전문의가 베르누이의 공식을 이용했다고 가정해 보자. 세 가지 치료법 모두 갑상샘 기능 항진증을 막는 데 효과적이므로 치료 효과의 확률은 모두 같다. 다른 점이 있다면 각 치료에 동반하는 부작용뿐이다. 패트릭을 담당한 전문의는 항갑상샘제와 갑상샘 수술의 부작용이 방사성 요오드 치료의 부작용보다 심각하다고 믿는다. 그래서 이 두 가지 치료에 낮은 효용 또는 가치를 매겼을 것이고, 결국 논리적으로 방사성 요오드 치료가 최선이라는 결론을 냈을 것이다. 그는 이런 생각을 토대로 패트릭에게 치료를 권했다.

그러나 패트릭은 같은 공식을 다르게 풀었다. 갑상샘 전문의가 방사성 요오드로 갑상샘을 없앤 뒤 남은 인생 동안 날마다 갑상샘호르몬 약을 먹으며 사는 것을 "별거 아니"라고 했을 때 덜컥 겁이 났던 것이다.

"저는 당뇨병 때문에 매일 약을 먹어야 하는 게 싫어요. 그런데 다른 만성 질환으로 약을 또 먹어야 한다니요. 식단에 신경 쓰고 운동하고 체중 조절하면서 이제야 겨우 인슐린 주사 없이 살게 되었어요. 그런데 갑상샘을 완전히 없애 버리면 갑상샘 약은 꼭 먹어야 하니까 애초부터 약을 중단할 기회조차 없는 거잖아요."

패트릭은 죽을 때까지 갑상샘 약을 먹어야 하는 것을 몹시 부정적으로 여긴다. 그러므로 방사성 요오드 치료와 갑상샘 수술은 패트릭에게 항갑상샘제보다 효용이 낮은 치료법이며, 또한 최선의 방법이 아니다.

물론 다른 환자는 이 공식을 또 다르게 풀 것이다.

42세의 그레이브스병 환자인 애나 곤잘레스는 신문 기자다. 애나는 회사에서 빡빡한 일정을 소화하고 세 명의 10대 아이들까지 돌보느라 무척 바쁘다. 갑상샘 전문의가 애나에게 방사성 요오드 치료를 권했을 때 그녀는 기꺼이 동의했다.

"병을 빨리 치료하고 싶거든요."

그녀의 말에 우리는 날마다 약을 먹는 게 불편하지 않겠느냐고 물었다.

"글쎄요. 이미 피임약을 먹고 있는걸요. 전 약 먹는 걸 그리 대수롭게 여기지 않아요."

사회복지사인 27세의 릴리 챈은 같은 병을 치료하는 방법으로 갑상샘 수술을 선택했다.

"방사성 요오드 치료는 정말 피하고 싶어요. 방사선 요법의 부작용은 아직 잘 알려지지 않아서 부작용이 없을 거라고 누구도 장담 못하잖아요. 부작용으로 암을 유발할 수도 있고요."

하지만 패트릭은 방사능이 두렵지 않고 수술에 대한 편견도 없다.

"단지 평생 날마다 또 다른 약을 먹어야 하는 게 싫을 뿐이에요."

그의 대답이다.

) 의사는 왜 그렇게 생각했을까 (

결정 분석에서는 개인이 특정한 결과에 부여하는 효용이나 가치를 '선호'라고 한다. 조사에 의하면, 환자 가운데는 의사가 진단하고 치료를 권할 때 비로소 치료에 대한 선호를 구성해 내는 사람이 적잖이 있다고 한다. 이런 환자는 치료에 관해서 전혀 생각해 보지 않은 '백지' 상태에 있으며, 의사가 그 백지에 자신의 선호를 '적을' 수 있

다. 따라서 의사가 치료의 장단점을 어떻게 설명하는가에 많은 영향을 받는다.[10]

패트릭의 갑상샘 전문의는 방사성 요오드 치료가 아닌 다른 두 치료의 부작용을 강조하면서 치료에 관한 자신의 생각을 드러냈다. 그는 방사성 요오드 치료가 표준이며 기본 선택지라고 말했다. 한 행동심리학 연구에 따르면 사람들은 대부분 기본 선택지에 수긍한다고 한다. 다시 말해 일반적으로 권장되는 것을 '최선'이라고 여기는 것이다.[11] 전문가가 아닌 사람에게 일반적이지 않은 새로운 것을 선택하도록 설득하는 데는 노력이 필요하다. 그런데 패트릭은 전문가가 아님에도 새로운 것을 찾았다. 어린 시절의 당뇨병 치료 경험을 통해 건강에 관한 자신만의 신념을 가지고 있었기 때문이다. 그는 백지 상태가 아니었으므로 의사의 권유를 들은 후에도 치료에 대한 자신의 생각을 쉽게 바꾸지 않았다. 과거의 맥락에서 현재가 전개된 것이다.

우리는 이제 패트릭의 갑상샘 전문의가 왜 방사성 요오드 치료는 적극 권하면서 다른 치료법에는 부정적이었는지 알아야 한다. 어쩌면 그가 진료한 환자 가운데 항갑상샘제를 복용했는데 면역력이 갑자기 떨어져 감염 증세를 보였다거나, 갑상샘 수술에 따른 심한 합병증을 앓은 사람이 있었는지도 모른다. 만약 그렇다면, 이 전문의는 가용성 편향의 영향을 받은 것이다. 즉 과거의 특별한 치료 사례가 그의 생각에 영향을 준 것이다. 또는 그저 미국에서 일하는 동료 의사들이 대부분 선호하는 치료법을 따랐을 뿐일지도 모르는데, 이 경우 그가 유럽이나 일본에서 의사로 일한 경험이 있었다면 그 지역에 널리 퍼져 있는 편향적 사고를 따랐을 수도 있다.

패트릭은 만성 질환인 당뇨병에 적응해 감내하고 있었다. 그런 그가 역시 만성 질환인 갑상샘 기능 항진증으로 하루도 빠짐없이 또 다른 약을 먹어야 하는 생활을 받아들이기란 쉽지 않았을 것이다. 치료에 관해 패트릭이 보여 준 분명한 태도를 다른 사람은 이해하기 어려울 수 있다. 패트릭을 담당한 전문의는 알약 하나 더 먹는 게 왜 '별 것'인지 이해할 수 없었다. 사실 의사인 우리는 약 처방을 자주 '별것 아닌 것'으로 치부한다. 그러므로 환자에게도 똑같이 별것 아닐 것이라고 가정한다. 그러나 여러 질병(골관절염, 전립샘 비대증, 추간판 탈출증 등) 관련 연구를 보면, 날마다 약을 먹으면서 지고 가야 할 짐의 무게를 따지는 것과 같이 치료의 목적과 결과를 저울질할 때 환자와 의사의 생각이 서로 매우 달랐다.

환자는 의사와 같은 전문가가 자신의 신호에 따라 정보를 편집해서 전달할 수 있음을 알아야 한다. 우리 의사들은 환자가 무슨 생각을 하는지 알아볼 생각은 하지 않고 자신이 선호하는 치료를 환자에게 서둘러 권할 때가 종종 있기 때문이다. 물론 의사가 최선이라고 생각하는 치료가 무엇인지 알고 싶어 하며 의사에게 묻는 환자도 있을 것이다. 그렇더라도 의사가 중립적인 입장에서 정보를 전달하는 일이 반드시 선행되어야 한다.[12]

) 치료 효과에서 부작용을 빼면 남는 것 (

데이브 사이먼이 앓는 심방세동 치료와 관련해서도, 의사와 환자의 선호가 어떻게 다른지 심도 있는 연구가 이루어졌다.[13] 심방세동은 꽤 많은 사람이 경험하는 질환이다. 50대 미국인의 1퍼센트와 70대 이상 미국인의 5~10퍼센트쯤이 이 질환을 앓고 있다. 프레이밍햄 심장 연구를 바탕으로 추정하면, 전체 인구의 약 25퍼센트가 살아가 면서 심방세동이나 이와 유사한 증상인 심방조동을 경험하게 될 것이다. 이 증상은 갑상샘 기능 항진증의 징후일 수 있는데, 노인이라면 특히 더 그렇다.

심방세동은 심장의 윗부분, 즉 심방이 비정상적으로 수축해서 심장이 불규칙적으로 뛰는 증상이다. 심장 박동이 불규칙적이면 혈액이 심장에 고여 혈전이 생길 수 있고, 이 혈전이 심장에서 뿜어져 나와 몸 전체의 혈관을 돌다가 뇌졸중의 원인이 되기도 한다. 심방세동 환자는 혈전 생성을 막기 위해 종종 와파린이나 아스피린과 같은 항응고제로 '혈액 희석' 치료를 받는다. 그러나 이 치료는 다량의 출혈을 일으킬 수 있다. 대부분 위장 출혈로 나타나지만, 만약 뇌출혈로 나타난다면 생명에 아주 위험하다. 따라서 심방세동 환자는 혈전을 녹여 뇌졸중을 막아 주지만 심각한 출혈을 동반하는 항응고제 치료를 받을 것인지 고민할 수밖에 없다.

캐나다 노바스코샤주에 있는 댈하우지 대학의 연구진은 심방세동 환자를 치료한 의사 60명을 대상으로 설문조사를 진행했다. 그리고 심방세동 증상은 없지만 나타날 가능성이 높은 환자 약 60명과 인터뷰를 했다. 연구진은 의사와 환자에게 심방세동을 앓는 100명의 가상 환자 집단을 제시하고 이들을 치료할 방법을 물었다. 선택할 수 있는 치료법은 세 가지로, 치료하지 않거나 아스피린을 복용하거나 와파린을 복용하는 것이었다. 이때 의사와 환자 모두에게 뇌졸중 가능성과 세 치료법이 각각 유발할 수 있는 출혈 가능성을 나타내는 수치도 알려 주었다. 그런 다음 각 치료의 타당성을 묻자, 환자는 뇌졸중 예방을 훨씬 가치 있거나 효용이 높은 것으로 여겼고, 의사는 출혈 예방을 더 중요하게 여겼다. 세 가지 치료에 대해 의사와 환자가 왜 이런 견해차를 보였는지를 밝히지는 않았지만 연구진은 이렇게 결론지었다. "심방세동 환자의 치료를 선택할 때는 치료에 대한 환자의 생각을 고려해야 한다."

캐나다 오타와 병원의 연구진도 이와 유사한 조사를 시행했다. 소사 대상은 60대에서 80대 사이의 환자 중 심방세동이 나타나지는 않았지만 그럴 가능성이 매우 높은 사람들이었다. 연구진은 환자를 두 집단으로 나누어 그들에게 만약 심방세동 증상이 나타나면 항응고제 치료를 받을 것인지 물었다. 한 집단에는 뇌졸중이나 출혈 가능성을 '낮다' 또는 '보통이다'와 같은 질적 단어를 써서 알려 주었다. 다른 집단에는 같은 정보를 양적 자료를 통해 자세히 알려 주되, 긍정적인 시각과 부정적인 시각 양쪽에서 모두 신중하게 해석하여 전달했다. 예를 들면 이런 식으로. "뇌졸중 가능성이 100분의 3입니다. 이는 100명 중 97명에게는 뇌졸중이 나타나지 않는다는 뜻이기도 하죠." 자세한 정보를 습득한 환자들 가운데는 연구진이 "극단적 치료"라고 부른 치료를 선택한 사람이 더 많았다. 상대적으로 온건한 아스피린 치료 대신 강력한 항응고제인 와파린을 선택하거나 아예 치료를 받지 않겠다고 한 것이다. 정확하고 자세한 정보를 더 많이 제공할수록 환자 간의 치료에 대한 선호 차이는 더욱 커졌다.

이 책의 서문에 나온 열성적인 테니스 선수인 데이브 사이먼은 심방세동을 앓고 있다. 그는 두 가지 미래, 즉 뇌졸중 아니면 과다 출혈 가운데 하나를 선택해야 하는 갈림길에 서 있었다. 게다가 새로 개발된 약이 시판되면서 문제는 더욱 복잡해졌다.[14] 새로 나온 항응고제는 와파린 치료보다 경과를 덜 관찰해도 되고, 출혈 가능성도 더 적다고 보고되었다. 그러나 심장 발작이 일어난 환자 수가 와파린 치료보다 조금 더 많았고, 그 이유는 불분명했다. 데이브를 담당한 심장 전문의는 표준적인 치료법은 물론 신약에 대해서도 안내했다. 그러면서 몇 명의 환자가 약을 먹어야 1건의 뇌졸중 예방 사례가 나오는지, 다시 말해 최소치료환자수를 약마다 설명했다. 의사는 또한 최소부작용환자수(NNH, Number Needed to Harm)[15]도 말해 주었다. 이 수치는 얼마나 많은 사람이 약을 먹어야 1건의 부작용 사례가 나오는지를 알려 준다. 데이브의 경우 부작용은 위장 출혈이나 뇌출혈이다.

데이브는 의사가 말한 수치를 확인하는 동시에 치료에 대한 자신의 선호를 고려하면서 신중히 따져 보았다. 데이브는 치료를 의심하는 사람이다. 어떤 약도 먹고 싶지 않았지만 뇌졸중이 더 무서웠다. 며칠 밤을 고민한 끝에 그는 드디어 결정을 내렸다.

"오랫동안 사용되어 온 항응고제를 선택했어요. 저는 시대를 앞서가는 유형이 아니거든요. 몇 년 전 바이옥스가 나왔을 때 다들 얼마나 흥분했었는지 기억합니다. 의사들도 그 약이 아스피린을 비롯한 다른 약보다 얼마나 뛰어난지 얘기했었죠. 하지만 얼마 후 그 약이 심장 발작을 일으킬 수 있다고 밝혀졌어요. 저는 더 오래 사용되어 더 많이 검증된 약이 좋습니다."

하지만 데이브와는 달리 '믿는' 성향의 환자는, 현재 치료가 순조롭게 진행되고 있더라도 새로운 항응고제를 열렬히 반기면서 신약으로 바꿔 달라고 요구할지도 모른다.

한 연구진이 고혈압 치료 관련 조사를 통해 얻은 결과 역시 환자의 치료 선호가 다양하다는 것이었다.[16] 연구진은 치료법에 따라 전개될 수 있는 상황들을 의사와 환자에게 알려 주며 치료 효과가 어느 정도일 때 부작용과 비용, 그리고 치료로 겪게 될 불편을 감수할지 답해 달라고 했다. 그 결과, 같은 정보가 주어졌을 때 일반적으로 환자가 의사보다 고혈압 치료를 더 꺼리는 것으로 나타났다. 의사보다 환자가 부작용을 더 심각하게 여기면서 더욱 강한 손실 회피 경향을 보인 것이다.

연구진이 전문의 의견에 기반한 치료법을 제시하고 환자에게 결정권을 주자, 인터뷰에 참여한 환자의 3분의 1은 고혈압 약을 먹지 않 겠다는 결정을 했다. 알렉스 밀러처럼 이 환자들은 의사가 권한 치료 를 원하지 않았다. 그런데 두 번째로 많은 수인 15~20퍼센트의 환자 들은 효과가 증명되지도 않고 의사가 권하지도 않은 치료를 원했다. 우리는 이러한 환자를 미셀 버드 같은 최대주의자라 부른다. 최대주 의자는 자신의 선택을 뒷받침하는 과학적 증거가 없을지라도 자신이 건강을 지키는 면에서 '시대에 앞서 있다'고 느낀다.

　환자는 전문가들 사이에서조차 치료를 시작해야 하는 환자의 상태 에 대한 생각이 서로 다르다는 것을 알아야 한다. 한 예로 유럽과 미 국의 고혈압 치료 가이드라인은 서로 다르다. 미국의 고혈압 전문의 들은 혈압이 기준치보다 조금 높은 환자라면 치료의 이득이 부작용 위험보다 크다고 믿고 약을 처방한다. 알렉스 밀러가 그런 경우다. 그러나 유럽의 고혈압 전문의들은 미국의 전문의들과 같은 의학 지 식을 지니고 있더라도, 정상 혈압 기준치를 조금 넘긴 환자들에게 약 을 처방하지 않는다는 가이드라인을 따른다. 유럽에서 알렉스와 같 은 환자들은 복약을 권장받지 못하는 것이다. 이렇듯 전문가 집단 사 이에서조차 최선의 의료 행위에 관한 견해차는 크다.[17]

　건강 관리 부문 연구로 명성이 자자한 미시간 대학의 로드니 헤 이워드(Rodney Hayward)는 최근 《뉴잉글랜드 의학 저널(New England Journal of Medicine)》에 이런 의견을 냈다.[18] "어떤 치료가 부작용 위험 을 감수할 만큼 효과가 큰지를 판단하는 것(예를 들어 의료적 개입의 한

계선을 설정하는 것)은 개인의 가치 기준에 따라 다르다."

　치료 선택은 왜 흑백 논리처럼 분명하지 않고 주관적이며 가치 판단과 관련 있을까? 이에 대해 헤이워드는 이렇게 말한다. "치료에는 판단하기 어려운 순효과라는 회색 지대가 존재한다."

　그러면서 이 회색 지대의 예로 혈중 콜레스테롤 수치를 언급한다.[19] 우리는 앞에서 수전 파월이 스타틴 복용을 신중히 고민하는 사례를 소개하면서 '순효과'를 측정해 보았다. 순효과란 치료로 얻게 될 효과에서 부작용을 뺀 것이다. 스타틴 치료에 관한 정보를 모두 살펴본 수전은 최소치료환자수에 주목했다. 이를 토대로 스타틴의 부작용을 고려했을 때, 스타틴의 순효과는 그리 가치 있어 보이지 않았다. 실제로 수전은 치료 선택 시 전문가와는 다른 자신의 기준을 적용했다. 그녀가 '건강 정보에 문외한'이거나 '비이성적'이어서가 아니라, 치료를 권하는 전문가와는 달리 자신의 기준으로 치료 효과를 평가했기 때문이다. 헤이워드는 말했다. 판단하기 어려운 회색 지대인 순효과의 측면에서 "의사는 의료적 개입 여부를 개별 환자가 자신의 선호에 따라 선택하도록 맡겨야 한다."라고. 우리 둘은 이에 전적으로 동의한다.

) 표준화의 함정 (

어떻게 치료를 권해야 최선의 의료 행위에 부응하는 것일까? 전문가 위원회에서는 몇몇 질병과 관련해 최선의 의료 행위가 무엇인지를 규정하기 위해 가이드라인을 만들어 발표한다. 이 가이드라인은 '최고'의 증거를 토대로 그 분야 '최고'의 과학 전문가들이 만든다는 원칙이 있다. 의료 행위는 오로지 과학 연구 결과만을 근거로 삼아야 한다는 이른바 '근거 중심 의학'에서 가이드라인은 핵심 요소다. 가이드라인의 권고 사항은 의사뿐 아니라 환자에게도 브로슈어나 인터넷 그리고 대중매체를 통해 직접 전달된다. 가이드라인에서 권하는 치료법에 말 그대로 '최선'이라는 수식어가 붙어 있기 때문에, 가이드라인은 환자의 치료 선택 시 가장 강한 영향을 주는 요소 가운데 하나다. 가이드라인 옹호자는 의사와 환자 모두 가이드라인의 권고 사항을 기본 치료로 여겨야 한다고 주장한다. 또한 일부 의사와 건강 정책 입안자들은 환자가 전문가의 의견을 듣지 않는 까닭이 적절한 정보를 얻지 못했거나 비이성적이기 때문이라고 결론짓는다.

가이드라인은 질병과 치료 방법에 관해 질 좋은 배경지식을 제공하므로 의사와 환자는 당연히 참고해야 한다. 그러나 가이드라인이 엄밀하게 과학적이지만은 않다는 것을 알아야 한다.[20] 가이드라인에는 이미 편견과 주관적 판단이 반영되어 있다. 가이드라인을 만들 때 전문가들은 많은 임상 연구 중에서 어떤 것은 선택하고 어떤 것은 버리는데, 모든 연구에는 한계가 있다. 연구진은 연구 주제와 관련한 집단을 선택한 뒤 통계 처리해서 얻은 평균값을 결과로 제시한다. 그런데 이런 평균값에 들지 않는 환자가 있을 수 있다. 아무리 포괄적이고 철저하게 연구를 진행한다 해도 개인을 구성하는 다양한 요인, 예를 들어 나이, 성별, 유전 형질, 생활 방식, 식단, 현재 건강 상태 같은 걸 모두 다룰 수는 없는데,[21] 이 요인들은 종종 치료의 효과나 부작용이 나타날 가능성이 얼마나 될지를 좌우하기도 한다. 그런데 많은 연구에서 노령층이나 흔한 질환을 앓고 있는 사람들을 조사 대상에서 제외한다. 가이드라인을 만드는 전문가 역시, 치료의 효과를 보기 위해 부작용 위험을 어느 정도까지 감수할 것인가를 판단할 때 주관을 개입시켜 치료의 필요성을 최종적으로 권고한다. 미국의학연구소(Institute of Medicine)에서는 가이드라인을 정립할 때 이해 충돌이 있을 수 있다는 우려를 표했다. 왜냐하면 위원회의 전문가 그룹에 제약회사나 의료기구회사, 혹은 보험사의 자문 위원들이 포함되어 있기 때문이다.[22] 마지막으로 가이드라인 위원회는 권고 사항을 한목소리로 제시해야 하므로, 전문가들 사이에서 나왔을지 모르는 반대 의견은 결국 언급되지 않는다는 점을 밝혀 둔다.[23]

환자들은 또한 가이드라인의 내용이 영원불변하지 않으며 언제나 변할 수 있음을 염두에 두어야 한다. 전문가 위원회에서 나온 가이드라인 권고 사항 100가지를 조사한 결과, 1년 안에 전체 내용의 14퍼센트가 바뀌었고, 2년 안에는 23퍼센트가 바뀌었으며, 5년 반이 지나자 내용의 거의 절반이 이전에 실린 내용과 완전히 반대로 적혀 있었다. 2010년, 미국의 내과 전문의를 대표하는 미국내과의학회(American College of Physicians)는 협회의 가이드라인이 개정되지 않으면 발표된 지 5년이 된 기존 가이드라인의 사용을 자동으로 중단해야 한다고 명시했다.[24] 이런 입장 표명에는 새롭고 더 나은 자료를 적용해야 한다는 이유도 있지만, 5년 사이 전문가 위원회의 구성이 달라질 것이고 그에 따라 치료의 '유용성'이나 가치에 대한 판단 역시 변할 것이라는 판단이 깔려 있다. 예를 들어 심장 질환과 치매 예방책으로 거의 모든 갱년기 여성에게 에스트로겐 치료를 권하던 가이드라인을 떠올려 보자. 이 가이드라인은 여성건강계획이 내놓은 연구 결과로 완전히 뒤집혔다. 그러나 일부 전문가는 이 연구 결과를 비판하며 여전히 이전 가이드라인을 부분적으로 지지한다.[25] 어떤 여성에게는 호르몬 대체 요법의 가치가 부작용을 넘어서고도 남는다고 그들은 믿고 있다.

분명히 가이드라인과 권고 사항에는 과학적 증거에 대한 평가와 임상 연구에서 도출한 숫자 그 이상이 들어 있다. 무엇이 최선의 의료 행위인가에 대한 결론을 내리려면, 베르누이 공식의 둘째 항인 치료가 삶에 끼치는 영향이나 치료의 가치를 고려해야 한다. 치료가 삶에 끼친 영향은 누구에게나 늘 주관적으로 평가되기 때문에 객관적인 자료로 도출할 수는 없다.[26]

우리는 모든 환자가 건강 상태에 대해 충분히 설명을 들은 뒤 치료에 대한 자신의 선호를 말할 수 있어야 한다고 생각한다. 미국의학연구소에서는 "정보를 잘 아는 환자의 선호"를 "질 높은 의료의 맨 위"에 두었다.[27] 정보를 잘 헤아리기 위해 환자는 치료의 회색 지대를 반드시 알아야 한다. 그리고 가이드라인이 오롯이 과학적이지는 않으며 주관적 요소가 유의미한 수준으로 포함된 것이란 사실을 명심해야 한다.

2010년, 미시간 대학에서 치료 선택에 관한 최초의 전국 설문조사 결과 중 하나를 발표했다.[28] 연구진은 40세 이상 성인 3100명과 전화 인터뷰를 진행하면서, 그들에게 의사와 상의할 법한 일반적인 질환에 관해 여러 가지 질문을 던졌다. 이 조사에서 나온 한 가지 충격적인 결과는, 고혈압이나 고콜레스테롤혈증 치료를 시작할 때 의사가 환자의 의견을 물은 사례가 전체 설문 대상자의 절반에 지나지 않았다는 것이다.[29] 대개 가이드라인의 하단부에는 권고 사항을 개인의 선호, 가치, 목표에 맞게 수정할 필요가 있다고 작은 글씨로 적혀 있지만, 우리는 이 내용을 큰 글씨로 밝혀 두어야 한다고 생각한다. 그만큼 환자의 선호가 자주 무시되기 때문이다.

건강 정책 입안자들과 보험회사들이 가이드라인을 토대로 치료를 표준화하는 가부장적 움직임이 천천히 전개되고 있다. 물론 표준 치료는 대체로 적절하다. 그리고 안전 조치와 응급 치료 같은 상황에서는 꼭 필요하기까지 하다.[30] 그러나 환자의 선호가 있는데도 표준 치료를 하는 건 이해할 수 없는 일이다. 그런데도 환자가 가이드라인에 따라 치료를 받으면 의사에게 보상을 하고(금전적인 보상도 자주 있음), 그러지 않으면 의사가 손해를 보는 강력한 가이드라인 장려책이 존재한다. 또 보험회사들은 가이드라인에 충실한 정도에 따라 의사에게 점수를 매겨 성적표를 작성하는데, 이것이 종종 공개되기도 한다. 이러한 장려책을 알게 된 의사가 느낄 기분과, 그런 의사가 환자나 자신의 선호가 반영되지 않은 치료를 받도록 환자에게 압박을 가하는 상황은 쉽게 예상된다. 그러나 환자들은 환자의 편에 서서 환자 스스로 치료를 선택할 수 있게 도와주는 의사를 원한다.

만약 환자인 당신과 당신의 의사가 최선의 선택을 놓고 의견이 엇갈린다면 어떻게 할 것인가? 이럴 때는 자크 카터 박사가 말한 대로 의사와 '협상'해야 한다. 그러나 결국 선택은 항상 당신의 몫이다. 치료 효과를 보는 사람도, 부작용으로 고생하는 사람도 바로 당신이기 때문이다. 따라서 삶의 가치와 목표라는 맥락 속에서 치료의 효과와 부작용을 따져 봐야 한다.

갑상샘 치료의 효과와 위험성에 대해 패트릭 밥티스트가 내린 평가와 전문의가 내린 평가는 서로 달랐다. 패트릭은 다시 자신의 주치의에게 갔고, 주치의는 패트릭의 요청으로 다른 전문의를 소개했다.

"이 전문의는 세 가지 치료 방법을 제시하며 각각의 장단점을 일러 줬어요."

새 전문의는 단 한 가지 방법만을 말하며 그것이 최선이라고 바로 이야기하지 않았다.

"대신 각각의 치료에 대한 제 생각을 묻더군요."

새 전문의는 항갑상샘제가 갑상샘 기능을 조절하여 그레이브스병이 호전될 수 있을 거라고 설명했다. 그러나 이 치료로 병세가 확실히 호전될지, 그리고 호전되더라도 효과가 영구적일지는 알 수 없다고 분명히 말했다.

"적어도 병이 호전될 가능성이 있고, 또 다른 만성 질환이 생겨 또 다른 약을 날마다 먹지 않는 치료라면 제 처지에서는 해 볼 만한 가치가 있다고 생각해요."

패트릭이 말을 이었다.

"만약 이 치료가 실패하면 아마도 방사성 요오드나 갑상샘 수술의 필요성을 깨닫겠죠. 하지만 그건 그때 가서 생각할 겁니다."

4

후 회 없 는 치 료 를 위 하 여

Your
Medical
Mind

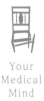

Your
Medical
Mind

리사 노턴은 교실로 향하는 복도를 재빨리 걸어갔다. 플로리다주 남부에 사는 42세의 리사는 해외에서 유학 온 학생과 이민자에게 영어를 가르쳤다. 수업에 한 번도 늦지 않은 것을 자부심으로 여겨 온 그녀가 교실 문 앞에 이르렀을 때, 갑자기 발에서 날카로운 통증이 느껴졌다. 리사는 숨을 한 번 깊이 들이마시고 표정을 가다듬은 후 교실로 들어섰다. 불편한 기색을 감춘 채.

〉 왜 의사에게 말하지 못했을까 〈

8개월 전이었다. 정형외과 의사가 리사의 발을 진찰하고 엑스레이를 찍은 뒤 진단을 내렸다. 첫째 발허리뼈(발목뼈와 발가락뼈 사이에 있는 다섯 개의 뼈—옮긴이) 관절에서 뼈가 웃자라고, 결절종(손과 발에 흔히 발생하는 물혹—옮긴이)과 관절염이 생겼다고 했다.

"수술해야겠는데요. 상태가 꽤 심각해요."

의사는 수술로 웃자란 뼈와 결절종을 제거한 후 작은 티타늄 나사 두 개로 관절을 이루고 있는 두 뼈를 고정하는 관절 유합술을 할 것이라고 설명했다. 염증이 있는 관절이 움직이면 마찰이 통증을 유발하기 때문이라는 설명도 덧붙였다.

리사는 몸매가 날씬하고 탄탄했다. 대학 시절 장거리 선수였던 그녀는 관절통으로 고생하는 많은 선수가 코르티손(부신 피질 호르몬의 일종—옮긴이) 주사를 맞고 효과를 보았던 것을 떠올렸다.

"소용없을 겁니다."

의사는 단호히 말했다.

그러나 리사는 코르티손 주사를 놔 달라고 요청했고, 치료가 효과적이었다고 우리에게 말했다.

"주사를 맞은 후 여덟 달 동안 잘 걸었어요."

그런데 이후 발 통증이 재발했다.

리사는 치료에 대한 확고한 신념이 있었다. 육상 선수로서 전성기를 누리던 스물네 살 때, 심한 피로와 관절통에 볼에 발진까지 돋은 적이 있었다. 병명은 루푸스. 이상이 생긴 면역계가 신체의 여러 조직을 공격하는 자가면역 질환이었다. 처음에 리사는 자연 치유에 기대를 걸었다.

"넉 달 동안 침대 위에서 꼼짝도 안 하고 지냈어요. 재밌는 책이나 읽으면서 몸이 자연적으로 회복되길 바랐죠."[1]

그러나 증세는 나아지지 않았다.

"통증과 피로가 너무 심해서 몸을 움직이기도 힘들어졌어요."

리사는 자가면역 질환을 주로 다루는 류머티즘 전문의를 찾았다. 그리고 면역억제제인 프레드니손과 이뮤란을 강도 높게 처방받았다. 그 후 리사는 기력을 되찾았고, 관절통과 얼굴에 난 발진도 사라졌다. 그러나 강한 약물 치료 이후 일반적으로 일어나곤 하는 부작용이 찾아와 얼굴이 붓고 식욕이 급격히 늘었으며 잠을 이루기 어려웠다. 그리고 혈액계에 유독한 이뮤란 때문에 암이 발병하지는 않을까 노심초사했다.

"약을 중단하려고 계속 노력했어요. 루푸스가 재발하면 그때 다시 먹으면 되니까요."

리사를 담당한 류머티즘 전문의는 리사가 강한 약의 부작용을 우려하고 몸이 스스로 치유하기를 바라는 사람임을 알고 있었다. 7년 후, 루푸스는 사라졌고 더는 약을 먹지 않아도 되었다.[2] 게다가 루푸스와 관련한 보충 치료조차 받을 필요가 없었다. 리사는 루푸스를 앓았던 당시를 회상하며 이렇게 말했다.

"나 자신을 믿어야 한다는 걸 배웠어요."

우리는 리사 노턴의 이야기를 들으며, 심각한 질병에 맞서는 환자들의 경험을 들여다볼 수 있었다. 몸이 건강할 때는 병에 걸려 적절한 치료를 선택해야 하는 상황을 상상하기가 쉽지 않다. 리사의 상태가 자연적인 방법으로, 즉 식단 조절, 명상, 휴식을 비롯한 여러 방법으로 호전되지 않았을 때, 치료에 대한 그녀의 확고한 선호는 좀 더 유연해졌다. 새로운 상황이 리사의 생각을 바꾼 것이다. 그러나 자연 치유를 믿는 그녀의 근본적인 생각에는 변함이 없었다.

발이 다시 아파 오자 리사는 집에서 발을 위로 올린 채로 휴식을 취했다. 몇 주 동안 아픈 부위에 얼음찜질을 하고 발 보정기구를 착용했지만 통증은 줄지 않았다. 리사는 정형외과 의사를 다시 찾았다.

리사가 자신의 발 상태를 설명하자 의사가 입을 열었다.

"그럴 줄 알았습니다. 수술하셔야 해요. 전에도 말씀드렸듯이."

리사는 몇 주 후 딸과 함께 유럽 여행을 떠날 예정이었다. 오래전부터 계획한 여행이라 수술로 방해받고 싶지 않다고 의사에게 말했다.

"웃자란 뼈와 결절종, 심한 관절염 때문에 아프신 거예요."

의사는 다시 한번 강조했다.

"통증 때문에 여행은 힘들 겁니다. 하지만 수술을 받으면 다 해결되죠. 수술받고 2주만 지나면 여행하는 데 별문제 없을 겁니다."

"저는 코르티손 주사를 한 번 더 맞고 싶은데요."

그러자 의사는 잠시 침묵하더니 단어 하나하나에 힘을 주어 말했다. 그 말을 듣는 동안 리사는 버릇없는 아이가 된 듯한 기분이 들었다.

"주사를 놔 드리죠. 하지만 주사는 임시방편에 지나지 않아요. 다음번에는 수술할 거니까 일정을 짜도록 하죠."

리사는 동의했다.

여행은 리사와 딸이 꿈꾸던 모든 것이었다. 예술을 사랑하는 모녀는 파리의 박물관들을 둘러보는 데만 며칠을 보냈다. 오랜 시간 돌아다녔지만 발은 멀쩡했다. 이번에도 코르티손이 효과를 발휘했다. 그러나 수술 일정이 잡혀 있었으므로 여행에서 돌아온 후 수술 전 검사를 받으러 병원에 가야 했다.

간호사를 기다리는 동안 리사는 시차 때문에 거의 잠들 뻔했다. 간호사가 미소를 지으며 리사의 병력과 약물 과민 반응을 확인하기 위한 체크 리스트를 건넸다. 간호사는 리사가 최근 검사받은 심전도와 흉부 엑스레이의 결과가 정상인 것을 확인한 뒤, 수술이 가능하다고 판단했다.

리사가 말문을 열었다.

"아시겠지만 지금은 발이 괜찮아요. 그런데도 정말로 이 강도 높은 수술을 받아야 하는지 모르겠어요."

간호사가 체크 리스트에서 고개를 들고 의아한 표정으로 리사를 보았다.

"의사 선생님과 상의하셔야 해요. 어쨌든 이왕 오셨으니 혈액 검사는 끝내시죠."

그러고는 검사 목록이 적힌 종이를 건네며 채혈실이 어디에 있는지 알려 주었다.

다음 날, 리사는 수술 후 최소 2주 동안 대체 교사가 자기 수업을 대신하는 일을 교장과 상의했다.

"아시겠지만 지금은 발이 안 아파요. 파리를 내내 돌아다녔는데도요. 정말 이 수술을 받아야 할까요?"

그 말에 교장은 눈썹을 치켜올리며 대답했다.

"그건 의사와 상의해 보셔야 할 것 같은데요."

우리와 인터뷰할 때 리사는 앞의 대화를 떠올리며 말했다.

"의사와 독대하는 게 두려웠나 봐요."

리사는 의사에게 발이 괜찮다고 왜 말하지 못했는지 지금도 정확히 알지 못한다.

"아마 의사 선생님과 직접 이야기하고 싶지 않았나 봐요. 선생님의 태도가 좀 차갑고 워낙 본인 생각이 확고한 것 같았거든요. 물론 저도 그분이 제 병을 가장 잘 안다고 믿고 싶었죠."

리사는 결국 수술을 받았다. 웃자란 뼈와 결절종을 제거하고, 작은 티타늄 나사 두 개를 박아 관절염이 있는 관절을 고정해서 움직임으로 인한 통증이 일어나지 않도록 했다. 수술 다음 날, 의사는 수술 후 찍은 엑스레이 결과가 "만족스럽지 않다."고 리사에게 말했다. 관절을 접합한 나사가 정확히 일렬로 놓인 것 같지 않다는 의견이었다. 결국 리사는 재수술을 받았다.

우리는 4개월쯤 뒤 리사와 다시 마주했다.

"항상 발이 아파요. 제대로 걷지도 못하겠고, 골반까지 통증이 느껴지는 것 같아요."

교실에 서서 학생들을 가르치기도 어려웠고, 집안일은 모두 남편과 딸의 몫이 되었다. 장보기, 빨래, 우체국에 가서 줄 서는 것까지 스스로 할 수 있는 게 없었다. 리사 노턴은 좌절과 억울, 그리고 후회에 사로잡혀 있다.

) 흥분한 상태 vs 차분한 상태 (

칼 심슨 역시 장거리 선수였다. 10대 시절 큰 키에 긴 팔다리, 강한 승부욕에 불타던 칼은 펜실베이니아주 서부의 탄광촌 언덕에서 뒹굴며 자랐다. 이후 사업가가 되어 국내외를 여행하면서도 한 번도 아침 조깅을 거른 적이 없었다. 하지만 그 역시 다른 운동선수들처럼 무릎이 약해졌고, 리사 노턴과 마찬가지로 수술을 받았지만 결과는 좋지 않았다. 그러나 그는 수술 결정을 후회하지 않는다.

칼은 40대 초반에 처음으로 왼쪽 무릎에 통증을 느꼈다. 중년에 들어섰지만 전성기 때의 몸 상태를 유지하기로 결심하고 가파른 언덕을 뛰어오르기 시작한 지 몇 달 후, 무릎이 그냥 넘기지 못할 정도로 불편해졌다. 통증은 더욱 심해졌고, 언덕이 아닌 평지를 달릴 때조차 아팠다. 칼이 만난 정형외과 의사는 그의 무릎 연골이 닳았다고 했다. 칼은 관절경 수술을 받았다. 이 수술은 얇은 내시경을 무릎뼈 아래로 삽입해 관절을 관찰하면서 찢어진 연골 조각을 긁어내는 수술이다.

"결과가 아주 좋았어요. 수술 후 몇 주 만에 다시 언덕을 뛸 수 있었죠."

8년이 지난 어느 날, 몇 킬로미터를 달리고 나서 칼은 다시 무릎에 통증을 느꼈다. 이번에는 오른쪽 무릎이었다. 다리를 뻗을 때마다 우두둑하는 소리가 들렸다.

"차에서 내릴 때도 무릎에 날카로운 통증을 느꼈어요. 그리고 새벽 3시에 잠에서 깬 뒤에는 이런 생각마저 했죠. '지금 꼭 화장실에 가야 하나?'"

칼은 왼쪽 무릎을 수술해 줬던 의사를 찾아가 증상을 설명했다.

"또 수술받고 싶어요."

의사는 컴퓨터 화면을 통해 칼의 무릎 엑스레이 영상을 보며 말했다.

"수술한 왼쪽 무릎에 좋은 연골이 많이 생겼네요. 오른쪽 무릎은 많이 손상되었고요. 뼈가 거의 맞닿아 있어서 전에 받은 관절경 수술은 적합하지 않습니다."

그러고는 칼이 볼 수 있게 컴퓨터 화면을 그가 앉은 방향으로 돌려 주었다. 뼈끝의 부채꼴 모양 부분들이 서로 거의 닿을 듯했다. 칼의 무릎 손상은 전형적인 노화 현상이다. 관절의 연골이 닳고 찢어져 뼈의 표면이 드러난 것이다.

의사가 말을 이었다.

"먼저 보존 치료부터 시도해 볼까 해요. 모두에게 효과가 있지는 않지만 환자분에게는 맞을 수도 있거든요. 물리치료 처방전을 써 드리죠. 물리치료와 함께 소염제를 드시면 통증이 조금은 가라앉을 겁니다."

그리고 이렇게 덧붙였다.

"이 방법이 별로 효과가 없을 땐 수술을 다시 고려해 보죠."

의사는 칼이 느끼는 무릎 통증의 정도와 참을 수 있는 한계를 수치화하고자 했다. 일부 의사들은 이러한 수치를 '고통지수(misery index)'라고 부른다. 고통지수는 본디 경제학에서 실업률과 물가 상승률을 합해서 나온 수치를 일컫는 용어로, 사람들이 느끼는 실질적인 경제적 고통을 나타내는데, 의학계에서는 환자가 질병으로 느끼는 고통과 한계를 나타내는 지수로 쓰인다. 사람마다 견딜 수 있는 고통의 한계는 각각 다르다. 어떤 사람은 삶의 질에 큰 영향을 받지 않는 듯 병고를 잘 참지만, 또 어떤 사람은 같은 고통에도 몹시 힘들어한다. 칼 심슨은 무릎 통증으로 상당히 고통스러워했으므로 그의 고통지수는 높은 편에 속했다.

카네기멜론 대학의 저명한 행동경제학자 조지 로웬스타인(George Loewenstein)은 의사 결정과 관련해 '흥분한' 상태와 '차분한' 상태의 감정을 구분한다.[3] 예를 들어 매우 배고플 때 장을 보면 감정이 흥분한 상태이므로 필요 이상으로 먹을 것을 구매한다. 이와 유사한 관점에서 병으로 고통스럽고 불안하거나 화나고 좌절감을 느낄 때 우리는 감정적으로 흥분한 상태이므로 병이 빨리 낫는 치료를 선택하려 한다. 연구에 의하면 감정적으로 흥분한 상태에서 환자는 치료의 부작용을 가볍게 여기고 성공 가능성을 과대평가함으로써 잘못된 선택을 할 가능성이 높다고 한다. 이런 맥락에서 칼의 사례를 본질적으로 바라보면, 칼을 담당한 의사는 보존 치료부터 시작하여 증상을 꾸준히 지켜보면서 칼이 감정적으로 차분해지는 걸 도우려 한 것이다. 당연히 감정이 차분할 때, 즉 병으로 괴로운 상태가 아닐 때 심사숙고하여 결정을 내릴 수 있다. 치료의 장단점을 모두 살피면서 그것이 자신에게 어떤 영향을 줄 것인지 더 정확히 판단할 수 있기 때문이다.

두 달 동안 이어진 보존 치료는 칼의 고통지수를 거의 바꾸지 못했다. 칼은 다시 의사를 찾았다. 무릎 MRI를 찍고 나서 둘은 또다시 치료 방법을 상의했다.

칼이 말했다.

"집에서 계단을 오르기만 해도 무릎이 너무 아파요. 선생님이 할 수 있는 최선의 방법으로 고쳐 주세요."

그러나 칼은 치료를 최종으로 결정하기 선에 객관적인 자료를 보고 싶었다. 그래서 의사에게 여러 치료법의 효과와 부작용에 관한 자료를 요청했다. 의사는 보존 치료와 공격적 치료를 다양하게 비교한 임상 연구[4] 결과를 출력해서 보여 주었다. 그 덕에 칼은 의사를 신뢰하게 되었다고 한다.

"얼마나 더 물리치료를 받아야 증세가 호전될지 알고 싶었죠. 연골이 너무 많이 닳아 없어져서 다리를 뻗을 때마다 우두둑하는 소리가 들렸어요. 제 생각엔 다른 어떤 물리치료로도 이 상황을 더 나아지게 할 수 없을 것 같았어요. 이미 두 달 동안 치료해 봤지만 별 소용 없었으니까요.”

의사가 그에게 말했다.

“치료 방법에는 여러 가지가 있습니다만, 환자분처럼 뼈가 서로 맞닿은 상태에서는 선택할 수 있는 게 많지 않아요.”

칼은 의사가 솔직히 말해 줘서 고마웠지만, 자신에게 선택지가 하나밖에 남지 않았음을 실감했다. 그는 그 선택을 주저하지도 않았고 자연 치유를 고려하지도 않았다. 그는 곧바로 수술을 선택했다.

“달리기는 꿈도 못 꿉니다.”

수술 몇 달 후, 그가 우리에게 말했다.

“수술은 성공적이지 않았어요. 무릎이 여전히 많이 아파요.”

수술 후 의사는 칼에게 새로 나온 약물 주사 치료를 제안했다. 약물을 주입해 관절 표면을 감싸는 이 치료는, 칼과 같은 환자에게 많이 시행되었지만 아직 효과가 검증되지는 않았다. 칼은 지금까지 이 주사를 두 번 맞았으나 증상 개선은 없다. 치료는 성공하지 못했지만 칼은 후회하지 않는다고 했다.

) 후회의 심리학 (

수술 후 결과가 완벽하지 않은 경우는 종종 있다. 또 수술까지 받았는데도 아주 조금만 증상이 개선될 때도 있다. 수술 후에도 불편한 증상이 은근하게 남거나, 수술로 인한 흉터가 생겨 만족스럽지 못한 경우도 있다. 때론 완벽하지 못한 수술 결과가 더 문제시되기도 한다. 훌륭한 병원에서 숙련된 외과의와 뛰어난 간호사가 팀을 이뤄 수술한다 해도 늘 좋은 결과가 보장되는 건 아니다.

"저는 수술을 정확히 집도할 수 있습니다."

한 외과의가 우리에게 말했다.

"하지만 수술 후에 환자는 통증을 느끼거나 관절을 전처럼 움직이지 못할 수 있습니다."

수술 동의서에 서명한다는 건, 동의서에 적혀 있는 수술의 크고 작은 부작용을 읽고, 이해하고, 걱정되는 점에 대해 모두 물어봤다고 명시적으로 인정하는 것이다. 사실상 환자는 불확실성에 서명하는 것이다.

리사와 칼 모두 이 동의서에 서명했고, 모두 수술 후 부작용을 경험하고 있다. 그렇다면 왜 한 사람은 깊이 후회하고 다른 사람은 그러지 않는가?

후회는 고통스럽고 오래가며 행복감을 앗아 간다. 현대 인지심리학에 지대한 영향을 준 대니얼 카너먼(Daniel Kahneman)과 아모스 트버스키(Amos Tversky)는 후회와 관련한 초창기 연구를 수행한 바 있다. 이 둘은 돈에 얽힌 후회를 연구했다. 한 실험에서 그들은 실험 참가자들에게 다음 상황에서 두 투자자의 심정이 각각 어떨지를 물었다. 상황은 이렇다. '적극적인' 투자자는 최근에 주식을 매입했고 '소극적인' 투자자는 주식을 보유하고만 있었는데, 이후 주가가 떨어졌다. 실험 참가자의 대다수인 90퍼센트 이상이 최근에 주식을 매입한 적극적인 투자자가 더 후회할 것이라고 답했다. 이에 트버스키와 카너먼은 투자에 소극적으로 대처한 사람보다 적극적으로 개입한 사람 쪽이 더 후회한다고 결론지었다.[5]

이 연구는 투자와 관련한 것이지만, 치료 선택과 관련해서도 통찰을 준다. 애리조나 대학의 테리 코널리(Terry Connolly)를 비롯한 인지 심리학자들은 환자가 치료 선택 과정에 적극 개입했음에도 치료 결과가 효과적이지 못할 때 자신을 더욱더 탓하며 오랫동안 후회한다는 사실을 확인했다. 리사와 칼 모두 치료 선택에 적극적이었다.

네덜란드의 마르설 제일렌베르흐(Marcel Zeelenberg)가 이끄는 연구 팀은 적극적인 개입과 연관된 후회는 앞서 일어난 일에 의해 형성된 다는 견해를 제시했다. 이를 증명하기 위해 연구진은 실험 참가자들에게 스포츠 경기 시나리오를 제시하고서 경기 중에 코치가 선수 교체를 결정한 후 팀이 졌을 때 코치가 느낄 후회의 정도에 대해 물었다. 그 결과 후회의 정도는 선수 교체 전에 팀이 이기고 있었는지 아닌지에 따라 달랐다. 참가자들은 팀이 이기고 있을 때 선수를 교체해서 패배했다면 코치가 깊이 후회하겠지만, 선수 교체 전부터 팀이 지고 있었다면 그리 깊이 후회하지는 않을 것이라고 답했다.[6]

네덜란드 학자들의 스포츠 연구 결과는 리사와 칼의 사례를 설명해 준다. 리사가 긴 시간 동안 파리를 돌아다닐 수 있었을 정도로 코르티손 주사 치료는 효과적이었다. 이는 스포츠 경기에서 팀이 이기고 있는 상황과 같다. 그런데 리사는 '선수 교체', 즉 효과적인 주사를 계속 맞지 않고 강도 높은 수술로 치료 방법을 바꾼 뒤 경기에서 '졌고' 그만큼 후회의 감정이 깊었다. 반면 칼은 경기에서 '지고' 있었다. 칼의 고통지수는 오랫동안 높이 유지돼 오던 상태였고, 무릎 통증은 물리치료를 받아도 나아지지 않았으며, 여전히 거동이 어려웠다. 그래서 리사와 마찬가지로 수술이 성공적이지 않았음에도 깊은 후회를 느끼지 않았다. 이렇게 수술 이전 상황의 차이는, 리사가 후회하고 칼이 후회하지 않는 현상을 설명하는 한 이유가 될 수 있다.[7]

물론 리사가 약물 주사 치료를 오래 받았다고 해서 결과가 꼭 좋았으리라는 보장은 없다. 세 번째 코르티손 주사가 이전만큼 효과적이지 않았을 수도 있다는 뜻이다. 치료가 효과적이지 않은 예를 다시 스포츠 경기에 비유하면, 점수를 잃고 경기에서 지는 상황이나. 만약 이때 전략을 바꿨다면 경기에서 졌어도, 즉 수술이 성공적이지 않더라도 후회를 덜 느꼈을 것이다.

인지심리학자들은 치료 선택 과정을 설명할 때 '부작위 편향(omission bias)'이라는 용어를 사용한다. 어떤 환자는 치료를 적극적으로 선택하려 들지 않는데, 그 이유는 치료 결과가 좋지 않을 경우, 특히 부작용이 나타날 경우에 그 치료를 받겠다고 선언한 자신을 탓하며 후회하고 싶지 않아서다. 후회를 예상하는 환자 가운데 일부는 치료 선택보다는 회피(부작위) 쪽으로 나아갈 수 있다.

부작위 편향은 백신 접종률이 낮은 이유를 설명하는 데도 이용된다. 누구나 건강할 때는 부작용을 미리 걱정하면서 백신을 맞으려 하지 않는다. 백신의 부작용 가능성은 낮은 편이고 부작용도 매우 가벼운 증상 정도로 나타나지만 많은 사람이 백신을 맞지 않는다. 예를 들어 성인 가운데 독감 백신을 맞는 35~45퍼센트를 제외한 나머지는, 백신 부작용의 위험성 대신 독감에 걸릴 위험을 감수하려 한다. 독감이 훨씬 힘든 증상인데도 말이다. 이들 가운데 결국 독감에 걸린 사람은 당연히 백신을 맞지 않은 것을 후회하면서 근시안적인 자신을 탓할 것이다.[8]

) 의사 앞에서 머리가 하얘지는 사람들 (

애리조나 대학 테리 코널리의 연구 팀에 따르면, 치료 후 결과가 나쁠 때 환자는 치료 전에 행한 치료 선택 과정을 탓한다고 한다. 이는 수술이 실패한 리사의 사례에 들어맞는다. 리사는 어떻게 했다면 지금에 이르지 않았을까를 찾기 위해 수술 전 의사, 가족, 친구 들과 나눈 이야기뿐 아니라 자기 생각의 변화 과정까지 몇 번이나 샅샅이 살폈다.

코널리는 '정상적인' 결정 과정과 '비표준적인' 결정 과정의 차이를 밝혔다. 비표준적인 결정이란 개인이 평상시의 사고 과정이나 행동

또는 선호에서 벗어난 결정을 내리는 것을 말한다. 루푸스를 앓았을 때, 리사는 자신이 믿어 왔던 자연 치유 방법에 따라 몇 달 동안 침대에서 책만 보며 지냈다. 그 책에는 자가면역 질환의 대안 치료법이 나와 있었다. 자연 치유 방법으로 루푸스가 낫지 않자, 결국 리사는 부작용을 동반하는 약물 치료와 같은 일반적인 치료를 받기로 했다. 이 과정에서 그녀는 다른 의사들에게도 의견을 물었고, 자신이 무엇을 선택하고 있는지 분명히 알고 있다고 느꼈다. 또 류머티즘 전문의가 자기 생각을 이해하고 있다고도 느꼈다.

"그는 제가 어떤 사람인지 알고 있었어요. 약물 치료를 싫어하고 되도록 약을 덜 먹으려 하는 것도요."

사실 의사는 자신의 생각을 굽히고 리사의 생각에 맞춰 투약량을 점점 줄여 가다가, 리사가 약을 적게 먹으니 루푸스 증상이 다시 심해진다는 걸 알게 되었을 뿐이다. 리사의 증상이 사라질 때까지는 7년이나 걸렸다. 리사는 이렇게 투약량을 줄였다 늘렸다 하면서 그녀가 "롤러코스터 타기"라고 부른 현상으로 좌절했을 뿐만 아니라 불면증, 비정상적 식욕 상승, 부종 등과 같은 부작용을 겪었지만, 치료를 받는 기간 내내 자신의 결정을 결코 후회하지 않았다. 루푸스를 앓는 동안 리사는 자신의 정상적인 결정 과정을 따랐다. 그러나 발 수술을 결정할 때는 정상적인 결정 과정을 포기했다.

유럽 여행 전에 리사는 의사와 '타협'했다고 느꼈다. 이는 수전의 주치의인 카터 박사가 말한 협상과는 성격이 다르다. 카터가 말하는 협상은 환자가 무엇을 원하고 또 원하지 않는지 그리고 그 까닭이 무엇인지 알아 가는 과정이기 때문이다.

"제 전문의는 제가 여행에서 돌아오는 주에 수술 일정을 잡아야 코르티손 주사를 놔 주겠다고 했어요."

당시 리사는 여행 뒤 태도를 바꾸어 수술을 받지 않겠다고 하는 것은 의사와의 약속을 저버리는 거라고 생각했다.

"왜 나 자신을 그런 식으로 가둬 두었는지 모르겠어요. 앞으로 어떻게 해 나갈지 협의하는 과정에서 의사에게 빚을 졌다고 느꼈어요."

많은 환자가 리사와 같은 기분을 느끼며 의사에게 실망을 주고 싶어 하지 않는다. 노스이스턴 대학의 심리학자 주디스 홀(Judith Hall)과 존스홉킨스 대학의 건강 연구자 데브라 로터(Debra Roter)는 환자와 의사 간의 소통에 관해 연구했다.[9] 그들은 의사소통 시 환자가 자주 느끼는 힘의 불균형에 주목했다. 의사는 전문 지식과 기술을 보유한 권위자고, 환자는 치료를 위해 전문가의 조언이 필요한 사람이다. 많은 환자가 의사에게 '까다롭게' 비칠까 봐 걱정한다. 의사의 제안에 반대하거나 의문을 던져 의사와 멀어질까 봐 두려워하는 것이다. 우리가 인터뷰한 환자 중에 골반 수술을 고려하던 한 환자는 이런 생각도 해 본 적이 있다고 한다.

"의사 선생님께 던진 날카로운 질문 때문에 선생님이 제 수술을 제대로 안 해 줄까 봐 걱정이에요. 선생님이 무의식적으로 짜증을 내면서 말이죠."

의사가 전문가로서 주관적인 감정 없이 진료한다 해도, 환자는 이렇게 지레 겁을 먹고 자신의 생각을 솔직히 털어놓기 어려워한다. 더구나 홀과 로터의 연구에 따르면, 의사가 환자의 생각이나 감정을 반박하거나 받아들이지 않을 경우 환자는 의사가 자신의 단점을 지적하는 것이라 여기며 자책한다.

리사는 이렇게 말했다.

"제가 괴팍한 성격을 가진 사람으로 보일까 봐 걱정됐어요. 의사의 권고를 듣지 않으면 그런 사람처럼 보이잖아요. 전 의사 선생님과 독대하는 게 두려웠어요. 누군가가 제 생각을 선생님에게 대신 말해 주기를 바라고 있었던 것 같아요."

그러나 리사의 수술 전 검사를 담당한 간호사와 학교 교장은 리사에게 의사와 직접 상의하라고 충고했다.

"전 정말 겁쟁이였죠. 의사와 직접 마주하여 말하는 게 그냥 싫었어요."

리사는 자신처럼 심지가 굳고 박식한 사람조차 몸이 아플 때는 자신의 권리를 당당히 주장하기가 쉽지 않다는 것을 깨달았다. 우리가 인터뷰한 환자 중에 유명한 대학의 이름난 영어 교수가 있었는데, 그는 다른 교수와 토론하거나 대학 총장과 협의할 때 자기 의견을 잘 피력해 분위기를 주도하곤 하는 사람이었다. 그런 그가 다리 골절 사고로 위험한 수술을 여러 번 받아야 했을 때였다.

"의사와 마주할 때마다 제 생각은 머릿속에서 사라지는 것 같았어요. 의사 앞에서는 겁에 질린 아이처럼 아무 생각도 들지 않았습니다."

) 선생님 가족이라면 어떻게 하시겠습니까 (

중요한 치료를 선택해야 하는 상황에서 환자는 종종 다른 의사의 의견도 듣길 원한다. 리사 역시 또 다른 정형외과 의사를 찾았다.

"다른 의사에게 제 병을 고치려면 어떤 치료가 최선인지를 물었어요. 그러자 그는 이렇게 되묻더군요. '어떤 치료를 원하세요?' 그래서 만약 제가 선생님의 엄마라면 어떤 치료를 권하겠느냐고 다시 물었죠."

많은 환자가 리사가 한 것과 똑같은 질문을 의사에게 던지곤 한다. "만일 제가 선생님의 어머니거나 여자 형제, 혹은 선생님 자신이라면 어떤 치료를 선택하실 건가요?"

이 질문은 근본적으로 다음과 같이 묻는 것이나 다름없다. "당신이 생각하기에 최선의 치료는 무엇입니까?"

환자는 의사가 의료 사고나 비용, 병원 운영 및 협력 병원과의 관계 같은 부대 요소를 배제하고 오직 환자의 병만 염두에 두고 가장 적절한 치료를 권하길 원한다. 그러나 같은 병일지라도 의사의 어머니에게는 최선인 치료가 리사에게까지 최선일지는 알 수 없다.

또 어머니라고 다 같지도 않다. 예를 들어 우리 둘의 어머니들은

치료에 관한 사고방식이 저마다 다르다. 한 어머니는 의심 많은 최
소주의자다. 권위적인 명령은 상상조차 할 수 없고, 의사가 최선이라
생각하는 바를 담담하게 권하기만 해도 방어적인 자세를 취한다. 또
한 분의 어머니는 과학과 기술의 힘을 믿는 최대주의자다. 의료 전문
가를 깊이 신뢰해서 우리에게 이렇게 말하기도 한다.[10]

"의사 선생님이 하라면 해야지."

그 어머니는 의사가 권하는 모든 치료가 건강을 회복하는 데 도
움이 된다고 확신하면서 약을 결코 거르지 않고 치료 과정에도 순순
히 응한다.

그러므로 리사가 의사에게 던진 질문, 즉 "제가 선생님의 엄마라
면 어떤 치료를 권하시겠습니까?"에 대한 답변은 다음 두 가지 가정
을 바탕에 두고 있다.

첫째, 의사 어머니의 사고방식과 치료 선호도가 그 질문을 하는
환자와 같다. 둘째, 모든 전문가가 동의하는 가장 최선의 치료가 존
재한다.

의학에서는 한 가지 증상을 두고도 다양한 관점에서 서로 다른 진
단 결과를 내놓는 때가 흔히 있다. 또한 앞에서 살펴보았듯이 수많은
의술이 아직 과학적으로 불분명한 회색 지대에 있으므로, 이 방법이
옳고 저 방법은 틀렸다고 단정할 수는 없다. 만약 다른 의사가 리사
의 발 통증을 진단했다면, 관절 유합술은 나중에 꼭 필요할 때 하자
고 권했을지도 모른다. 그리고 또 다른 의사는 리사의 전문의처럼 당

장 관절 유합술이 필요하다고 주장했을 수 있다. 의학 전문지에는 최선의 치료법이 아직 정립되지 않은 질병에 대해 전문가들이 서로 다른 의견을 내는 논문이 정기적으로 실린다. 이렇게 복잡하고 논란이 되는 사안은 임상 학회의 단골 주제기도 해서, 학회에 참석한 전문의들은 여러 치료법을 두고 토론과 논쟁을 벌이곤 한다.

우리는 어떤 치료가 리사에게 가장 좋은 것인지 모른다. 사실 애초부터 리사가 앓는 발 통증의 근원은 불분명했다.

"제 발의 웃자란 뼈, 결절종, 관절염이 각각 어떤 식으로 통증을 일으키는지 의사 선생님에게 물었지만, 통증의 근원이 분명하지 않다는 이야기만 들었어요."

물론 리사가 원하는 분명한 병의 원인을 짚어 내기가 불가능할 때도 있다. 그녀 발에 있는 세 가지 문제를 일부 또는 전부 해결해야만 좀 더 정확한 원인을 밝힐 수 있을 것이다. 이런 불분명한 상황은 치료를 선택하는 과정에서 자주 펼쳐지곤 한다. 그리고 이처럼 치료 결과를 정확히 예상하지 못하는 상황에 놓였을 때, 치료를 선택하는 과정은 선택 자체만큼이나 중요할 수 있다.

"발이 아팠을 때, 저는 결절종을 제거하고 싶었어요. 웃자란 뼈 역시 없애고 싶었죠. 하지만 관절 유합술은 정말 두려웠어요. 발에 웃자란 뼈가 사라져 더는 관절을 찌르지 않게 되고 결절종도 없어지면 관절염도 나아질지 모르잖아요. 그러나 한편으로는 의사의 말이 맞을 거라 생각했고, 그분이 제 문제를 잘 해결해 주리라 믿고 싶었어요. 그래서 나 자신에게 이렇게 말했죠. '좋아, 어쨌든 수술하는 거야.' 결국 의사 선생님이 제 병을 가장 잘 안다고 생각해서 그분의 말을 들은 거예요. 원래 나 자신을 믿는 편인데 이번에는 그러지 않았죠."

리사는 이어서 말했다.

"보존 치료에 좀 더 힘을 써야 했어요. 우리 몸에는 스스로 회복하는 강력한 기제가 있거든요. 치료는 되도록 받지 않을수록 좋다는 게 제 신념이에요."

리사는 자신의 자연주의 지향과 최소주의 지향을 함께 드러냈다.

의사와 상담하러 갈 때는 친구나 가족 또는 자신과 의견이 같은 사람과 함께 가는 편이 좋다. 동행인이 또 다른 '눈과 귀'가 되어 주어 의사의 말을 더 잘 이해할 수 있도록 해 주기 때문이다. 리사의 경우에는 동행인이 '입'이 되어 그녀가 말하기 어려운 것을 대신 말해 줄 수 있었을 것이다. 리사처럼 하고 싶은 말을 마음속에 담아만 두고 의사에게 전하지 못할 수도 있기 때문이다. 물론 동행인은 치료에 관한 환자의 생각을 이해하고 대신 표현할 수 있는 사람이어야 한다.

환자가 진단받은 병이 심각하거나 불확실할 때는, 다른 의사를 찾아가 보는 것이 큰 도움이 될 수 있다. 그러나 리사가 만난 두 번째 의사는 현대 의학계에서 매우 중시되는 '환자의 자율성'을 지나치게 의식한 듯하다. 리사는 그 의사가 이렇게 말했다고 토로했다.

"그 의사는 '환자분은 치료를 받아도 되고 안 받아도 됩니다. 모든 선택은 환자분 본인에게 달려 있습니다.'라고 말했는데, 이 말은 전혀 도움이 되지 않았어요."

미시간 대학의 칼 슈나이더(Carl Schneider)는 환자의 자율성이 너무 많이 개입되면 의사가 안내자로서의 역할에서 물러나면서 선택의 부담을 환자가 모두 떠안게 될 수 있다고 지적했다.[11] 리사가 만난 두 번째 의사가 바로 이런 경우로, 원하는 대로 하라며 환자에게 전적으로 치료 선택의 책임을 떠넘겼다. 테리 코널리는 환자가 치료를 선택하는 과정에서 자율성을 최대로 발휘했을 경우, 치료 결과가 나쁘면 자기 자신을 탓하게 된다고 했다. 물론 환자의 자율성은 미묘한 균형의 문제다. 치료 결과가 나쁜데 자율성이 충분히 발휘되지 않았다면, 환자는 역시 후회할 것이기 때문이다. 리사의 예는 후자에 해당한다.

리사 노턴은 다른 사람이 자신의 사례를 본보기로 삼아 자기처럼 실수하지 않기를 바란다고 말했다. 치료를 선택할 때 자신의 직감을 거스름으로써 정상적인 결정 과정이 이뤄지지 않았다고 느끼기 때문이다.

칼 심슨은 어떤가? 칼 또한 수술이 실패로 끝나 깊이 실망했다. 마르셀 제일렌베르흐는 후회와 실망을 구분한다. 실망은 어려운 선택을 했음에도 결과가 바라던 대로 나오지 않을 때 어쩔 수 없이 느끼는 감정이다. 그러나 실망은 후회에서 두드러지게 나타나는 감정인 자책감을 동반하지 않는다. 칼은 자신의 치료 선택 과정에 충분히 만족한다. 그가 웃으며 말했다.

"제가 좀 성가시게 굴었죠. 의사에게 질문도 많이 했고요. 선생님은 제가 치료를 어떻게 생각하는지 알고 그에 맞는 답을 해 주었어요."

노스이스턴 대학의 주디스 홀이 밝힌 대로, 어려운 선택을 앞둔 환자에게 길을 잘 안내하려면 의사는 반드시 환자의 마음 안으로 들어가야만 한다.

"의사는 환자가 자신의 감정과 선호를 알아 갈 수 있도록 환자를 응원하고 독려해야 한다."

그러나 앞에서 지적했듯이, 학교에서든 레지던트 과정에서든 환자의 치료 선호도를 파악하는 훈련을 정식으로 받지 않은 의사가 대다수이며, 의사 역시 자기도 모르게 자신의 치료 선호도와 편견을 환자에게 투영하곤 한다.

"제 선택을 후회하느냐고요? 그럴 리가요."

칼은 자신의 방식으로 치료를 선택했다. 오른쪽 무릎이 여전히 아프지만, 그는 자신이 할 수 있는 모든 걸 했다고 생각한다.

"진 제대로 했습니다."

후회 연구자가 칼을 보았다면 그의 치료 선택 과정이 '정상적'이었다고 말할 것이다.

최적의 치료 과정은 의사와 환자가 '치료 선택을 함께 하는'[12] 거라고 지금까지 말해 왔다. 치료법 각각의 위험과 효과에 관한 정보를 공유한 다음, 환자의 사고방식과 지향에 맞춤해서 치료를 진행해 나가는 것이다. 당신의 선호도를 이해하는 의사와 치료 선택을 같이 한다면, 선택의 부담도 덜고 치료 결과에 후회할 가능성도 줄일 수 있다.

5

나와 비슷한 사람들은 어떻게 했을까

Your
Medical
Mind

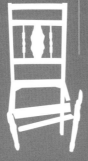

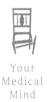

Your
Medical
Mind

전립샘암은 악성으로 진단될 가능성이 가장 높은 종양 가운데 하나다. 2010년에 20만 명이 넘는 미국 남성이 전립샘암으로 판정받았다. 조직 검사로 암을 진단하기는 쉽지만, 진단 후에 어떤 치료를 받을지 선택하는 것은 그리 간단하지 않다.[1]

) 의사에게 느낀 배신감 (

시카고의 벤처기업 투자가인 매트 콜린은 자신의 스마트폰을 흘긋 내려다보았다. 메시지 네 개가 도착해 있었다. 세 개는 이번 주에 예순여섯 살이 된 매트에게 친구들이 보낸 생일 축하 메시지였다. 나머지 하나는 비서가 보낸 것으로, 의사가 사무실로 전화했다는 내용이었다.

2주 전에 매트는 비뇨기과 전문의를 찾았다. 갑자기 소변이 급해 회의 중에 화장실을 가야 하는 상황이 잦아졌기 때문이다. 그러나 의사와 만날 즈음에는 그 증상이 가라앉아 있었다. 매트를 진료한 전문의가 말했다.

"환자분이 자주 소변을 보는 이유를 잘 모르겠네요. 젊은이와 같은 전립샘을 갖고 계시거든요."

전문의는 내과 의사에게서 받은 매트의 혈액 검사 결과지를 살펴보았다. 매트의 전립샘 특이 항원, 즉 PSA[2] 수치가 2.8~3.0으로 약간 높은 것이 눈에 들어왔다.

"PSA 수치가 약간 높은 건 크게 문제 되지 않아요. 하지만 정확한 건 조직 검사와 초음파 검사를 해 봐야 알 수 있습니다."

그리고 이어 말했다.

"지금 당장 검사할 필요는 없어요. 몇 달 기다렸다가 다시 PSA 수치를 확인하고 결정하셔도 됩니다."

"저는 정보가 곧 힘이라고 생각합니다. 지금 검사하죠."

매트가 답했다.

15분 만에 끝난 조직 검사는 그다지 아프지 않았다. 전문의는 초음파 검사로 매트의 전립샘을 확인하면서 지극히 정상으로 보인다고 말했다.

"제 생각엔 걱정하실 필요가 없을 것 같습니다."

매트는 스마트폰을 제자리에 놓았다. 10분 후에 회의가 시작된다.

인도의 한 소프트웨어회사가 사업 확장에 필요한 자금을 구하고 있었다. 10분이면 의사에게 전화할 시간으로 충분하다.

"정말 놀랍습니다만, 콜린 씨의 전립샘에 약간의 종양이 있는 것으로 나왔어요. 전혀 예상치 못한 결과네요."

의사는 매트의 전립샘에서 채취한 12개의 조직 중 3개에서 약간의 종양이 발견되었는데 모두 왼쪽 전립샘에 있었다며 매트를 안심시키려 했다. 그러면서 암의 악성도를 나타내는 수치인 글리슨 점수가 6이라고 알려 주었다.[3]

"중간 등급이니까 몹시 나쁜 편은 아니에요."

나중에 매트는 우리에게 말했다.

"저는 의사의 이야기를 듣고 불안했습니다. 제가 암이라니, 끔찍했죠. 하지만 더 충격이 컸던 까닭은 암 판정을 받은 시점이 의사가 모든 검사 결과가 정상이라고 저를 안심시킨 후였기 때문이었어요. 이런 일은 있을 수 없는 거잖아요. 의사를 향한 제 신뢰와 믿음이 뿌리째 흔들렸습니다."

우리 의사들은 환자의 불안과 걱정을 누그러뜨리기 위해 종종 확실하지 않은데도 환자를 안심시키려 들 때가 있다. 우리는 매트와 비슷한 경험을 한 다른 환자들과도 인터뷰했다. 처음에는 증상이나 검진 결과로만 심각한 질병으로 확진할 수는 없다며 환자를 안심시켰지만, 결국 의사의 생각이 틀린 것으로 드러난 사례들이었다. 45세의 한 교사는 건강검진과 초음파 검사에서 목에 작은 혹이 발견되었지만, 그 혹은 "거의 확실히" 양성이라고 두 전문의에게 들었다. 그러나 조직 검사 결과 갑상샘암으로 판정되었다. 62세의 의사이자 마라톤 선수인 어떤 환자는 소화 불량으로 병원을 찾았는데, 내과 의사가 정밀 검진 결과 정상이라며 제산제 처방만 내렸다. 그러나 한 달 후 그는 병원으로 급히 실려 갔고, 막혀 있는 관상동맥 네 곳에 우회술을 받았다. 환자의 소화 불량 증세는 심장 질환의 전조였던 것이다. 62세의 한 작가는 정기검진 때 받은 간 기능 검사에서 간 수치가 약간 높게 나왔는데, 그녀를 담당한 의사는 이렇게 말했다.

"걱정하실 필요 없습니다. 와인 한 잔으로도 그 정도 간 수치는 올라가니까요."

간 수치가 올라가는 데는 여러 사소한 원인이 있지만, 재검진과 간 조직 검사 결과 그녀의 간에는 C형 간염으로 인한 염증이 퍼져 있음이 확인되었다.

의사가 항상 옳을 수는 없다. 어떤 의사든지 때때로 틀리기 마련이다. 완벽은 불가능하다. 그렇다면 환자는 이러한 현실에 어떻게 대처해야 할까? 의사인 우리가 환자에게 틀린 진단을 내렸을 때 일부 환자는 우리 곁을 떠났다. 더는 우리의 판단을 믿을 수 없었기 때문이다. 의심은 모든 대화를 차단한다. 한번 의사에게 불신을 품으면 그 의사가 하는 모든 말이 잘 들리지 않는다. 환자가 병으로 우여곡절을 겪을 때 의사를 향한 신뢰는 환자에게 큰 힘이 된다. 이런 믿음은 환자의 공포를 덜어 주고 심약한 마음에 용기를 줄 수 있다. 그래서 의사를 향한 신뢰를 잃은 환자는 그 신뢰를 되찾고자 다른 의사를 찾는다. 반면 어떤 환자는 잘못된 진단을 받은 뒤에도 계속 그 의사 곁에 남는다. 그들은 의사의 실수를 더 세심한 치료를 받을 기회로 역이용한다. 우리가 진단을 잘못 내린 한 남성 환자는 우리의 사과를 받고 다음과 같이 말했다.

"이제 선생님은 제게 더 많이 신경 쓰실 거라고 믿습니다. 다음번에는 실수하지 않으려고 노력하시겠죠."

생각만으로는 의사 역시 사람이므로 불완전하다는 사실을 받아들일 수 있지만, 실제로 당신을 안심시킨 의사의 말이 틀린 것으로 드러나면 그 사실을 받아들이기가 훨씬 어렵다. 그로 인해 당신 믿음의 토대가 지진이 난 듯 크게 흔들릴 것이다. 당신이 딛고 있던 그 토대는 더는 당신을 지지해 줄 수 없다. 병의 진단이 내려지는 방식, 의사의 생각과 말은 환자가 의사의 권고를 수용하는 방식에 크게 영향을 준다. 사실 우리 둘도 환자였을 때 담당 의사의 실수를 경험한 적이 있다. 그 경험 뒤, 애초에 의심하는 자였던 사람은 더욱 의심하는 자가 되었다. 이와 달리 믿는 성향이었던 사람은 의심의 씨앗이 뿌려졌을 때 그 믿음을 잃지 않으려고 애썼다.

매트 콜린은 지금까지 의사의 말을 의심할 일이 없었다. 크게 아픈 적도 없었고, 나이에 비해 젊은 체력과 건강을 자부했다. 의학적으로도 모든 것이 그의 계획대로였다. 심전도와 내시경 검사 결과 역시 정상이었고, 정기적으로 혈압과 콜레스테롤 수치를 확인했다. 혈중 콜레스테롤 수치가 약간 높게 나왔을 때는 의사가 스타틴을 처방하면서 치료를 잘 받으면 괜찮을 거라고 안심시켰고, 실제로 매트의 혈중 콜레스테롤 수치는 예상대로 떨어졌다. 그러나 지금 그는 이제까지와는 다른 의학의 세계를 보고 있다. 불확실성이라는 냉엄한 현실이 그의 앞에 펼쳐져 있었다.

) 어느 투자 전문가의 치료에 관한 생각 (

매트 콜린은 곧 있을 인도 회사와의 회의에 그의 수석 분석가 중 한 명을 대신 참석시켰다. 그리고 자신에게 걸려 오는 모든 전화를 연결해 주지 말아 달라고 비서에게 이른 뒤 집무실 문을 닫았다. 매트는 자신이 투자한 사업이 틀어지면 그 투자와 관련한 정보를 다시 살펴보며 잘못된 원인을 파악하고 문제를 해설하려 해 왔다. 전립샘암 판정을 받은 지금, 그는 암과 관련한 정보를 찾아 판단의 근거를 구축해야겠다고 생각했다. 먼저 그는 구글에서 전립샘암을 검색했다.

"구글에 들어가 '전립샘암'을 입력하면 수백만 개의 관련 정보가 뜨죠."

매트는 투자 여부를 결정할 때 활용하는 체계적인 전략을 이번에도 적용했다. 특정 주제를 파고들기 전에 분야 전체를 살펴보는 것이다. 우선은 국립암연구소와 미국암협회같이 암과 관련한 주요 기관의 홈페이지를 살펴보았다. 모든 홈페이지에서 세 가지 방법, 즉 수술, 방사선 요법, 치료받지 않고 지켜보며 기다리는 대기 요법을 제시하고 있었다. 그중 가장 나은 치료법이 무엇인지는 명시돼 있지 않았고, 각 치료법의 일반적이고 개괄적인 설명만 있었다.[4] 매트는 각각의 치료법에 대해 좀 더 자세히 알고 싶었다. 그래서 의학 전문지를 검색하기 시작했다.

"치료법들 사이의 차이점 가운데 제게 유의미한 것을 찾고 있었어요."

그렇게 컴퓨터 앞에서 몇 시간을 보낸 매트는 너무 많은 양의 정보에 주체하지 못할 정도가 되어 버렸다.

"전문 용어를 이해할 수 없을뿐더러 정보의 양 또한 너무 많았어요. 나중에는 제가 무얼 읽고 있는지도 모르겠더군요. 나에게 적합한 정보는 어디 있는지……. 더 많은 안내가 필요했어요. 그래서 서점에 가서 전립샘암 전문 서적을 한가득 샀죠."

매트가 산 책 중에 다른 도시에 사는 유명한 비뇨기과 전문의가 쓴 책이 있었다. 이 저자는 자신이 미국에서 가장 높은 완치율과 가장 낮은 합병증률을 기록하는 전문의들 가운데 한 명이라고 소개했다. 매트는 이 비뇨기과 전문의가 있는 병원으로 전화를 걸었다. 매트의 신상 정보를 받아 적던 접수원이 매트의 생년월일을 듣고는 갑자기 대화를 잘랐다.

"죄송하지만 저희는 65세 이상의 환자는 받지 않습니다. 콜린 씨는 66세시군요."

매트는 당황스러웠다. 어떻게 환자의 나이를 칼로 무 베듯 제한할 수 있단 말인가.[5]

"지난주에는 예순다섯 살이었는데요. 그럼 생일 전이던 지난주에 전화했으면 예약을 받으셨겠네요?"

"네, 어쨌든 그게 저희 규칙이라서요."

벤처 투자가인 매트는 지난 수십 년간 경제적인 부를 쌓아 왔을 뿐 아니라 실업계와 정치계의 유력 인사들과도 상당한 인맥을 형성해 왔다. 매트는 컴퓨터에서 이 유명한 비뇨기과 전문의가 일하는 병원의 이사진 목록을 찾았다. 그리고 자신의 도움을 받아 이 병원에 투자한 이사 한 명의 이름을 발견했다. 매트가 어딘가에 전화를 한 통 넣은 뒤 얼마 되지 않아 그 비뇨기과 전문의의 병원에서 전화가 왔다.

"저더러 편한 시간에 언제든 오라더군요. 그제야 제가 그 의사에게 수술받을 자격을 얻게 된 거죠."

매트는 당장 그 병원으로 날아갔다. 전문의는 복강경과 로봇을 이용하지 않고 전통적인 방식, 즉 개복 수술을 한다고 설명했다.

"제 손으로 직접 수술하는 것이 최선의 치료법입니다. 제 눈으로 직접 똑똑히 보면서 신경을 건드리지 않고 수술하니까 수술 후 발기부전 걱정은 하실 필요가 없어요."

예전 같으면 의사의 이런 확신에 찬 말이 인상적으로 다가왔겠지만, 이번에는 검사 결과가 모두 정상이며 암이 아니라고 자신을 안심시키던 비뇨기과 의사가 떠올랐다. 이제는 의심이 들 수밖에 없는 것이다. 매트는 이 전문의가 권하는 수술에 자기 몸을 맡길 준비가 되어 있지 않았다. 그래서 로봇 수술과 방사선 요법 같은 다른 치료법을 알아보기로 했다.

유명한 방사선 전문의와 약속을 잡는 것쯤은 매트에게 그리 어려운 일이 아니었다. 매트가 찾은 방사선 전문의의 병원 대기실 벽에는 지역 유명 인사들과 찍은 사진이 가득 달려 있었고, 사진마다 의사에게 고마움을 전하는 말이 적혀 있었다. 대기실에서 두 시간쯤 기다리자 의대생 한 명이 와서 그의 병력을 확인하고 직장 검사를 했다. 그다음에는 레지던트가 오더니 똑같은 일을 반복했다.

"두 젊은 의사에게 검사를 받고 나니 그제야 유명한 전문의가 검사실로 들어왔어요. 그러더니 또다시 직장 검사를 하겠다더군요. 저는 그때 벌써 총 네 개의 전립샘 검사 결과지를 갖고 있었어요. 모두 정상이었고, 그중 두 개는 불과 20분 전에 받은 거였죠. 그리고 제 손에는 정상이라고 나온 초음파 검사 사진도 들려 있었습니다."

매트가 병원에 온 지도 이미 세 시간이 지나고 있었다.

"그 전문의에게 같은 직장 검사를 또 받기는 싫다고 말했습니다. 저는 의사와 치료법을 상의하기 위해 그곳에 간 거니까요. 그러나 의사는 검사를 받지 않을 거면 그냥 가라고 하더군요. 그래서 그냥 갈까 고민하다가 그 병원에서 많은 시간을 보낸 게 아까워 그냥 검사하게 놔뒀습니다. 역시나 결과는 정상이었어요. 전문의는 제 병력 기록을 무심히 들춰 보고는 이렇게 말했습니다. '아시겠지만, 환자분과 같은 나이대에서는 성 기능을 유지하면서 암을 치료하려면 방사선 요법이 가장 적절합니다. 수술 전문의들은 전립샘의 신경을 건드리지 않는다고 장담하지만, 로봇 수술로도 장담할 수 없는 것이 신경 보호입니다.' 저는 그 전문의와 상담한 시간이 정말로 아까웠어요. 그 병원에서 더는 시간을 허비하고 싶지 않았습니다."

그러나 투자가로서 쌓은 경험 덕분에 매트는 순간의 감정으로 결정을 내리는 것이 얼마나 위험한지 잘 알았다.

"방사선 요법을 제 선택에서 완전히 제쳐 놓은 건 아니었어요. 그렇게 검사실에서 나온 뒤 대기실에 걸려 있던 사진들을 다시 보았습니다. 분명히 그 전문의는 그 방면의 최고 권위자였어요. 저는 그 점을 좀 더 고려해 보기로 했습니다."

매트는 이어 말했다.

"전립샘암 치료법을 검색하다가 양성자 치료란 것을 알게 되었어요."

방사선 치료의 일종인 양성자 치료는 특별한 고에너지 입자를 이용하는 방법이다. 이 치료를 권하는 의사들은 양성자 빔을 이용하면 기존의 방사선을 이용할 때보다 훨씬 정확하게 암세포를 조준해 파괴할 수 있다고 주장한다. 또 이론상으로는 암세포 둘레의 건강한 조직을 더 잘 보호할 수 있고, 독성 반응을 덜 일으키면서도 암세포를 뿌리 뽑을 수 있다고 말한다. 그리고 이 치료법을 시행할 수 있는 병원은 미국에 몇 군데밖에 없다.

"섬세한 치료라고 느껴졌어요. 미묘한 차이였지만 제가 찾고 있던 바로 그런 것이었죠. 마침 친구가 아는 사업 협력자 중에 양성자 치료를 받은 사람이 있어서 연락해 보았습니다. 그 사람과 통화하면서 알게 된 또 하나의 사실은, 그가 양성자 치료를 받았을 뿐만 아니라 양성자 치료 사업에 초기 투자를 했다는 것이었어요. 그는 양성자 치료를 극찬하더군요."

매트는 금융계로 진출하기 전에 엔지니어 교육을 받은 적이 있는데, 그 시기에 사고방식이 대부분 형성되었다. 그런 그가 보기에 양성자 치료는 빔을 정확히 제어하니만큼 치료의 위험도도 낮을 것 같았다.

"이 치료가 제게 맞는다고 생각했어요."

매트는 양성자 치료를 하는 캘리포니아주 남부에 위치한 병원으로 갈 준비를 했다.

"제 연락망이 전국에 퍼져 있었어요. 주저하지 않고 그걸 활용했습니다. 사업 파트너 중 한 명이 캘리포니아주 남부에서 소규모 호텔과 렌터카회사를 운영하고 있었는데, 이왕 겨울에 치료를 받는 거라면 시카고의 매서운 추위보다는 캘리포니아의 온화한 기후가 훨씬 적합하겠다는 생각이 들었어요. 그렇게 하는 상상을 하니 몹시 즐거워지더군요."

그러나 매트는 투자자가 자주 범하는 실수를 피하기 위해 하나하나 다시 점검해 보았다. 단기간의 보상에만 정신이 팔려 장기적인 손해를 고려하지 않으면 안 되는 것이었다.

"양성자 치료에 관해 더 많은 정보를 찾아 읽었습니다. 양성자 치료는 시간이 지나면서 서서히 문제가 나타나더군요. 기존 방사선 요법의 부작용인 변실금이나 발기부전 같은 부작용 말이에요. 수술하지 않는 치료를 선호하지만, 천천히 나타나는 부작용도 겪고 싶지 않았어요."

매트는 무려 스무 명이 넘는 전립샘 전문의와 면담했다고 담담히 말했다. 그는 여러 병원, 의사, 의료 기술 각각의 미묘한 차이를 계속 확인해 가며 자신에게 가장 이득이 되는 것을 악착같이 찾으려 했다. 그러나 이런 매트도 점점 지쳐 가기 시작했다.

"수술 전문의에게 가면 암을 제거하자고 하고, 방사선 전문의에게 가면 방사선 요법을 하자고 해요. 전문의마다 자신만의 치료 방식을 권하면서 그 방식이 얼마나 성공적인지를 나타낸 수치를 보여 주더군요. 하지만 숫자는 별로 도움이 되지 않았죠."[6]

) 부작용과 함께하는 삶은 몇 점일까 (

베르누이 공식(수익 확률 × 수익 효용 = 기대 효용)을 이용해 매트가 이성적으로 치료를 선택하는 데 도움이 되는 숫자를 얻을 수 있을까? 우선 전립샘암에 대해 수술과 방사선 치료가 모두 비슷한 완치율을 보인다고 가정하자. 그렇다면 치료의 부작용만 고려하면 된다. 우리는 두 치료법에서 부작용이 일어날 확률과 부작용이 매트의 삶에 끼치는 영향을 수치화해야 한다. 먼저 수술 시 부작용 확률과 그것이 매트에게 줄 영향을 계산한 다음, 방사선 요법 시 부작용 확률과 영향을 계산할 것이다. 매트에게 가장 이성적인 선택은, 이 계산으로 가장 높은 기대 효용 값을 기록하는 치료가 될 것이다. 최악의 부작용을 피하면서도 매트의 인생에 가장 적은 악영향을 줄 치료를 찾는 것이 목표다.

일리노이 대학의 앨런 슈워츠(Alan Schwartz)와 아이오와 대학의 조지 버거스(George Bergus)는 저서 『의료 의사 결정(Medical Decision Making)』에서 치료의 기대 효용을 계산하는 가늠 안 되는 도전을 생생하게 묘사했다. 이들은 전립샘암 수술을 고려 중인 환자가 작성하는 동의서를 활용했다. 이 동의서에는 수술 후 나타날 수 있는 11개의 부작용, 즉 가장 흔히 나타나는 발기 장애나 요실금부터 비교적 덜 나타나는 다리 정맥 혈전증이나 세균 감염, 재수술 가능성 등이 열거되어 있다(하지만 수술 후 무감각증 위험이 누락되어 있을 정도로 자세하지는 않다). 슈워츠와 버거스는 이 11개의 부작용 증세를 바탕으로 2000개가 넘는 부작용 상황(경우의 수)을 도출해 냈다. 그다음 할 일은, 이 2000개의 부작용 상황 각각이 환자의 삶에 어떤 영향을 끼칠지 상상하여 그 정도를 수치화하는 것이다.

일부 전문가는 2000개의 상황을 모두 상정해 보는 것이 너무 부담스러운 일이므로 가장 흔히 나타나는 부작용 상황 몇 개로 좁혀야 한다고 주장한다. 그러나 요실금과 성 기능 장애 같은 전립샘암 수술의 주요 부작용 상황만 걸러 낸다 해도 환자가 받을 영향을 측정하기란 여간 어려운 일이 아니다. 부작용의 정도와 지속 기간에 따라 너무나도 다양한 상황이 가능하기 때문이다. 요실금이라면 소변이 찔끔거리는 정도부터 속옷이 계속 흥건히 젖는 정도까지 나뉜다. 발기부전도 부분적으로 발기가 안 되는지 아니면 아예 되지 않는지, 또는 비아그라로 증상 개선이 가능한지 아닌지, 개선된다면 만족스런 성생활이 가능한 정도인지 아닌지까지 다양하다. 그리고 이러한 부작용의 지속 기간도 수개월부터 수년, 아니면 영원히 계속되는 것까지 수도 없이 나뉜다.

이 복잡한 계산은 잠시 제쳐 두고, 우선 그동안 연구자들이 어떤 방법을 고안해서 부작용이 환자의 삶에 끼친 영향이나 치료의 효용을 계산했는지 살펴보자. 현재 쓰이는 방법 가운데 첫째로 '평정 척도'가 있다. 예를 들어 매트에게 0부터 100까지 표시된 직선이 그려진 채점표를 주고서 발기부전이 그의 삶에 줄 영향이 몇 점인지 표시하도록 하는 것이다(0은 죽음을 100은 완쾌를 뜻한다). 요실금에 대해서도 마찬가지로 삶에 끼칠 영향을 점수로 매기도록 한다.

둘째는 '시간 교환'이라 불리는 방법이다. 완쾌를 조건으로 수명을 얼마나 포기할 수 있는지 질문하는 것이다. 매트에게라면 발기부전이나 요실금을 피하는 대가로 몇 년의 수명을 포기할 것이냐고 물으면 된다. 교환할 시간이 기대 효용 값이 된다.

셋째는 '표준 도박'이라는 방법이다. 이는 부작용을 피하기 위해 어느 정도의 위험을 감수할 것인지를 측정하는 것이다. 예를 들어 매트에게 제약회사에서 이제 막 개발한 '마법의 알약'을 상상해 보라고 한다. 이 약은 부작용(매트에게는 발기부전이나 요실금)을 없애는 탁월한 약이지만 어떤 사람에게는 복용하면 죽는 치명적인 약이기도 하다. 이 도박의 확률이 몇 퍼센트일 때 매트는 약을 복용하려 할까? 마법의 약을 복용한 환자의 99퍼센트가 발기부전을 피하고 1퍼센트는 죽는다면 이 약을 먹을까? 90퍼센트/10퍼센트, 80퍼센트/20퍼센트라면 어떻게 할까? 마법의 약에 도전하는 최고 사망 확률이 정해지면, 그때의 치료 성공 확률과 사망 확률의 비율을 베르누이 공식에 대입하여 계산한다(시간 교환과 표준 도박을 계산하는 법에 관한 자세한 내용은 후주를 참고).[7]

그러나 최근 나온 상당한 양의 연구 결과를 보면, 이런 방법으로 계산한 부작용의 영향이나 치료의 기대 효용은 신뢰하기 어렵다고 한다. 다음 두 가지 이유 때문이다.

첫째, 이 방법들이 서로 호환되지 않는다. 여러 연구를 통해 밝혀졌듯 한 환자가 한 가지 부작용 증상으로 받는 영향을 세 가지 방법(평정 척도, 시간 교환, 표준 도박)으로 계산할 때, 같은 부작용인데도 서로 다른 결과를 얻는 경우가 종종 발생한다. 이 세 가지 방법이 정확하다면 어떤 방법을 쓰든 도출된 값이 같아야 한다. 그리고 0부터 100 가운데 점수를 선택하는 단순한 평정 척도에서도 숫자의 의미가 사람마다 다를 수 있다. '완쾌'를 의미하는 100은 어떤 건강 상태일까? 60세 노인이 생각하는 완쾌와 20세 젊은이가 생각하는 완쾌는 같을까? 또 두통이나 소화 불량 같은 증상까지 전혀 없는 상태를 뜻할까?

둘째, 이 방법을 이용하는 환자는 미래의 낯선 상황에 놓일 자신의 삶을 정확히 상상해야 하는데, 글을 읽거나 의사의 이야기만 들어서는 실제로 자신이 무엇을 느낄지 확실하게 알기 어렵다. 환자의 치료 효용 측정에 대해 깊이 연구한 듀크 대학의 피터 우벨(Peter Ubel) 교수는 "현재 통용되는 효용 측정법의 가장 큰 문제는 환자가 실제로 경험하지 않은 건강 상태를 상상해야 하는 것"이라고 지적했다. 환자가 겪는 부작용을 자주 목격하는 우리도, 정작 자신이 치료 부작용을 겪을 때 삶이 어떻게 변할지 상상하기는 어렵다.[8]

그래서 연구자들은 부작용을 겪고 있는 환자들을 설문 조사함으로써 치료 효용을 더 정확히 측정하고자 했다. 이론상으로는 부작용을 겪는 환자가 제공한 치료 효용 수치가 치료 선택을 앞둔 사람들에게 도움이 될 수 있을 것 같았다. 그러나 부작용 경험은 정적이지도 않고, 설문이 이루어질 때 환자의 감정에 따라 치료 효용 수치가 변할 수도 있다. 환자가 고통스럽거나 불안할 때 기록한 치료 효용 수치와 편안하고 안정된 기분일 때 기록한 치료 효용 수치는 서로 다를 것이다. 또 누구나 치료가 끝난 후 변화된 자신의 생활에 적응하기 마련인데, 적응 형태는 저마다 다르기도 하다. 또한 적응 과정에서 기복이 나타나기도 하여 어떤 때는 괜찮다고 했다가, 얼마 지나서는 힘들다고 하고, 나중에는 또다시 괜찮다고 응답할 수도 있다. 한 연구에서는 관상동맥 질환 환자부터 유방암 환자에 이르기까지 여러 환자들로 하여금 몇 주에서 몇 개월에 걸쳐 자신의 삶을 수치로 표시하게 했다. 환자들이 기록한 수치는 시간이 지남에 따라 크게는 두 배 차가 날 정도로 오르락내리락했다.[9]

이 연구는 치료 선택을 수치로 환원하고자 하는 접근법이 잘못된 인식에서 비롯한 것임을 보여 준다. 치료 선택은 갈등과 감정으로 점철된 복잡하고 까다로운 과정인데, 환원주의자들은 그걸 너무 단순화하는 잘못을 범한 것이다.

) 상태가 좋아졌다는 말의 의미 (

답을 구할 때 점점 더 숫자에 의존하는 문화 속에서 살고 있는 우리는 불확실한 상황에 놓일 때 숫자가 주는 정확한 느낌에 매달리고 싶어 한다. 매트 콜린 역시 일할 때 숫자에 따라 결정을 내린다. 그는 자신과 같은 전립샘암 사례와 연관이 있는 숫자를 찾고자 했다. 그러나 몇 시간 동안 조사하고 수많은 전문의와 상담해도 그 숫자를 찾을 수 없었다. 전립샘암 치료 후 변화할 삶의 질을 나타낸 숫자도 앞에 언급된 모든 부작용을 겪는 수천 명의 평균을 반영할 뿐이다. 그러므로 매트는 자신이 어떤 치료 사례에 정확히 들어맞는지 여전히 알 수 없었다.

매트는 가족으로 시선을 돌렸다. 어머니는 93세에 주무시던 중 생을 마감했다. 아버지는 98세 되던 해에 지붕널을 수리하다가 미끄러지는 사고로 사망했다. 매트의 친할아버지는 105세까지 살았다고 한다.

"만약 저도 90세를 넘겨서 산다고 가정하면, 이 암을 치료해야 합니다. 대기 요법은 제 상황에 맞지 않죠. 암이 자라서 퍼지는 것 말고 심장 발작이나 뇌졸중 같은 것으로 죽을 일은 없으니까요."

매트가 자신의 수명이 부모나 조부모와 비슷할 것으로 예상하는 것은 어느 정도는 가용성 편향이다. 매트의 부모와 할아버지의 장수는 그의 수명의 기준이다.

"더군다나 저는 나중에 나타날 부작용을 고심해야 합니다. 장수할 가능성이 높으니 부작용이 나타나면 오랫동안 고생할 테니까요."

매트가 방사선 요법을 주저하는 건 바로 이 때문이다. 양성자 치료라 해도 마찬가지다. 어느 의사도 매트가 바라듯이 나중에 부작용이 나타나지 않을 거라고 확신에 찬 답을 줄 수 없었다.

"그래서 수술받기로 했어요. 수술해야 암을 제거할 수 있고, 수술 후에는 합병증도 바로 나타나잖아요. 그런데 제게는 로봇 수술이 좀 더 맞을 것 같았어요. 예전에 엔지니어 교육을 받은 경험 지식에 근거한 거죠."

매트는 로봇 수술과 경험 많은 전문의의 절개 수술에는 별다른 차이가 없다고 밝힌 연구 결과를 알고 있었다.

"그렇더라도 로봇 수술을 통해 인간이 저지를 수 있는 실수를 막을 수 있다고 생각했어요. 어떤 의사라도 인간인 이상 운이 나쁘면 수술 도중에 실수할 수 있죠. 하지만 로봇은 인간보다 실수를 더 적게 할 거예요."

매트는 이른바 '기술주의 지향'으로 불리는 관점을 지니고 있다. 이 관점은 새로 등장한 과학 기술이 기존의 것보다 우수하다고 여기는 사고방식으로, 매트의 엔지니어 교육 경험 및 벤처 투자가로서 신생 회사에 투자하는 성향을 반영한다. 반대로 자연주의 지향을 지닌 사람은 새로 나온 기술을 의심하며 그 기술이 과대 선전되고 결과가 보장되지 않은 것으로 본다.

기술주의 지향인 매트는 로봇을 이용해 전립샘암을 제거하는 비뇨기과 전문의들에 대한 '실사'에 들어갔다. 먼저 각 전문의의 배경을 조사했다(매트는 회사에 투자할 때도 그 회사 대표의 가계 정보를 확인해 본다). 그러고는 시카고에서 가장 경험이 풍부하고 최고의 명성을 지닌 것으로 보이는 전문의에게 연락해 상담 일정을 잡았다.

"대기실에 들어서니 어떤 환자가 간호사들과 즐겁게 이야기를 나누고 있더군요. 그는 수술받은 후 자신의 수술의에게 감사 인사를 하러 왔다고 했어요."

매트는 이 장면에 깊은 인상을 받았다. 그리고 자신도 이 의사에게 수술을 받은 뒤 감사 인사를 하러 오는 상상에 빠졌다. 매트와 상담이 끝날 무렵, 의사는 자신에게 수술받은 다른 환자들과도 이야기를 나눠 보라고 제안했다. 이후 매트는 환자 두 명에게 연락을 취했는데 그들 모두 수술 결과에 만족한 듯 보였고, 수술한 지 1년이 지난 지금도 무리 없이 잘 지낸다고 말했다. 그러나 매트는 투자를 고민할 때처럼 그 환자들에게 궁금한 모든 것을 꼬치꼬치 캐물을 수는 없었다고 말했다. 그들에게 성생활이나 요실금 같은 민감한 내용을 묻는 것은 사생활 침해처럼 여겨졌기 때문이다.

우리가 매트를 다시 만났을 때는 그가 수술받은 지 거의 6개월이 지나서였다.

"여전히 요실금을 앓고 있어요. 특히 운동할 때 심하죠. 기침하거나 재채기할 때, 그리고 물건을 집으려고 몸을 뒤로 재빨리 돌릴 때 저도 모르게 '윽' 하고 바지에 찔끔 지리곤 해요. 정말 성가신 일이죠. 이젠 카키색 바지를 입을 수 없게 되었어요. 다음 주에 스위스로 출장을 가는데, 저는 비행기를 탈 때 카키색 바지를 즐겨 입거든요. 하지만 오줌이 새면 카키색 바지는 검은 얼룩이 지니까 당분간 입는 건 꿈도 못 꿔요."

매트는 꽤 솔직했다.

"성생활에도 문제가 있죠. 발기가 충분히 안 돼요."

비아그라도 복용해 봤지만 효과가 지속적이지 않았다.

"시간이 지날수록 조금씩 나아지고는 있지만 여전히 발기 상태가 충분하지 않고 전혀 예전 같지도 않아요."

매트는 잠시 생각에 잠긴 듯하더니 말을 이었다.

"제 부작용은 꽤 심각한 편입니다. 하지만 만약 담당 의사나 그의 다른 환자가 저에게 수술 후 현재 건강 상태를 묻는다면 예전보다 좋아졌다고 말할 겁니다. 그래서 전에 연락한 두 남성과 대기실의 그 남자가 정말로 괜찮았는지 의문이 들어요."

매트가 보여 주는 말과 실제 생활 사이의 불일치는, 전립샘암 수술 환자가 의사에게 부작용을 보고할 때와 집에서 편안하게 제삼자에게 수술 후 경과를 얘기할 때를 비교 연구한 결과에서도 관찰된다. 이러한 불일치가 나타나는 까닭은 무엇일까? 자신이 겪는 부작용을 의사에게 말해야 하는 순간, 환자는 자신을 수술해 준 의사를 기쁘게 하고 싶은 마음과 고마움을 표현해야 하는 마음 때문에 솔직하게 실제 건강 상태를 이야기하지 못하고는 한다. 이와는 다르게 자신이 겪는 고충을 떼어 내어 마음 한쪽에 두고 벽을 세움으로써(이를 '구획화'라고 한다) 자기 자신을 지키려 하는 환자도 있다. 이런 방어 기제를 쓰는 한 환자가 언젠가 이렇게 얘기한 적이 있다.

"저는 모든 사람에게 저의 실제 상태보다 더 낫다고 말합니다. 그러면 기분도 좋아지는 것 같거든요."

어느 연구에서는 환자가 의사에게 전립샘 수술 후 부작용을 정확하게 밝히더라도 의사는 부작용의 영향을 환자와는 다르게 평가한다는 조사 결과를 내놓았다. 환자와 의사 간의 부작용 평가 불일치는 방사선 요법에서도 마찬가지로 나타난다. 많은 의사에게는 별것 아닌 어떤 부작용이 한 개인에게는 불행과 절망을 주는 주된 원인일 때가 종종 있다.

다른 연구에서는 의사가 환자에게 치료를 권할 때 그 치료의 부작용이 환자의 삶에 줄 영향을 자신의 편견에 기대어 설명한다는 조사 결과를 발표했다. 수술 전문의는 방사선 요법 부작용 가운데 용납되지 않는 것에 주목하고, 방사선 전문의는 수술 부작용 가운데 용납되지 않는 부분에 주목하는 식이다. 이러한 '투사 편향(projection bias)'을 패트릭 밥티스트가 만난 갑상샘 전문의에게서 발견할 수 있다. 그는 패트릭에게 갑상샘 수술 대신 방사성 요오드 치료를 권하면서 자신이 권하는 치료의 부작용은 축소하고 다른 치료법들의 부작용은 과장해서 말했다.[10]

매트에게 물었다. 모는 조사를 끝내고 심사숙고한 뒤에 내린 로봇 수술 선택을 후회하지 않느냐고.

"수술 후 PSA 수치가 0이라 정말 기뻐요. 제가 알기로 그보다 더 좋은 수치는 없거든요."

실제로 임상 연구에 따르면 PSA 수치가 0을 유지하면 암이 재발할 우려가 없다.

"제가 할 수 있는 것은 더 이상 없어요. 다시 돌아볼 필요가 없다는 거죠. 실제로 수술받고 몇 주 후에 그간 조사한 모든 전립샘암 관련

파일을 버렸습니다. 다시 내 삶으로 돌아갈 시간이니까요."

) 구원자를 찾는 마음 (

매트 콜린이 시카고에서 수술을 받고 회복하는 동안, 그곳으로부터 3200킬로미터쯤 떨어진 서부 로스앤젤레스에 사는 62세의 임상심리사 스티븐 바움은 비뇨기과 의사로부터 연락을 달라는 메시지를 받았다. 스티븐이 자신의 전립샘이 비대하다는 걸 안 지는 몇 년 되었다. 당시에 의사는 스티븐의 PSA 수치가 분명히 높기는 하지만 그의 전립샘 크기를 감안하면 그리 위험하지는 않다며 스티븐을 안심시켰다. 스티븐은 두 주 전에 비뇨기과 의사를 만났다. 정기 혈액 검사 결과 PSA 수치가 매우 높게 나왔기 때문이다.

"검진 후에 의사는 별다른 이상이 없다고 하더군요."

이전과 마찬가지로 의사는 스티븐의 전립샘이 커서 PSA 수치가 상승한 것 같다고 말했다. 그러면서 걱정할 필요는 없지만 "확실히 하기" 위해 조직 검사를 해 보자고 말했다.

"아무 문제 없을 겁니다. 걱정하지 마세요."

스티븐은 메시지를 확인한 즉시 비뇨기과 의사에게 전화했다.

"실은 바움 씨 전립샘에서 약간의 종양을 확인했습니다. 조직 검사 결과 6점이에요. 7점이 나온 종양도 아주 조금 있는데, 그게 좀 신경 쓰이네요."

스티븐은 의사가 말하는 숫자가 구체적으로 무엇을 뜻하는지 몰랐다. 의사가 이어 말했다.

"그렇게 큰 문제는 아니니 너무 걱정 마세요. 그래도 병원에 오셔서 이야기를 들어 보시죠."

스티븐은 우리에게 말했다.

"의사가 하는 말이 이해가 안 됐어요. 제가 암이라는 건지 아닌지, 6점과 7점이 도대체 무슨 뜻인지……."

오후 7시 직전 마지막 내담자와 면담할 때쯤, 스티븐의 머릿속에서는 비뇨기과 의사와 나눈 대화가 희미해져 있었다. 그러나 면담이 끝나자 다시 불안감이 엄습했다. 스티븐은 진정하려고 노력했다.

"그런데 인터넷에서 전립샘 종양을 검색하고 나니 정말 불안해지기 시작했습니다. 제가 암에 걸린 거였으니까요. 심각했죠."

다음 날 스티븐은 아내와 함께 의사를 만나러 갔다.

"약간의 악성 종양이 있긴 하지만 모두 수술로 제거할 수 있습니다. 방사선 요법은 환자분처럼 전립샘이 큰 환자에게는 맞지 않아 권해 드리지 않습니다."

의사가 확신에 찬 목소리로 말했다.

"의사가 말을 꺼내기도 전에 저는 이미 부작용을 걱정했습니다. 그런데 이렇게 말씀하더군요. '부작용은 전혀 없을 겁니다. 다 잘될 거예요. 저는 30년 동안 수술을 집도해 온 경력자예요. 제 실력은 완벽

합니다. 로스앤젤레스에서 가장 좋은 기록을 갖고 있죠. 간호사가 곧 수술 일정을 잡아 드릴 겁니다.'"

비뇨기과 의사는 바움 부부를 배웅하려고 일어섰다. 그러나 스티븐은 문으로 몇 걸음 옮기다가 갑자기 멈춰 서서 의사에게 물었다.

"저의 이 불안감은 어떻게 해야 합니까?"

의사는 공감한다는 듯 고개를 끄덕였다.

"수술 일정을 최대한 빠르게 2주 뒤로 잡아 드리겠습니다. 금방 해결될 거예요."

스티븐은 이상하게도 고양된 기분으로 병원에서 나왔다고 한다.

"이렇게 확신하듯 말했어요. '수술을 받으면 괜찮을 거야.' 당장 내일 죽을지도 모른다고 생각했거든요. 그런데 경험 많은 유능한 의사로부터 수술 후 부작용도 없을 것이고, 새로 태어난 것처럼 회복할 거라는 이야기를 들으니 정말 마음이 놓였습니다."

스티븐과 마찬가지로 임상심리사인 그의 아내 역시 비슷한 기분이었는지, 만약 자신이 전립샘암에 걸렸더라도 그 의사에게 수술을 받았을 거라고 말했다 한다.

스티븐은 숱이 많은 곱슬머리에 활력 넘치는 사람으로 혈색이 붉고 잘 웃는 편이었다. 그는 암 진단을 받고 의사와 어떻게 소통했으며 치료를 선택하는 과정에서 무엇을 깨달았는지 모두 들려주고 싶다고 했다.

"심리학자로서 저는 제가 경험한 것을 짚어 보면서 저에게 무슨 일이 일어나고 있는지를 분명하게 볼 수 있도록 훈련받았습니다. 저는 한 번도 예상하지 못했던 일을 생각하고 수행하면서 혼란스럽기도 했고 어찌해야 할지도 몰랐어요. 이런 제 이야기가 다른 사람에게 도움이 될지도 모르겠습니다."

스티븐은 전립샘암 판정을 받은 직후 "이상하고" 비현실적인 생각이 들었다고 한다.

"암이 아닐지도 모른다고 생각했어요. 조직 검사 과정에서 다른 환자의 샘플과 제 것이 바뀌었을 거라고 말이죠. 제게 일어난 일을 믿을 수 없었어요."

스티븐의 '이상한 생각'은 특이한 게 아니다. 자신이 예상치 못한 심각한 병에 걸렸다는 이야기를 들으면 사람은 누구나 그것을 실감하지 못하고 때로는 부정하곤 한다. 스티븐의 이상한 생각은 뜬금없는 것도 아니었다. 그가 인터넷을 검색해 보니, 암 판정을 받았다면 실력이 증명된 다른 병리 의사에게 꼭 다시 한번 진료받으라는 충고가 많았기 때문이다. 실제로 같은 조직 검사 결과를 보고도 병리 의사마다 해석이 달라서 글리슨 점수가 다르게 나올 수도 있다.

"불안할 때는 누구나 자신보다 강한 존재를 찾기 마련입니다. 불안감을 떨쳐 줄 누군가를 찾는 거죠. 심리학에서는 의사를 부모와 같은 존재로 봅니다. 의사가 환자에게 전하는 메시지는 결국 '내가 잘 돌봐 줄게요.'이기 때문입니다."

심리학자인 스티븐은 의사의 말을 믿고 싶은 열망과 의심해야 할 필요성 사이에 생기는 갈등을 이해하고 있었다.

"무엇보다 환자는 기댈 수 있는 구원자를 찾습니다. 이는 우리가 어렸을 때 부모님에게서 '괜찮으니 걱정하지 마.'라는 말을 들으며 안심하고 싶던 마음과 같은 거죠. 비뇨기과 의사는 제가 듣고 싶어 하던 위로의 말을 해 줬습니다. 그래서 제 마음 한쪽에서는 '이분이 날 돌봐 줄 거야. 그러니 다 잘될 거야.' 하는 소리가 들렸어요."

） 어느 심리학자의 치료에 관한 생각 （

그러나 스티븐은 금세 마음을 다잡았다.

"그런데 또 다른 한쪽에서는 이런 소리가 들렸습니다. '너, 바보 아냐?' 사실 제 비뇨기과 의사는 세 번이나 틀렸거든요. 세 번이나 제게 괜찮다고 했어요. 전립샘의 크기가 클 뿐이지 종양은 없을 거라고 했고, 높은 PSA 수치 또한 암과는 상관이 없고 단지 전립샘이 커서 그런 거라고 했습니다. 게다가 조직 검사도 꼭 받아야 하는 건 아니며 검사 결과도 암이 아닌 걸로 나올 거라고 했어요."

매트는 자신을 '수학적 인간'이라 여기지만, 스티븐은 자신이 그런 유형은 아닌 것 같다고 말했다. 자신은 외향적이고 사교적이어서 로스앤젤레스에서 "놀라운 인맥"을 형성하고 있다고 했다.

"결국엔 수술을 미루기로 했어요. 그리고 주변 사람들에게 전립샘암에 대해 묻기 시작했습니다."

스티븐은 친구와 동료에게 자신이 전립샘암을 판정받은 사실을 스스럼없이 밝혔다. 그리고 지인들을 통해 주변에서 전립샘암을 앓았던 사람을 찾아 그들의 경험을 듣기 시작했다. 스티븐을 지도한 나이 많은 한 정신과 의사가 전립샘암 판정을 받은 뒤 블로그를 열어 자신이 겪은 일을 기록한 것도 찾아보았다. 그는 방사선 요법을 받았지만 몇 년 뒤 암이 재발했고, 지금은 전이된 암을 화학 요법으로 치료 중이었다.

"스티븐, 암과 함께 살아갈 수도 있어. 암은 사형 선고가 아니야."

그가 충고했다. 스티븐의 멘토 가운데 전립샘암을 판정받은 이가 또 있었는데, 그는 대기 요법을 선택하여 지금까지 잘 지내고 있었다. 그는 스티븐에게 근처의 다른 병원에서 다시 한번 진료를 받아 보는 게 좋겠다고 조언했다. 하지만 스티븐은 우리에게 말했다.

"제 아버지가 바로 그 병원에서 돌아가셨습니다. 제 내면의 목소리는 이렇게 말했죠. '그 병원에 가면 죽어.' 저도 그 병원과 죽음이 상관없다는 걸 잘 압니다. 아버지가 그 병원에서 치료받다 돌아가셨다고 해서 그 병원 의사와 치료가 전부 나쁘다고 할 수는 없으니까요."

스티븐은 인맥을 통해 복강경 로봇 수술로 유명한 비뇨기과 의사가 있다는 걸 알게 되었다. 의사는 두 수술의 장단점을 냉정하게 설명했다. 기존의 개복 수술과 복강경을 이용한 로봇 수술을 비교 분석한 최신 자료를 보여 주며 발기부전과 요실금 부작용 가능성은 두 수술에서 차이가 없다고 결론 내렸다. 그리고 복강경 로봇 수술의 가장 큰 장점은 개복 수술보다 빠른 회복 기간이라고 설명했다.

"그 의사는 전립샘암과 관련한 정보만 알려 주었지 저를 안심시켜 주진 않았어요. 앞서 만난 의사와는 정반대였죠. 사실 이번 의사는 냉혹하리만치 솔직했습니다. 이 수술의 부작용으로 발기부전이 될 확률이 50퍼센트라고 했으니까요. 발기부전이라는 말을 듣는 순간 이런 생각이 들었죠. '젠장할, 발기부전이 대체 뭐야? 전혀 발기가 안 된다는 거야, 아니면 조금 물렁하게 발기될 뿐이지 성생활은 지속할 수 있다는 거야?'"

스티븐은 심리학에서 '메시지'를 정확히 들었다고 자신하면 안 된다고 배웠다.

"말하는 사람이 이렇게 이야기해도 듣는 사람은 저렇게 듣는 거죠. 의사가 수술받은 환자 중 50퍼센트가 발기부전 가능성이 있다고 했을 때, 저는 발기부전이 된 환자는 모두 성생활을 할 수 없는 거라고 가정했어요. 그런데 저와 아내는 둘 다 성생활을 중요하게 생각합니다. 성생활은 우리 부부의 삶에서 아주 큰 부분을 차지하고 있어요."

스티븐은 의사와 환자 사이에 의사소통과 관련해 커다란 틈이 있다는 걸 알아챘다. 의사가 쓰는 언어와 용어는 환자에게 상당히 다른 의미로 전달되기도 하고 때로는 전혀 전달되지 않기도 한다. 이런 현상은 많은 질병 연구 결과에서도 강조하는 내용이다. 미네소타 대학의 티모시 윌트(Timothy Wilt) 박사가 이끄는 연구 팀은 어떤 전립샘암 치료가 가장 효과적이며 부작용을 덜 유발하는지 밝히기 위해 700편이 넘는 보고서를 검토했다.[11] 그들이 내린 결론은 전립샘암의 경우 수술, 방사선 요법, 대기 요법 가운데 무엇이 가장 좋은지 말할 수 없다는 것이었다. 연구 과정에서 그들이 직면한 가장 큰 장애는 보고서를 쓴 여러 조사 팀이 발기부전, 요실금, 변실금을 무엇이라고 정의하는지 갈피를 잡을 수 없었다는 점이다. 환자를 돌보는 의사들 역시 이러한 부작용에 대한 딱 한 가지 정의에 동의할 수 없다고 했다.

스티븐은 두 비뇨기과 의사의 말을 자신이 각각 어떤 의미로 받아들였는지 정확히 기억한다. 첫 번째 의사는 스티븐이 믿고 싶은 부분을 강조했고, 두 번째 의사는 스티븐이 우려하는 부분을 강조했다.

첫 번째 의사를 만났을 때 자기 마음이 '흥분한' 상태였음을 스티븐은 알고 있다. 두렵고 불안했던 그는 바로 수술에 동의하고 싶었고 그의 아내도 같은 마음이었다. 그러나 두 번째 의사에게서 제2의 의견을 들었을 때는 다른 전립샘암 환자의 사례를 알고 난 뒤여서 마음이 '차분한' 상태였다. 그만큼 의사가 말하는 바를 더 잘 이해할 수 있었다. 스티븐은 당시를 회고하며 이렇게 말했다.

"임상심리사로서 제 목표는 삶의 불확실성을 사람들이 받아들이도록 돕는 것입니다. 현실을 인정하게 돕는 거죠. 가려진 커튼을 걷고서 마법사는 없다는 걸 깨달아야 합니다. 그리고 스스로 선택할 수 있어야 해요. 이 모든 것을 알지만 저는 여전히 첫 번째 의사에게 끌립니다. 그 선생님은 부모님처럼 방향을 딱 정해 주죠. 그래서 그분의 이야기를 들으면 걱정이 사라져요. 두 번째 선생님은 제가 발기부전과 요실금 부작용을 겪을 가능성이 50퍼센트라고 말했습니다. 저는 그런 불확실성을 좋아하지 않아요. 그래서 다른 방법을 찾아야 했습니다."

스티븐은 자신의 전립샘이 커서 방사선 요법이 맞지 않음을 알았지만, 그럼에도 방사선 요법에 대해서 알아보았다. 방사선 전문의는 먼저 호르몬 요법으로 전립샘 크기를 줄인 다음 방사선 요법을 받는 게 좋을 것 같다고 했다. 그러나 스티븐에게 이 방법은 더더욱 불확실해 보였다.

그다음에 스티븐은 전립샘암 전문 종양학자와 상담했다. 그는 스티븐에게 치료받지 말고 경과를 살펴보며 기다려 보기를 권했다.

"바움 씨가 치료받지 않고 전립샘암이 있는 채로 계속 살 확률은 50퍼센트나 됩니다. 만약 지금부터 20년 동안 전립샘암으로 고생하지 않다가 다른 질병으로 죽는다고 가정해 봅시다. 그땐 어떤 치료도 받지 않고서 살아 있던 당신이 이기고 암이 진 거나 다름없습니다. 치료받지 않고 기다리는 게 바움 씨에게 맞는 방법인 것 같습니다."

스티븐은 그 말에 솔깃했다. 어쩌면 치료받지 않아도 살 수 있을지 몰랐다.

"마치 네다섯 개의 갈림길이 있는 교차로에 서 있는 기분이었습니다."

스티븐의 주치의는 그에게 이렇게 말했다.

"문제는 바움 씨가 선택할 수 있는 치료의 가짓수는 많지만 어떤 것이 본인에게 최선인지 분명하지 않다는 점입니다."

스티븐은 심리학자 배리 슈워츠(Barry Schwartz)와 쉬나 아이엔가(Sheena Iyengar)가 공동 작업한 '선택의 역설'에 관한 연구[12]를 잘 알고 있었다. 우리의 통념과는 반대로, 선택지가 많으면 선택지가 적을 때보다 더 혼란스러워서 올바른 선택은 물론이고 선택 자체를 하기가 어려워진다. 그리고 선택지가 적으면 선택지를 검토할 때 드는 생각의 짐도 따라 준다. 하지만 잘못된 선택은 실망과 후회를 낳을 수 있다.

스티븐 자기 삶에 일어난 일을 깊이 후회하는 수많은 내담자를 만나 왔다. 그들은 피할 수 있었던 이혼, 회복할 수 있었던 가족이나 친구와의 관계, 현명하지 못했던 투자 선택 등에 대해 많은 이야기를 들려주었다. 그래서 스티븐은 전립샘암 치료 후 후회를 남기지 않으려고 온 힘을 기울였다.

"무언가를 선택해야 하는 순간이면 저는 항상 같은 방식으로 합니다. 차를 살 때건, 아파트를 필 때긴, 결혼할 때선, 아이를 가질 때건 모을 수 있는 정보를 다 모아 놓고 객관적으로 살펴보는 것이죠. 지금과 같은 선택의 순간에는 제 머릿속과 의사들의 머릿속을 들여다보며 저의 감정과 그들의 감정을 모두 살펴볼 필요가 있어요. 그러다 어느 순간 저 자신에게 이렇게 묻습니다. '내가 살면서 감당할 수 있는 건 무엇일까? 어느 치료를 내가 감당하지 못하고, 어느 치료를 감당할 수 있을까?' 지금껏 이렇게 저만의 방식으로 분명한 답을 얻어 오고는 했습니다.

처음에는 무엇 하나 확실한 게 없이 그저 머릿속으로 여러 가지 상황을 그려 봅니다. 그러다 보면 무엇이 내게 맞고 무엇이 맞지 않는지 깨닫는 순간이 오죠. 개인적인 심의 과정이라고 할까요? 이 과정은 각자의 성향과 경험에 따라 다릅니다. 어떤 사람은 당장 수술을 받으려고 들겠죠. 그 사람에게는 수술이 맞는 선택일 거예요. 어쩌면 제게도 수술 치료가 가장 맞을지 몰라요. 아직 그쪽으로 생각이 정리되진 않았지만. 그리고 제 마음속에서는 이런 소리가 들려요. '네가 충분히 똑똑하거나 현명하거나 남자다웠다면 지금쯤 선택을 내렸을 거야.' 하지만 그동안 충동적인 결정으로 실수를 경험했던 일을 돌이켜 볼 때, 이런 종류의 결정은 서두르면 안 된다고 생각합니다. 치료에 관한 정보뿐 아니라 치료에 대한 감정 역시 시간을 두고 꼼꼼히 따지는 게 제겐 더 필요해요."

몇 달이 지나도록 여전히 치료법을 정하지 못한 스티븐은 웨스트우드의 어느 커피숍에서 우연히 옛 친구를 만났다. 순식간에 그들의 대화 주제는 전립샘암 치료법 선택을 두고 스티븐이 겪는 갈등으로 넘어갔다. 친구는 스티븐에게 로스앤젤레스 서부에서 활동하는 변호사 앤디 굿맨과 이야기해 보라고 조언했다. 앤디는 얼마 전부터 전립샘암 치료를 받고 있으며, 우연찮게도 스티븐과 그는 아이들이 같은 학교에 다닌 터라 몇 년 전 마주친 적이 있었다.

"마치 바셔트(bashert) 같았죠."

스티븐은 '운명적'이라는 뜻의 유대어를 쓰며 말했다.

"앤디를 만났어요. 앤디는 자신을 수술한 의사에 관해 들려줬습니다. 그리고 우리는 성생활에 대해서도 허심탄회하게 이야기했어요. 대학 시절로 돌아간 기분이 들더군요. 다만 그 시절과 달리 대화 속에 어떤 가식이나 과장도 없었죠."

앤디 굿맨은 전립샘암 수술 이전에 부부의 성생활이 어땠는지, 그리고 지금은 만족스러운 성생활을 되찾기 위해 어떤 노력을 하고 있는지 자세히 이야기했다.

스티븐은 앤디가 배경과 문화 그리고 사고방식까지 자신과 매우 비슷한 사람임을 알았다.

"정말 흥미로웠어요. 전립샘암 치료 선택과 같은 불확실한 문제를 해결해야 하는 상황에서 우리는 그 문제와 관련한 수치나 통계에서 도움을 얻고자 하지만, 실질적으로 그 숫자가 자신에게 어떤 의미인지 정확히 알기란 어렵습니다. 어떤 이는 더 많은 정보를 찾아보고, 전립샘암 치료의 부작용인 요실금이나 발기부전 혹은 또 다른 문제가 생길 확률을 묻기도 합니다. 그러나 저 같은 사람은 이야기를 듣고 싶어 합니다. 전립샘암 치료 경험에 관한 이야기를요. 치료는 어떠했고 치료 후에는 어땠는지 말입니다. 앤디는 제가 듣고 싶어 하는 이야기를 들려준 최고의 정보처였다고나 할까요? 저는 그에게서 저 자신을 발견했고, 어떤 치료가 최고일지 또한 알 수 있었습니다. 마치 제 미래의 모습이 눈앞에 있는 듯했어요."

어떤 전문가들은 스티븐처럼 주변 사람의 이야기를 듣고 치료를 선택하는 것을 우려한다. 치료 사례는 한 사람이 겪을 수 있는 여러 가지 경험(n of 1) 중 하나일 뿐이지만, 듣는 사람은 그 이야기에 강한 인상을 받고 가용성 편향을 일으켜 왜곡된 사고를 할 수 있기 때문이다. 그러나 자신의 미래가 어떨지 사실에 가깝게 예상하기가 얼마나 어려운가를 밝혀낸 하버드 대학의 대니얼 길버트(Daniel Gilbert)에 따르면, 주변 사람의 개인적인 경험을 듣는 것은 자신의 미래를 예상하기에 가장 좋은 방법일 수도 있다고 한다. 그는 《사이언스》지에 게재한 「놀라운 힘을 지닌 이웃의 조언」이라는 주목할 만한 논문에서 다른 이의 경험에서 배움으로써 자신의 미래를 더 정확히 예상할 수 있음을 보여 주었다.[13] 여기에서 관건은 자신과 비슷한 사람을 찾는 것이다. 길버트는 유사성을 가장 잘 나타내는 지표로 인구학적인 측면과 사회적인 측면을 꼽으며, 서로 비슷한 나이와 하버드 재학생이라는 신분 등을 예로 들었다.

우리 둘은 길버트가 꼽은 성별, 나이, 사회 경제적 여건, 교육 수준과 같은 조건에다 사고방식, 성향, 문화 배경 그리고 기질 등을 추가하고자 한다. 그런 점이 모두 비슷한 사람의 이야기는 치료 선택에 더욱 도움이 된다. 스티븐이 찾고자 한 것은 '자기와 비슷한 마음'이었다. 자신을 거울처럼 비춰 줄 수 있는 사람 말이다.

몇 주 뒤 우리는 스티븐과 다시 만났다.

"저는 몸속에 암을 그대로 둔 채로 살 순 없다고 결정했어요. 암이 걷잡을 수 없이 퍼진다면 미리 제거하지 못한 걸 후회할 테니까요.

제 아이들이 자라는 걸 보기 위해서라도 몸에서 암을 제거하고 싶었어요. 그래서 대기 요법은 배제했습니다. 기다리면서 내내 걱정할 것 같았거든요. 그리고 방사선 요법은 확실한 암 제거 방법 같지 않았어요. 그래서 결국 수술을 받기로 했습니다."

앤디 굿맨을 수술한 의사는 로스앤젤레스에 있는 의료 센터에서 전통적인 방식의 개복 수술을 하고 있었다.

"저는 그 의사에게 수술받고 싶었습니다."

이른바 신경 보존 수술을 하는 이 비뇨기과 전문의는 신경을 건드리지 않고 기능을 보호하기 위해 최선을 다한다고 자부했다.

"결과는 정말 좋았습니다. 의사 선생님이 말씀하길, 암은 전립샘 주변부로 퍼지지 않았고 수술로 전부 제거되었다고 했습니다. 그리고 '검사해 보니 바움 씨의 전립샘은 제자리에 잘 있네요.'라더군요. 정말이지 다시 태어난 것 같았습니다. 새로운 삶을 살아갈 준비가 된 거죠. 과거에 배운 것을 기억하며 새로운 삶에 적응하고자 온 힘을 쏟으면서요."

〉 불완전한 현실에 만족하는 환자들 〈

스티븐은 사람의 뛰어난 적응력을 이미 잘 알고 있었다. 처음에는 우리가 심각한 제약이 있을 거라고 상상하는 일도 실제로는 그렇게 힘들지 않을 수 있다.[14] 살아가면서 만족의 또 다른 원천을 찾을 수 있기 때문이다. 스티븐이 환자와 상담할 때 심리학자로서 추구하는 목표는 환자가 적응하도록 돕는 것이었다. 많은 사람이 절망적이고 힘든 상황에서도 놀라울 정도로 잘 적응한다. 사고나 퇴행성 신경 질환에 따른 마비로 운동 기능을 상실한 사람이, 그로부터 두 해쯤 지나서 운동 능력을 잃기 전과 마찬가지의 행복을 느낀다고 하는 사례가 종종 있다. 사람들은 인공 항문 조성술을 받은 환자의 삶이 절망적이고 두렵지 않을까 우려하기도 하지만, 실제로 인공 항문 조성술을 받은 많은 환자는 수술받기 전의 삶에서 느끼던 것과 같은 정도의 행복과 만족을 되찾는다.[15] 비교적 어린 나이에 다발성 경화증과 대장암에 걸린 리처드 코언(Richard Cohen)은 회고록『블라인드사이디드(Blindsided)』에서 자신이 어떻게 적응해 왔는지를 묘사했다. 이후 그는 근육위축증, 궤양성 대장염, 림프종 말기 환자들의 치료 후 적응 과정을 하나하나 기록하고 분석하기도 했다. 코언 자신과 그가 분석한 환자들의 적응 능력은 그저 놀랍기만 하다.

연구에 따르면, 사람들은 병에 걸렸을 때 부정적인 면에만 초점을 두고 삶의 또 다른 수많은 긍정적인 면을 무시하는 경향이 있어서 병으로 겪는 최악의 상황과 반갑지 않은 부작용을 과대평가한다고 한다. 인지심리학 분야와 의사 결정 연구 분야에서 중요한 업적을 남긴 노벨상 수상자인 대니얼 카너먼은 '초점의 오류'[16]가 우리의 인식을 왜곡하며 정확한 미래 예측을 어렵게 한다고 강조한다. 우리는 회복

탄력의 힘을 종종 과소평가하고는 한다. 사람은 적응했다가 퇴행하기도 하지만, 곧 다시 적응하려고 애쓰는 존재라는 사실 말이다. 시간이 흐름에 따라 우리는 삶의 만족스러운 부분을 더 키워 나가는 법을 배우고, 이전에 간과한 삶의 다른 부분을 완성하고자 한다. 《뉴욕 타임스》 편집자인 데이나 제닝스는 전립샘암 집중 치료를 받은 뒤 《뉴욕 타임스》 지면에 다음과 같은 절절한 글을 실었다.

"지난 몇 년 동안 일어난 모든 힘든 과정에도 불구하고 나는 운이 좋은 사람이다. 내 일을 사랑하고, 멋진 두 아들이 있으며, 지난겨울의 추운 밤을 포근하게 해 준, 내게 없어서는 안 될 따뜻한 아내가 있으니. 나머지 모든 것도 때가 되면 다 해결될 것이다."[17]

매트 콜린은 수술을 받고 6개월 뒤 다시 우리와 인터뷰했다. 그는 이미 부작용에 적응하기 시작했으며, 부모님이 장수하셨으니 자신도 암을 떨치고 건강하게 오래 살 거라고 말했다. 이제 매트는 회사 일을 줄이고 아내와 피리를 여행하면서 프랑스 요리를 누루 맛보는 여유를 갖게 되었다. 또한 딸의 결혼을 앞두고 있어 벌써 할아버지가 될 날을 꿈꾸며 기대에 부풀었다.

매트 콜린과 스티븐 바움의 이야기는 아직 끝나지 않았다. 둘 모두 혹은 둘 중 한 명에게서 요실금이나 발기부전 같은 부작용은 점점 그 힘을 잃게 될 것이다.

그러나 설령 부작용을 계속 겪는다 해도, 매트와 스티븐은 그 삶에 기꺼이 적응할 것이다.

6

내가 선택하면 행복할까

Your
Medical
Mind

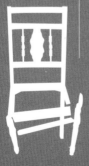

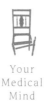

Your
Medical
Mind

유난히도 서늘한 10월의 어느 저녁, 줄리 브로디는 티셔츠를 벗고 플란넬 나이트가운으로 갈아입고서 잠자리에 들려고 했다. 그런데 티셔츠를 벗으려고 들어 올리던 손이 왼쪽 겨드랑이에 생긴 작은 멍울에 스쳤다.

"그걸 발견했다는 것 자체가 놀라운 일이죠."

나중에 줄리는 그렇게 말했다. 그녀는 남편에게 멍울이 만져지느냐고 물었고, 남편은 그렇다고 했다. 남편이 말했다.

"내일 병원에 가서 검사해 봐."

"그냥 무시할 수도 있었어요. 저는 의사를 굉장히 싫어하거든요. 그러나 한번 확인이나 해 볼까 하는 생각으로 산부인과 의사에게 전화해서 '겨드랑이에서 멍울이 만져지는데 별일 아니죠?' 하고 물었어요."

의사는 근심 서린 목소리로 단호하게 말했다.

"오늘 유방 엑스레이 검사를 잡아 둘 테니 모든 일정을 취소하세요."

) 최고 중의 최고는 누구인가 (

42세의 줄리 브로디는 체구가 작고 날씬했고, 단발머리에 귀갑테 안경을 썼으며, 웨스트코스트에서 작은 갤러리를 성공적으로 운영하고 있었다. 언제나 건강했던 그녀가 아는 유일한 의사는 산부인과 의사였다. 그녀는 되도록 유기농 음식을 먹고 규칙적으로 운동했으며 잠도 충분히 잤다.

"우리 집안 여자들은 모두 건강해요. 튼튼하고요."

그녀의 할머니는 105세까지 살았다. 어머니도 80세를 바라보는 나이지만 여전히 건강하며, 출산 때 말고는 병원에 가 본 적이 없었다.

갤러리를 운영하다 보면 예민한 아티스트와 까다로운 바이어 들을 상대하기 마련이므로 스트레스가 있긴 해도, 줄리는 자신이 걱정을 많이 하는 사람은 아니라고 했다.

"저는 천성적으로 긍정적입니다. 늘 '모든 게 잘될 거야!'라고 생각해요. 그리고 우리 가족 중엔 유방암에 걸린 사람이 없어요. 이미 두 달 전에 정기 유방암 검진도 받은 터였죠. …… 저는 그때 유망한 신예 아티스트와 그의 변호사를 만날 예정이었는데, 사무실 밖에서 기다리던 그들에게 미팅을 취소해야겠다고 말했어요. 그리고 방사선 전문의를 만났죠. 멍울 중 하나가 가슴에 있었고 다른 하나는 림프샘에 있었어요. 그런데 이 방사선 전문의가 아직 생체 검사조차 하지 않았는데 병원 복도에서 유방암 같다고 말하는 거예요. 저는 눈물을 터뜨리는 타입은 아닙니다."

줄리는 잠시 말을 멈췄다가 다시 했다.

"그냥 '이런 큰일이네!' 하고 생각했죠. 그렇지만 의사에게서 그런 식으로 이야기를 들은 데 큰 충격을 받았고, 정말 기분이 나빴어요."

그로부터 일주일도 안 되어서 멍울 두 개와 겨드랑이에 있는 림프 샘 여러 개를 제거하는 수술을 받았다. 예상대로 가슴과 림프샘에 있던 두 개의 멍울은 암으로 판명되었다. 줄리가 티셔츠를 벗을 때 만져진 멍울은 가슴이 아니라 그 옆의 림프샘에 있는 종양이었다.

"방사선 전문의가 그러더라고요. 어떻게 그걸 알아챌 수 있었느냐고. 정말 작았거든요. 일종의 '기적'이라고 하더군요."

방사선 전문의는 줄리가 두 달 전에 받은 유방암 검사 결과를 확인했지만, 거기에서는 특별한 이상이 발견되지 않았다.

"그러니까 두 달 만에 이 작은 멍울이 가슴에서 자라나 림프샘으로 번진 거죠."

여러 의사들로부터 거듭 크게 걱정할 필요 없다는 이야기를 들었던 매트 콜린이나 스티븐 바움과는 반대로, 줄리는 긴급히 조치해야 한다는 분명한 메시지를 전달받았다.

"빨리 조치해야 한다고 생각했어요. '최고 중의 최고'[1]를 찾기 위해서요."

그녀는 잠시 멈추더니 이내 말을 이었다.

"제가 일하는 분야에서는 그렇게 불러요. 모두 언제나 '최고 중의 최고'를 찾고자 애쓰죠. 최고의 신예 아티스트 카탈로그를 위한 최고의 사진작가 계약서를 작성할 최고의 변호사 말이에요. 저는 이런 사람들에게 그 누구보다 뛰어난 능력이 있다고 믿어요. 이제는 유방암 분야에서 누가 최고 중의 최고인지 찾아야 했죠. 제 롤로덱스(회전식 명함 정리기의 상품명—옮긴이)의 새로운 쓰임새를 발견한 거예요."[2]

그녀는 자신의 고객 가운데 병원의 이사진도 여럿이고 암 관련 단체를 위해 기금을 모으는 사람도 있다는 사실을 알아내고, 그들에게 연락했다.

"주에서 최고로 알려진 암 전문의 목록을 여러 개 얻었습니다. 이 목록들에서 누가 가장 많이 중복되는지 살펴봤죠."

최고의 암 전문가가 누구인지 알아내는 데는 오래 걸리지 않았다.

듀크 대학에서 의사 결정에 관해 연구하는 메리 프랜시스 루스 (Mary Frances Luce)는 '최고의 의사' 또는 '최고의 병원'을 찾는 것은 일종의 대응 기제라고 본다.[3] 심각한 질환을 진단받은 환자는 어려운 결정을 자주 내려야 하는 현실을 피할 수가 없다. 그리고 어떤 선택을 내리든 부정적인 가능성이 뒤따를 것처럼 보인다. 효과적인 치료를 받더라도 심신이 약해지거나 부작용이 오래갈 수도 있고, 가장 효과적인 치료를 받았다 해도 병이 낫지 않을 수도 있는 것이다. 선택은 이뤄져야만 한다. 어떤 치료도 성공이 보장되지 않고 위험에서 자유롭지 않더라도, 한 가지 치료가 선택되어야 한다. 루스를 비롯한 연구자들이 '결정 갈등'[4]이라고 부르는 이런 상황은 병과 치료로 이미 육체적인 어려움을 겪는 환자들이 심적 스트레스를 겪게 되는 주요 원인으로 꼽힌다.

사람들은 여러 방식으로 결정 갈등에 대응하려 한다. 신앙심이 깊은 사람이나 신의 은혜에 의지하고 기도하는 사람은 '신이 우리를 인도할 것'이라는 믿음에서 위안을 얻는다. 루스의 이론에 따르면 "최고로부터 받는" 치료 역시 일종의 대응 기제로서, 감정 온도를 좀 더 견딜 만한 수준까지 낮춤으로써 '흥분한' 의사 결정을 피하는 한 방법이다. 환자는 무엇 하나 확실하지 않은 가운데 선택해야 하는 부담을 덜고, '최고의' 전문의가 있는 '최고의' 병원에서 치료가 성공할 확률을 늘림으로써 마음을 편히 가질 수 있다. 줄리는 말했다.

"모든 이의 목록에서 맨 위에 있는 암 전문의가 바로 제가 원하는 의사였습니다."

그녀가 아는 예술품 수집가 중에 그 의사가 있는 병원의 이사가 있었는데, 그가 그녀를 대신해 의사에게 연락해 주었고, 뒤이어 줄리가 그 전문의에게 전화를 걸었다.

"직접 찾아뵙고 제 상태가 어떤지, 어떤 선택지가 있는지, 또 선생님의 의견은 무엇인지 상의하고 싶습니다."

"그다지 많은 논의가 필요하지는 않습니다. 환자에게 무엇이 최선인지 알고 있으니까요. 이곳에서 최고의 치료를 받으실 겁니다."

의사는 이렇게 말하고 잠시 멈췄다.

"환자분께서 우리를 정말 좋아하실 거라고 장담합니다."

'정말 당신들을 좋아할 수 있을까?'

줄리는 속으로 생각했다.

"이번 주에는 유럽에서 열리는 암 학회에 발표자로 참석해야 합니다. 그러니 다음 주에 돌아오자마자 뵙겠습니다."

"일주일이나 기다려야 하나요?"

"안심하세요. 일주일은 별문제가 안 됩니다."

줄리는 우리에게 이렇게 말했다.

"의사는 제가 자리에 앉기도 전에, 제 이야기를 듣기도 전에, 제가 누구인지 알기도 전에 이미 제게 무엇이 필요한지 그리고 제가 무엇을 좋아하는지 아는 것 같았습니다. 저는 그게 일방통행처럼 느껴졌어요. 제 의견은 아무것도 말하지 않았으니까요. 처음에는 그 점이 아주 거슬렸습니다."

그녀의 직감은 이 의사가 자신에게 맞지 않을지 모른다고 말했다. 그러나 그를 '최고 중의 최고'로 꼽은 롤로넥스의 설파가 줄리를 강력하게 끌어당기고 있었다. 그에게 치료받지 않는 것은 스스로를 망치는 선택처럼 느껴졌다. 과연 이 의사가 제공하는 치료가 줄리의 상태를 극적으로 호전시킬 수 있을까? 그를 선택하지 않는다면 병이 나을 가능성이 줄어들까?

"정말 선택하기 힘들었습니다."

그녀는 충동적으로 결정하기 싫었다. 그래서 미래의 어느 날, 이 의사나 다른 의사를 선택한 걸 후회하고 있을 자신의 모습을 상상했다.

그러고는 미래의 후회에 대한 두 가지 상상에 사로잡혔다.

앞서 실패한 발 수술에 대한 후회가 리사 노턴에게 부정적인 영향을 주는 걸 살펴보았다. 리사는 과거를 회상하면서 후회를 느꼈다. 한편 줄리 브로디는 후회를 예측했다. 그녀의 "선천적으로 긍정적인" 태도가 증발해 버린 것이다. 모든 것이 잘될 거라는 그녀의 마음가짐은 어느새 사라지고 없었다. 직장에서 문제에 대처하면서 느끼던 차분한 안정감 대신, 재빠르게 행동에 나서야 한다고 느끼며 불안감과 걱정에 사로잡혔다. 산부인과 의사는 모든 일정을 취소하고 유방 엑스레이 검사와 생체 검사를 받으라고 했다. 유방 엑스레이 검사는 두 달 전에 정상으로 나왔지만, 이번에는 가슴뿐 아니라 림프샘에서도 암이 발견되었다. 그녀는 시간이 중요하다고 생각했다. '흥분한/차분한' 의사 결정 틀로 보면, 그녀는 흥분에 사로잡힌 채 결정을 내릴 뻔했지만 후회를 예측해 봄으로써 냉정을 되찾을 수 있었다.[5] 그러나 줄리에게는 여전히 결정의 문제가 남아 있었다. 이 의사를 선택할 것인가, 아니면 다른 의사를 선택할 것인가? 그녀는 자신의 딜레마를 이해하는 누군가에게 손을 뻗어야 한다는 걸 실감했다. 개인적으로 자신을 잘 아는 믿을 만한 사람, 이런 사정에 밝고 의학 지식을 갖춘 사람에게 도움을 청해야 했다.

줄리는 자신을 오랫동안 진료해 온 산부인과 의사에게 전화했다. 의사는 그녀의 이야기를 잘 들어 주었다.

"사실입니다. 그는 뛰어난 암 전문의예요. 그렇지만 최고의 의사가 단 한 사람밖에 없는 건 아니잖아요. 당신에게 훌륭한 의술을 펼칠 뛰어난 암 전문의는 많습니다."

우리 둘은 종종 환자, 가족, 친구로부터 최고의 외과 의사는 누구이고, 최고의 피부과 의사는 누구이며, 최고의 소아과 의사는 누구인지 질문을 받는다. 그러면 우리는 최고의 의사는 한 사람이 아니라고 비슷하게 답한다. 각 분야마다 많은 경험과 뛰어난 임상적 판단, 그리고 현명한 소통 기술을 지닌 의사는 많다.

"제가 잘 아는 다른 암 전문의를 소개해 드리죠. 경이로운 판단 능력을 지닌 의사이며, 제 환자 중에서도 여럿이 이분에게 잘 치료받았습니다. 지금 당장 약속을 잡아 드릴 수 있습니다. 이분을 먼저 만나 본 다음에, 먼저 알아보신 암 전문의가 출장에서 돌아오면 다시 한번 만나 보셔도 될 겁니다."

) 숫자의 진실과 거짓 (

사람들은 어떻게 의사를 선택할까? 비영리단체인 미국 건강시스템 변화 연구 센터(Center for Studying Health System Change)의 자료[6]를 보면, 2007년 약 2500만 명의 미국 성인이 새로운 주치의를 구했고 6000만 명 이상이 새로운 전문의를 찾았다. 새로운 주치의를 찾은 성인 중 절반이 친구와 친척의 조언에 의존했고, 3분의 1 이상이 의사, 간호사, 기타 의료인의 조언을 따랐다. 전문의를 찾을 때 10명 중 7명꼴로 주치의에게서 가장 많은 조언을 받았고, 5명 중 1명은 환자와 친척의 조언을 따랐다. 새로운 주치의 또는 전문의를 찾을 때 아주 적은 수의 환자만이 인터넷, 잡지 또는 기타 매체의 정보에 의존했다.[7] 이러한 정보에는 두 가지 종류가 있다. 주관적 정보와 정량적 정보다. 주관적 정보에는 특정 의사에 대한 경험을 바탕으로 한 환자의 개인적 진술과 증언이 포함된다. 이러한 정보는 의사를 찾는 사람들에게 가족이나 친구의 조언과 같은 역할을 하여 선택에 영향을 끼친다. 정량적 정보는 보험사, 정부 기관, 영리단체나 비영리단체가 제공하는 것이다. 수치를 바탕으로 자신에게 맞는 의사를 선택한다는 점에서 매력적이라 할 수 있다.

실제로 건강 정책 입안자나 보험회사는 '진료의 질'에 대한 계량 분석[8] 자료를 바탕으로 환자가 의사를 선택해야 한다고 널리 알리고 있다. 우리는 계량 분석이 성과를 측정하는 데 필수라는 인식이 높아 가는 문화 속에 살고 있다. 확실히 환자가 꼭 알아야 하는 숫자들이 있기는 하다. 예를 들어 모든 의사는 특정 수술 혹은 장비나 기술 사용과 관련하여 횟수를 반복할수록 더 능숙해진다. 수술을 집도한 횟수로 의사가 얼마나 숙련했는지 대략 알 수 있는 것이다. 또 염두에 두고 있는 병원의 수술 후 감염 비율과 같은 안전 정보도 유의미하다.

그러나 의사의 등급을 매기는 데 쓰이는 계량 분석으로는 의사가 개별 환자를 어떻게 대하고 치료하는가와 같은 임상적 판단의 핵심 요소를 측정하지 못한다. 대신 계량 분석은 환자의 혈당 수치나 혈압에 대한 정기 검진 여부와 같이 치료와 관련한 최소한의 공통분모를 바탕으로 하며, 비용 대비 효용을 측정한다. 더군다나 신부전증과 심장병에 당뇨까지 있는 환자처럼 한꺼번에 여러 병을 앓는 환자를 피하는 의사라면 계량 분석에서 더 좋은 평가를 받게 될 것이다. 더 아픈 환자는 다른 의사에게 맡기고 자신은 상대적으로 건강한 환자만 쏙쏙 골라 가는 셈이기 때문이다. "측정할 수 있다고 해서 다 중요한 것도 아니고, 중요하다고 해서 다 측정할 수 있는 것도 아니다."라는 알베르트 아인슈타인의 명언이 이 경우에 꼭 들어맞는다. [9]

보험사 역시 의사마다 발생하는 의료 비용을 조사하여 이른바 고비용/저비용 의사 보고서를 작성한다. 그러나 《뉴잉글랜드 의학 저널》의 최신 기사를 보면 이들 통계를 믿을 수 없는 경우가 자주 있다고 한다. 한 의사를 어떤 자료에서는 고비용 의사로 평가했는데 다른 자료에서는 저비용 의사로 분류하기도 하기 때문이다.

이러한 한계가 있음에도 보험회사에서는 자신들의 계량 분석과 평가 자료를 이용하면 적합한 의사를 찾아 원하는 결과를 얻을 수 있다고 약속하는 광고를 한다. 하지만 그런 약속은 지켜질 수 없다.

한 광고를 살펴보자. 매력적이고 건강한 여성이 숫자를 배경으로 햇살이 비치는 공원을 달리고 있다. 화면 중앙에는 "숫자 속의 지식, 숫자 속의 힘, 숫자 속의 인간성, 숫자 속의 편안함, 숫자 속의 건강"이라는 문구가 뜬다. 그리고 화면 아래쪽에서 다음 문구가 흐른다.

"당신은 고치기 어려운 병에 걸렸습니다. 의학적 결정을 해야 합니다. 당신에게 적합한 의사일지, 적절한 치료법일지, 만족스러운 결과를 얻을 수 있을지 알고 싶습니다. 인간이기 때문에 이렇게 느끼는 것입니다."

이 광고가 보여 주듯 보험회사는 결정에 따르는 갈등, 즉 '적합한' 의사를 선택하고 '적절한' 치료를 선택하는 것에 관해 환자가 '인간'이기 때문에 느끼는 두려움과 불안감을 잘 이해하고 있다. 보험회사는 의료와 관련해 가장 고민스러운 진실, 즉 불확실성이 더는 당신에게 문제가 되지 않는다고 믿게 한다. 그리고 자신들이 결정 갈등을 해결할 수 있다고 주장한다. 자신들이 제시하는 숫자를 믿으면 만족스러운 결과를 얻을 수 있다는 것이다. 그러나 진정 만족스러운 결과를 얻을 수 있을지는 누구도 장담하지 못한다. 미국 식품의약국에서는 의약 광고의 진실성을 감독한다. 우리는 보험회사가 결과에 관해 주장하는 바에 대해서도 식품의약국에서 감독을 강화해야 한다고 생각한다.

) 의사를 믿는다는 것 (

줄리는 산부인과 의사가 소개해 준 암 전문의를 만났다.

"그분은 마치 저와 이야기하려고 이 세상에 존재하는 분 같았어요. 나라는 한 사람에게 집중하는 듯 보였습니다. 그러나 암 치료에는 언제나 위험과 불확실성이 따른다는 점도 분명히 말해 주었습니다."

그 점이 줄리를 불안하게 했다. 그녀는 아무래도 '최고 중의 최고'를 선택해야 할 것만 같았다.

"어떤 의사를 선택할지 고민해 봐야 했습니다. 그러나 결국 최고 중의 최고를 선택한다 해도 위험이 따른다는 사실을 깨달았어요."

그녀는 두 번째 전문의와 치료를 시작하리라 결심했다.

"어려운 결정이었어요. 그러나 내가 알고 믿는 의사가 이 전문의가 좋겠다고 확인해 준 것이 큰 도움을 주었습니다. '최고 중의 최고' 의사에게 전화를 걸어 다른 전문의에게 치료받겠다고 이야기하자 그는 '물론 저도 훌륭하고 그도 훌륭해요. 마음 가는 대로 하셔도 돼요.'라고 하더군요."

암 전문의를 선택하자마자 줄리는 또다시 어려운 결정에 맞닥뜨렸다. 수술로 그녀의 멍울을 제거한 외과 의사는 줄리에게 화학 요법을 받아야 하며 방사선 요법은 필요 없을 것 같다고 말했다. 그러나 암 전문의의 의견은 달랐다. 그는 방사선이 암 재발의 위험을 줄여줄 것으로 생각했다. 그리고 둘 모두 최종 결정은 그녀에게 달렸다고 말했다.[10] 바로 이런 상황에서 메리 프랜시스 루스가 환자의 가장 큰 스트레스 요인으로 지목한 '결정 갈등'이 일어난다.

"암 전문의가 강력한 조언을 해 주었어요. 그렇다고 딱 '이거'라고 정해 준 것은 아니지만요. 암 치료와 관련해 방사선의 장점과 단점뿐 아니라 장기적으로 증가하는 부작용 위험, 그리고 방사선이 조직을 어떻게 바꾸어 놓으며, 그 결과 유방 절제술 후 재건 수술이 더 어려워진다[11]는 것까지 말해 주었어요."

줄리는 정보가 너무 많이 쏟아져 들어온 데다 상반되는 의견까지 따져 봐야 했다고 말했다. 첫 진료 후 며칠이 지났을 때, 암 전문의가 그녀의 휴대전화로 연락을 해 왔다. 마침 갤러리 뒤쪽의 사무실로 걸어가고 있던 터라 주변이 조용해서 편하게 통화할 수 있었다.

"병원에서 열린 임상 학회에서 제 사례를 발표했다더군요. 그 자리에는 다른 암 전문의들은 물론이고 제 수술을 집도한 의사를 비롯해 다른 외과 의사들과 방사선 전문의들이 있었대요."

암 전문의는 줄리의 사례를 주제로 논의하는 동안 "방사선 요법이 필요하다고 생각하는 부류가 있는가 하면 필요하지 않다고 생각히는 부류도 있었어요."[12]라고 말했다. 그러고는 방사선 요법의 장단점을 다시 한 번 정리해 주었다.

"그는 '당신에게 방사선 요법이 필요 없다는 확신을 주는 어떤 말도 듣지 못했어요. 결국 결정은 당신 몫이에요. 어떤 결정을 내리든 저는 지지하겠습니다.'라고 말했어요."

이 말이 그녀에게 깊은 인상을 남겼다.

"그와 네다섯 번에 걸쳐 이야기를 나누었어요. 그가 의견을 제시하고 제가 '좋아요, 당장 방사선 요법을 받을게요.'라고 말하는 그런 종류의 대화는 아니었죠. 그는 '이제 보일 거예요. 무엇이 좋은지 알 수 있어요.'라고 말했어요. 그가 그렇게 하는 것 외에 다른 방법을 모르는 것 같지는 않았어요. 어떤 사람들은 의사가 그렇게 말하면 의사의 능력을 의심하거나 의사가 자신의 판단을 확신하지 못한다고 생각할지도 모르지만요. 저는 그가 제게 모든 것을 보여 주었다고 생각합니다. 어쨌든 결정은 제 몫이니까요."

메리 프랜시스 루스는 어려운 결정을 내려야 할 때 몇몇 환자들이 '감정적 비용'을 줄이기 위해 쓰는 방법을 발견했다. 그들은 자신이 직면한 선택의 복잡한 면을 반복해서 정면으로 공격했다. 루스는 그런 행동을 '감시적 의사 결정(vigilant decision making)'이라고 불렀다. 매트 콜린이 바로 이런 경우다. 그는 끊임없이 숫자들을 살펴보고, 20명이 넘는 의사에게 연락하고, 또 인터넷 검색으로 찾은 연구 자료를 깊이 조사했는데, 이를 통해 한 가지 치료로 범위를 좁혀 주는 작지만 중요한 차이를 찾아내어 결정 갈등을 줄이려고 했다. 그러나 이런 방식은 어렵기도 하거니와 감정적으로도 힘들어서 시도할 수 있는 환자가 적다. 대체로 환자들은 상충하는 정보들의 광대한 바다에서 정보를 비판적으로 해석할 능력이 자신들에게 있다고 생각하지 않는다. 줄리도 인터넷에서 찾은 자료를 해석할 자신이 없었다.

"제가 몇 달 안에 인정받는 전문의가 될 수는 없잖아요. 그래서 적합한 의사를 찾는 것이 무엇보다 중요했어요."

그녀는 방사선 요법을 받기로 했다.

"저는 암 환자를 많이 알고 있어요. 그들은 자신이 신뢰하지 않거나 좋아하지 않는 의사에게 치료받고 있다고 생각하고, 자신에게 정보를 조사할 능력이 있다고 믿죠. 그래서 인터넷을 샅샅이 뒤져서 온 갖 종류의 연구를 찾아내요. 그러나 그 모든 숫자가 의미하는 것이 무엇인지 대체 어떻게 알 수 있겠어요?"

다른 사람의 안내에 따라 의사 결정을 하는 건 줄리에게 낯선 일이었다. 그녀는 아티스트 선정부터 오프닝 날짜, 초대 손님 명단까지 갤러리에서 해야 하는 모든 결정을 감독하고 지휘하는 데 익숙했다. 물론 조언을 듣기도 하고 때로 자신의 의견에 의심을 품기도 했지만, 결국 모든 선택은 그녀 자신의 몫이었다. 그녀는 상당한 자율성을 보장받으며 모든 일을 결정할 책임을 졌다.

자율성은 모든 환자에게 부여된 중요한 권리다. 그리고 환자들이 자신의 치료와 진료를 선택할 때 중요한 역할을 담당하길 원한다는 사실은 잘 알려진 바다. 그런데 환자들이 누리고 싶어 하는 결정권의 크기가 천차만별임이 여러 연구를 통해 밝혀졌다. 유방암에 걸린 1000명 이상의 캐나다 여성을 대상으로 한 연구 보고서에 따르면, 환자 중 22퍼센트는 스스로 치료법을 선택하길 원했고, 44퍼센트는 의사와 함께 치료를 선택하기를 원했으며, 34퍼센트는 의사에게 전적으로 선택을 맡기기를 원했다. 흥미로운 점은 이들 중 치료 과정에서 자신이 원하던 수준의 의사 결정권을 획득했다고 믿은 비율이 절반에 못 미쳤다는 사실이다.[13]

방사선 요법을 받을 것인지에 대해 한창 고민할 때, 줄리는 모든 결정권을 암 전문의에게 넘길 수 있다고 생각할 만큼 의사를 확실하게 믿었다. 암 전문의가 줄리에게 복잡한 선택지를 일부러 제시하지 않았다거나 자신의 의견에 확고했다거나 한 것은 아니다. 의사가 "신탁을 내려 주듯" 행동하지 않았다고 줄리는 말한다. 줄리는 여전히 자신이 어디로 가는지 그리고 어떻게 그곳에 닿을지 알고 싶었고, 의사는 조종사가 되어 주었다. 그는 비행하는 데 필요한 기술적 지식을 보유했을 뿐만 아니라, 그녀를 인격체로 받아들이고 그녀의 가치와 목표를 고려했다. 적어도 그녀가 생각하기에는 그랬다. 그리고 의사가 투명하고 신중한 방식으로 자신의 의견을 제시했으므로 줄리는 그가 의견을 제시하는 것을 반겼다. 이는 앞서 살펴본 패트릭 밥티스트의 사례와 상반된 것이다. 패트릭이 만난 의사는 패트릭이 얼마만큼 의사의 의견과 결정권을 원하는지 확인하는 걸 건너뛴 채 그저 자신이 선호하는 치료 방법이 최선이라며 권하기만 했다.

"저를 담당한 암 전문의는 진심으로 제가 방사선 요법을 받는 것이 좋다고 믿었어요. 그래서 저는 의사 선생님이 제게 가장 완벽한 치료법을 찾고 있다는 걸 믿어야 한다고 생각했죠. 적합한 의사를 찾는 것이 중요한 이유가 바로 이것입니다. 담당 의사를 전적으로 믿을 수 있었던 것은 정말 행운이에요."

줄리는 의사에게 결정권을 전부 맡김으로써 자신의 인생에서 가장 비참할 수 있었던 기간을 그나마 견딜 수 있게 만들었다.

"저와 똑같은 시기에 암에 걸린 사람을 알고 있어요. 그녀는 저와 완전히 반대되는 경험을 했습니다. 의사를 믿지 않았고, 그 때문에 커다란 걱정과 불확실성 속에서 지냈어요. 밤잠을 못 이루며 인터넷을 검색하고 수많은 이메일을 교환해야 했죠. 그녀의 병은 잘 치료되었어요. 비록 치료는 잘됐지만…… 그건 끝없는 투쟁과도 같았습니다. 그녀에게 너무나도 큰 부담이었죠."

) 뜻밖의 변수와 환자의 생각 (

방사선 요법을 받기로 한 후, 줄리는 모든 것이 제자리를 찾았다고 느꼈다. 치료 계획도 분명하게 정리된 듯했다. 그런데 곧 BRCA 유전자[14]에 변이가 있다는 검사 결과가 나왔다. 그녀를 담당한 암 전문의가 정상적으로는 BRCA1과 BRCA2 유전자가 DNA 손상을 막아 주는 기능을 하므로 두 유전자 중에 변이가 있다면 손상된 DNA가 정상 세포를 암세포로 더 쉽게 바꿀 수 있다고 설명해 준 적이 있었다. BRCA 유전자 변이는 줄리처럼 동유럽 유대인 여성에게서 더욱 흔하게 나타나지만 다른 민족과 인종에서도 발견된다. 변이 유전자는 대부분 부모에게서 물려받는데 늘 그런 것은 아니다. 암 전문의는 줄리에게 변이된 BRCA 유전자가 남아 있는 유방 조직에 유방암을 일으킬 가능성이 크다고 말했다. 게다가 변이 유전자는 난소암의 위험을 증가시키기도 한다.

"저는 제 몸 상태에 관해 모두 알아야 한다고 생각해요. 더 잘 알수록 의사가 더 잘 치료할 수 있으니까요."

줄리가 말했다. 이제 그녀는 새로운 선택을 해야 했다. 그녀는 암 전문의와 모든 선택지를 펼쳐 두고 상의하던 장면을 떠올렸다. 그들은 1시간 넘게 대화를 나누었다. 의사는 BRCA 유전자에 변이가 있는 여성들에게 암이 퍼지는 것을 막는 가장 믿을 만한 방법은 양쪽 유방을 절제하는 동시에 난소를 들어내는 것이라고 말했다.

"그렇게 함으로써 유방암과 난소암의 위험을 90퍼센트 이상 줄일 수 있어요."

줄리는 잠시 침묵하다가 무거운 목소리로 말했다.

"박사님, 저는 유방 절제술은 싫습니다. 특히 양쪽을 다 절제하는 것이라면요."

그리고 물었다.

"제가 수술을 원치 않는다면 어떻게 되는 거죠?"

의사는 타목시펜 같은 약을 먹는 대안이 있다고 말했다. 타목시펜을 복용함으로써 유방암 발생 위험이 50퍼센트까지 줄었다는 일부 연구도 있다.

"그렇지만 그게 당신처럼 BRCA 유전자 변이가 있는 환자에게도 해당하는지는 알 수 없어요. 그리고 약을 먹는다고 난소암을 막지는 못합니다."

그는 수술을 원치 않는다면 유방 엑스레이와 MRI 검사를 통해 치밀하게 검사를 받아야 한다고 설명했다. 그러나 이러한 검사가 생명을 구하는 데 유방 절제술만큼 믿을 만하다고 아직 증명되지는 않았다. 의사는 난소암 검사에서 "초음파와 혈액 검사는 초기 단계의 난소암을 그다지 잘 찾아내지 못합니다."라고 설명했다.

줄리는 끝내 결정을 내리지 못한 채 병원을 나섰다.

"정말 생각할 것이 많았어요. 그는 제게 선택하라고 강요하지 않았어요. 그리고 선택은 각자의 몫이라고 강조했죠."

처음에 모든 결정을 의사에게 맡기기로 한 줄리의 결심은 조금씩 변하고 있었다. 이 시점에서 그녀는 자신이 원하는 바를 명확하게 주장하고 싶었다. 그녀는 예전에 보았던 통계를 떠올렸다. 그런 다음 인터넷을 검색하기 시작했다. 결정에 도움이 되는 여러 자료를 살펴본 후, 숫자에만 의존해 결정을 내리면 안 된다는 사실을 깨달았다.

"할 수 있는 모든 것을 해 보지 않았다고 생각하기는 싫었습니다. 제 가슴이 비록 작긴 하지만, 그리워하게 되리라는 것을 알고 있었어요. 그러나 결국 저는 모든 것을 했습니다. 양쪽 유방을 절제하고, 난소를 들어내고, 화학 요법을 받고, 방사선 요법도 받았어요. 만약 암이 재발한다면 암을 막기 위해서 안 한 것이 없다는 느낌이 들도록 말입니다."

메리 프랜시스 루스는 복잡한 결정 상황에 직면한 환자들의 상반되는 대응 유형을 제시한다. 어떤 환자는 치료법의 한 가지 면만을 보고 다른 면은 무시한다. 이렇게 하면 인지적 노력과 결정 갈등이 줄어병에 대응해 나가는 데 도움이 된다. 예를 들면 수술로 말미암은 고통이나 외형이 흉해지고 장애가 생길 수 있다는 생각에서 자신을 '차단'함으로써 수술의 부작용 가능성을 모두 무시하고 오직 생존 기회에만 집중하는 것이다. 반대로 어떤 환자는 수술의 모든 잠재적인 부작용에만 초점을 맞추는데, 이러한 세세한 고려 역시 병에 대응해 나가는 걸 도와준다. 그는 각각의 가능한 결과를 두고 저울질하고 모든 선택지를 분석함으로써 좀 더 결정권을 누린다고 느낀다.

"나중에 지금을 되돌아보면서 할 수 있었던 것을 모두 하지 않았다고 후회하고 싶지는 않습니다."

줄리는 다시 한번 후회를 예측해 보았다. 그 후회는 자신이 가장 두려워하는 결과, 즉 살아서 아이들이 자라는 모습을 보지 못하는 것을 막지 못한 데서 오는 후회였다. 바로 이것 덕분에 그녀는 수술 결정을 내릴 때 인지적 노력을 줄일 수 있었다.

"난소 수술에 대해서는 별로 생각하지 않았어요. 이미 두 아이가 있고 언젠가 완경이 올 테니까요. 그리고 난소 적출은 간단한 수술이라고 듣기도 했고요."

그녀는 잠시 침묵했다.

"그럴 거라고 생각했어요. 그러나 난소 적출 수술을 받을 때쯤 저는 이미 화학 요법을 4개월째 받는 중이었고, 유방 절제술을 3주 남기고 있었어요. 그러니까 몸이 이미 많이 쇠약해져 있었죠. …… 그래도 나름 재밌었어요. 수술 후 회복하고 나서 남편과 극장에 가서 〈오즈의 마법사〉를 봤어요. 그 영화에는 도로시가 노란 벽돌 길을 따라가는 아주 유머러스한 장면이 나오죠. 바로 허수아비를 만날 때예요. 그런데 도로시 앞에서 노란 벽돌 길이 다섯 갈래쯤으로 나뉘어 있는 거예요. 도로시는 어떤 길을 고를까요?"

그 장면에서 줄리는 안도감을 느꼈다고 한다.

"저는 그런 상황까지 가지는 않았어요. 여러 갈래의 벽돌 길 앞에 선 느낌이 든 적은 전혀 없었거든요."

줄리는 몸에 충격이 있더라도 치료 확률을 높이기 위해 할 수 있는 모든 방법을 동원했다. 그렇게 함으로써 결정 갈등을 줄일 수 있었다. 그녀는 그렇게 치료 과정을 밟아 나갔고, 스티븐 바움처럼 결코 뒤를 돌아보지 않았다.

) 모든 여성이 유방을 절제할까 (

줄리 브로디는 다른 많은 여성과 마찬가지로 유방암 진단을 받은 이후에 BRCA 유전자 변이가 발견된 사례다. 한 연구에 따르면, 이러한 여성의 52퍼센트가 자신이 변이 유전자를 지니고 있다는 사실을 알고 나서 양쪽 유방을 절제하는 수술을 선택했다고 한다. 그렇다면 변이된 BRCA 유전자를 지녔지만 암에 걸리지 않은 여성은 어떨까?[15]

38세의 파티시에 세라 로즌 역시 웨스트코스트에 산다. 유방암 병력이 있는 이모와 사촌을 여럿 둔 그녀는 BRCA 유전자 변이 검사를 받기 전에 수년 동안 고민했다.

"그 정보로 무엇을 해야 할지 분명하지 않았거든요."

세라는 이 정보가 10대의 두 딸에게 혹여나 짐이 되지는 않을까 걱정하기도 했다. 그러나 여동생이 유방암 진단을 받고 BRCA1 유전자 변이 검사 결과도 양성으로 나오자, 그녀는 유전자 상담사와 상의한 뒤 결국 검사를 받기로 했다. 세라의 검사 결과 역시 양성이었고, 미래에 유방암에 걸릴 확률은 55~85퍼센트라고 했다. 또한 난소암에 걸릴 확률은 36~63퍼센트였다.

세라는 여러 암 전문의와 상의하고 인터넷에서 어떤 선택지가 있는지 찾아 읽었다. 그녀가 받은 유방 엑스레이 검사, MRI 검사, 난소암 진단을 위한 CA-125 혈액 검사, 골반 초음파 결과는 모두 정상으로 나왔다. 그녀는 아이를 더 낳을 생각이 없었으므로 난소를 제거하기로 했다. 그러나 유방 수술은 받지 않고 타목시펜을 복용하기로 했다.

골반 초음파 검사와 혈액 검사에 이상이 없고 변이된 BRCA 유전자를 보유한 여성의 절반이 세라 로즌처럼 난소를 제거하기로 결정한다. 그러나 BRCA 변이 유전자를 보유하고 있지만 유방암 진단을 받지 않은 대다수의 여성은 유방 절제술을 선택하지 않으며, 세라도 이들과 같았다. 한 연구에 따르면, 이러한 여성의 3퍼센트만이 BRCA 변이 유전자 보유자라는 사실을 인지한 지 1년 이내에 양쪽 유방 절제 수술을 선택했다.[16]

걸리지도 않았고 걸리지 않을 수도 있는 병을 막으려고 양쪽 유방과 양쪽 난소를 절제하는 이런 극단적 치료는 극도의 결정 갈등과 손실 회피 심리를 안겨 준다.[17] 수술이 주는 상실감은 너무나 크고 깊다. 이 큰 수술에 직면한 여성 앞에는 통증, 모양 변형, 흉터, 감염, 출혈과 같은 위험이 도사리고 있다. 또한 유방과 난소를 다 잃는다는 것은 여성의 자아상을 뒤흔든다. 난소를 들어낸 후 곧바로 찾아오는 피부 화끈거림, 수면 장애, 피로, 감정 기복, 우울감과 같은 완경 증상과 성 기능 장애 때문에 비참한 기분을 느끼는 여성도 많다. 시간이 지나면서 많은 여성이 적응하기는 하지만, 시간이 많이 들거나 만족스럽지 않을 수도 있다. 세라는 이런 점들을 걱정했다.

2년 후, 세라의 여동생이 전이성 유방암으로 사망했다.

"다음은 내 차례가 될지도 모른다는 생각을 떨칠 수 없었어요."

이 극적인 사건은 세라에게 가용성 편향을 유도해 심경에 변화를 일으켰고, 손실 회피 심리를 극복하도록 하는 강력한 추진력이 되었다. 그녀는 양쪽 유방을 절제하기로 했다. 다행히 유방암은 발견되지 않았고, 세라는 안심했다.

"제가 옳은 결정을 내렸다고 생각해요. 그러나 쉽지는 않았어요. 절대로 쉽지 않았어요."

) '최고의 의사'일까, '최고의 경험'일까 (

"모든 사람이 제가 어떤 일을 겪었는지 알아요. 그리고 이제 저는 다른 사람들을 돕고 있죠."

줄리는 자신이 지나온 투병 과정을 여러 친구 및 동료와 자세히 공유한다. 그렇게 경험을 공유하는 것이 힘겨운 치료의 짐을 가볍게 해 준다고 믿는다. 이제 그녀는 다른 사람들의 롤로덱스에서 자신의 이름을 발견한다.

"도움을 요청하는 전화를 많이 받아요."

그녀는 암에 관해 '배웠다'고 느낀다. 놀랄 만한 일은 아니다.

"암 투병 중인 사람들에게 그 과정을 가장 잘 건너게 해 주는 포인트를 짚어 주려고 노력해요."

줄리는 이제 '최고의 의사'에 초점을 맞추는 것이 아니라 '최고의 경험'에 초점을 맞춘다.

"경험의 일부는 의사가 결정합니다. 그러나 의사와 병원 사람들만 역할을 하는 건 아니에요. 저를 지원해 준 든든한 친구들도 있어요. 제게 마음을 써 준 모든 사람이 저를 보살펴 줬어요."

'최고의 경험'을 구성하는 요소는 사람마다 제각각이다. 44세의 안젤라 발두치는 미국 중서부에 사는 가정주부다. 그녀의 주된 일과는 두 고등학생 자녀를 다양한 활동 장소에 데려다주는 것이다. 안젤라는 체구는 작지만 운동을 좋아해서 요가 강습도 받고 집에서 일립티

컬 머신으로 운동도 한다. 대학에서 영어를 전공한 안젤라는 책을 많이 읽는 편이다. 차 안에 소설을 쌓아 두고 시간이 날 때마다 읽는다. 야구 선수로 지역 플레이오프를 치르는 아들과 차를 타고 가던 어느 날, 안젤라는 등 위쪽에 통증을 느꼈다.

"그땐 그저 싸구려 호텔에서 잠을 자고 애를 경기에 데려다주느라 몇 시간이나 차에 앉아 있어서 그런 줄 알았어요."

스트레칭을 해도 통증이 사라지지 않고 일주일 이상 계속되자, 그녀는 주치의를 찾아갔다. 그러나 그녀를 진찰한 의사는 아무런 이상을 발견하지 못했다. 그녀가 10대 때 가끔 담배를 피웠기 때문에 의사는 흉부 엑스레이 촬영을 해 보자고 했다.

"약간의 천식까지 있어서 선생님은 폐도 보자고 했죠."

안젤라는 잠시 말을 멈췄다. 그 기억이 여전히 그녀의 마음을 무겁게 누르고 있었다.

"두 시간 후 의사에게서 전화가 왔는데 폐 사이에서 덩어리를 발견했다는 거예요. 그런 다음에는 모든 게 빠르게 진행됐어요. 그 일이 화요일에 있었고, 수요일에 CT 촬영을 하고 생체 검사를 받았죠. 그리고 목요일에 나온 결과는 호지킨병[18]이었어요."

매트 콜린과 스티븐 바움은 의사를 선택할 시간이 있었을 뿐 아니라 수개월에 걸쳐 치료법에 관해 고민할 수 있었다. 하지만 안젤라는 얼른 치료받아야 하는 암에 걸렸다. 그녀는 그때의 기분을 "마비된 것 같은"이라고 표현했다. 그녀의 마음속에는 온통 남편과 두 아들을 남기고 죽는다는 생각뿐이었다. 의사와 상담할 때는 자신의 눈과 귀가 되어 준 남편에게 의지했다.

일들은 신속하게 진행됐다. 그녀는 주치의가 일하는 지역 병원의 암 전문의에게 검사를 받았다. 암 전문의는 안젤라의 호지킨병에 대한 치료 계획을 세웠고, 곧 치료를 시작했다. 그러나 안젤라와 남편은 암 센터에서 2차 소견을 받아야 한다고 생각했고, 그 주에 암 전문의의 주선으로 가까운 암 센터에서 림프종 전문의와 상담했다.

안젤라는 병원에 앉아 기다리며 지나가는 사람들을 바라보았다. 대부분이 머리카락이 없고 허약해 보였고, 휠체어에 앉아 있는 사람도 있었다. 40분 동안 대기 후 검사실로 들어갔다. 간호사가 그녀의 활력 징후를 측정한 뒤 안젤라는 체중계 위에 올라섰다.

"세상에, 3킬로그램이나 줄었어요."

안젤라가 말했다. 간호사는 말없이 어깨를 으쓱해 보이며 안젤라의 손목에 ID 팔찌를 채웠다.

"암 센터 대기실에 있을 때 정말 우울했어요. 거기 있는 사람들은 저보다 훨씬 아팠죠."

곧 림프종 전문의가 들어왔다. 나이가 들어 보였고, 마른 체격에 키가 컸으며, 말투에서 영국식 악센트가 느껴지는 의사였다. 그는 안젤라의 기록을 살펴보고 잠시 진찰하더니, 앞으로 그녀가 받을 치료에 대해 상세히 말해 주었다.

"그는 매우 전문적이었어요. 하지만 솔직히 말하면 무척 지겨워 보였어요. 사실 그는 제게 '전형적인 사례'라고 했죠."

이 의사도 지역 병원 암 전문의와 똑같은 치료를 제안했다.

"두 의사는 똑같은 화학 요법과 방사선 요법을 권했어요."

안젤라는 유방암 진단을 받은 다른 친구들과 자신의 차이를 생각해 보았다.

"친구들은 2~4주쯤 시간을 들여 신중하게 치료 계획을 찾아 나갔어요. 병원마다 다른 치료법을 제시했죠. 저는 그게 더 고민스럽다고 생각해요. …… 상황은 매우 빠르게 전개되었고 꽤 심각했어요. 의사들이 우리 대신 결정을 내려야 했죠. 저는 선택하지 못했어요. 그들은 '자, A와 B와 C가 있는데 어떤 것을 고르시겠습니까?' 이렇게 말하지 않았어요. 호지킨병일 때는 어떤 치료법을 선택해야 하는지 아주 명확했죠. 제가 실험적인 치료 계획을 원하지 않는 한 어디를 가나 다 똑같을 거랬어요. 꽤 분명했죠."

호지킨병의 성공적인 치료법은 현대 종양학에서 이룬 위대한 성과 중 하나다.[19] 지난 수십 년에 걸쳐 북아메리카와 유럽의 연구자들은 암 단계별로 최적화된 치료법과 암의 다양한 아류형을 체계적으로 연구해 왔다. 이들의 연구는 호지킨병의 치료율을 상당히 높은 수준까지 끌어올렸다. 초기 단계에 발견된 종양은 완치율이 70퍼센트에 달하고, 종양이 크게 퍼진 말기 단계에서도 완치율이 50퍼센트에 이른다. 다만 화학 요법과 방사선 요법을 시행할 최적의 타이밍은 언제인지, 장기적으로 심장과 폐에서 일어날 수 있는 손상과 백혈병 같은 2차암을 막기 위해 정확히 어떤 약을 쓸지에 관해서는 전문가들 사이에서조차 여전히 의견이 분분하다. 어쨌든 이러한 연구가 계속되면서, 실험적인 치료 계획에 참여하길 바라지 않던 환자들도 자신이 받는 치료의 근간이 되는 지식의 토대가 깊어진다는 사실을 알고 안심할 수 있었다.

"정말 운이 좋았다고 생각해요. 암에 걸렸다는 걸 알고 처음 든 생각은 '감사합니다. 아이들이 아니라 제가 암에 걸려서요.'였어요. 그리고 제게는 의사, 보험, 직업이 있었죠. 호지킨병은 완치율이 높다는 점도 중요해요. 제게 주어진 과제는 치료를 무사히 완료하는 것이었어요. 어디에서 치료받느냐가 관건이었죠."

안젤라는 암 센터에서 자신이 아무도 아닌 것처럼 느껴졌다. 그녀의 암이 '전형적'이라는 의사의 말은 조금도 위안이 되지 않았다. 오히려 자신의 암은 '또 다른 사례'일 뿐이라는 느낌만 들었다. 몸무게가 3킬로그램 줄었다고 걱정스레 말했을 때 조용히 어깨를 으쓱했던 간호사의 작은 몸짓마저 이런 느낌을 더욱 강화했다. 환자가 아프고, 겁에 질리고, 연약해져 있을 때는 악의 없는 말이나 행동조차도 큰 영향을 끼친다. 이날의 경험 뒤 안젤라는 지역 병원에서 치료받기로 했다. 어떤 사람들은 이와 반대되는 경험을 하는데, 그들에게는 크고 번잡한 암 센터가 오히려 안도감을 주기도 한다.

그러나 안젤라는 지역 병원의 암 전문의가 자신에게 적합한 의사인지에 대해서는 여전히 의문스러웠다. 그녀에겐 확신이 필요했고,

줄리 브로디처럼 자기가 신뢰하는 의료 전문가에게서 그걸 찾고자 했다. 안젤라의 친구 하나가 이 지역 병원의 간호사였다.

"친구에게 바로 전화했어요. 거기서 20년을 일한 친구죠. 종양학과에서 만난 의사 이름을 댔더니 그 의사에 관해 말해 주더군요."

친구는 그 의사가 암 센터에서 훈련을 받았고 실력이 좋으며 매우 열정적이라고 했다. 안젤라는 친구에게 고마움을 표한 다음, 인터넷에서 호지킨병에 관해 읽는 것이 두렵다고 털어놓았다.

"그러자 친구가 그러더군요. '내키지 않으면 굳이 인터넷에서 찾아볼 필요 없어. 정말 무서울 수 있으니까. 온라인에서 읽는 내용은 드문 경우일 수도 있고, 언제나 신뢰할 수 있는 것도 아니야. 그냥 무시해도 되는 정보인 경우가 더 많아.'"

안젤라는 간호사 친구와의 통화에서 큰 위안을 얻었다.

"제 몸을 실력 있는 의사의 손에 맡긴다고 생각하니 크게 위안이 됐어요. 그리고 호지킨병에 관해 모든 사람의 말을 다 들을 필요가 없다는 것 역시 큰 위안이 되었죠. 처음에는 남편에게 모든 것을 털어놓았어요. 첫 달에는 그저 구석에 앉아서 울기만 했죠. 그래서 남편이 모든 정보를 도맡아 관리했어요. 약물 치료 계획을 살피고, 집에서 제가 먹는 약도 모두 챙기고, 집안일도 처리했죠."

안젤라는 자신이 아프다는 사실을 몇 안 되는 가까운 친구들에게만 알렸다. 그녀는 모든 이야기의 주제가 병과 치료에 집중되는 것을 원치 않았다. 많은 사람이 정보나 조언을 얻으려고 다른 암 환자나 생존자를 찾지만, 안젤라는 그렇게 하지 않았다. 지원 그룹에 가입할 기회도 있었지만 거절했다.

"제가 원하는 유일한 도움은 수술대에 대신 누워 줄 사람입니다. 그게 제가 원하는 거예요. 저를 돕고 싶다면 그렇게 해 주거나, 아니면 그냥 내버려 뒀으면 좋겠어요."

안젤라는 '알아야 하는 사람에게만 알린다'는 원칙 아래, 암에 걸린 사실을 대체로 비밀에 부쳤다. 의사 친구들에게도 자신의 상황을 알리지 않았다. 사람들이 자신의 병을 두고 왈가왈부하고 기분과 두려움에 관해 질문하면서 에너지를 앗아 갈까 봐 걱정되었기 때문이다. 부탁하지도 않았는데 친구들이 좋은 뜻으로 다른 호지킨병 환자나 다른 림프종 환자의 사례를 들려주며 의사나 치료법과 관련해 다른 선택지를 알려 준다 해도, 그건 안젤라의 결정 갈등을 부추길 뿐이었다. 안젤라는 그런 사람에게 쓸 감정적 여력이 남아 있지 않다고 했다. 그들은 주는 것보다 받아 가는 것이 너 낳기 십상인 사람들이었다.

"사람들의 98퍼센트 정도는 우리가 짐작했던 것보다 더 나은 사람이고, 나머지 2퍼센트쯤만 타인의 불행에 기대어 살아가지 싶어요."

유독 안젤라만 자기 병을 비밀로 하는 환자인 건 아니다. 환자들이 자신의 의료 정보를 공유하고 싶어 하지 않는 까닭은 생각 외로 다양하다. 만성 폐렴을 앓던 32세의 영화학과 교수는 자신의 병이 모든 대화의 주제가 되는 것을 원치 않았다. 그러나 한편으로는 종신직을 얻지 못하거나 직장에서의 위치에 영향이 미칠까 봐 우려하는 마음도 있었다.

"병은 승진에 영향을 줄 수 있거든요. 그래서 가족과 가까운 친구 한 명만 알고 있죠."

사람들이 알리길 꺼려 하는 병이 암뿐인 것도 아니다. 은퇴한 한 건축업자는 심장 근육이 약해지는 심근증에 걸렸는데, 그의 심장에 문제가 생긴 원인은 밝혀지지 않았고 앞으로 어떻게 될지도 불확실했다. 그는 아내에게는 자신의 병을 알렸지만 다 큰 자녀들이 알게 하고 싶지는 않았다.

"아이들이 걱정하면 제 기분만 나빠질 뿐이에요."

안젤라는 자신의 병을 비밀로 함으로써 평정심을 유지할 수 있었다. 그녀는 질병이 자신의 정체성을 규정하는 것이 싫었다. 딸이 학교 연극에서 맡은 배역이나 아들의 야구 시합에 대해 친구들과 대화를 나누는 데는 건강에 관한 이야기가 필요하지 않았다. 암 때문에 삶 전체가 바뀌어 버린 환자가 아니라 그저 한 명의 사람으로서 스스로를 느끼고 싶었다. 이러한 방어벽은 그녀의 투쟁을 도왔다.

"있는 그대로 받아들여야 해요. 암이 당신을 삼켜 버리도록 놔둬서는 안 돼요."

안젤라는 암 전문의가 자신의 사생활에 주의를 기울여 준 덕분에 깊은 안도감을 느꼈다.

"그 선생님은 언제나 저에게 이로운 것만 생각했습니다. 먼저 전화를 걸어 와서는 아들의 야구 경기를 놓치지 않도록 일정을 바꿔 주기도 했어요. 언제나 그 이상의 것을 생각합니다. 저를 대하는 걸 보면, 단지 그녀가 관리하는 많은 환자 중 하나로 생각하는 게 아니라 한 사람으로서 돌봐 주는 듯한 느낌이 듭니다."

암 전문의는 "제가 제대로 보고 있는지 점검하려고" 동료와 자주 상의한다고 말하기도 했다. 안젤라는 이런 점이 좋았다.

"저는 다 안다고 생각하는 사람들이 더 무서워요."

줄리 브로디와 마찬가지로 안젤라는 자신의 병에 관해 전문가가 되려 하지 않았다.

"사람들을 믿어야 해요. 교사는 가르칩니다. 그렇게 살아가요. 사람들은 환자를 돌보는 방법을 찾는 데 자기 삶을 쓰는 의사와 간호사를 좋아합니다."

칼 슈나이더는 『자율성의 실천(The Practice of Autonomy)』이라는 책에서, 우리 문화에는 질병의 모든 단계에서 단 하나의 선택도 빠뜨리지 않고 스스로 결정히기를 바라지 않는 사람을 비난하는 극단적인 면이 있다고 지적한다.[20] 우리 둘은 슈나이더의 주장에 동의한다. 우리는 진정한 자율성이란 환자가 자신의 자율성에 한계를 정하는 것이라고 생각한다. 아울러 환자가 자기 나름의 대응 방향을 정하는 것도 자율성의 일부다.

안젤라가 치료를 마치고 4개월 뒤에 그녀와 다시 만났다. 호지킨병의 징후는 없었고, 완치된 듯 보였다. 이전의 몸무게와 강인함은 아직 돌아오지 않았지만, 그녀는 요가 수업에 다시 나간다고 했다.

"암 전문의가 말하길 의사들은 림프종 치료를 좋아한대요. 자신들의 명성을 올려 준다나요. 그들은 사람들에게 삶을 되돌려 줍니다. 저도 예전의 나 자신으로 돌아가고 있습니다."

7

예측이 현실을 만날 때

Your
Medical
Mind

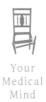

Your
Medical
Mind

폴 피터슨은 컴퓨터 화면 위의 스프레드시트를 다시 한번 바라봤다. 혈액 검사를 할 때마다 결과를 입력해 둔 자료였다. 화면에 불러온 데이터 세트는 그의 혈액 1마이크로리터당 총 백혈구 수를 보여 주었는데, 2000에서 3000 사이에서 계속 오르락내리락했다. 정상보다 낮은 수치였다. 폴은 그 이유를 알았다. 다발성 근염이라는 근육병 때문에 복용하는 약의 부작용이었다. 그 약들은 백혈구 수를 줄인다고 알려져 있다.

키보드를 두드리자 스프레드시트에 기록해 둔 수치를 보여 주는 그래프가 나타났다. 평소 낮았던 백혈구 수가 정상 수준으로 올라가 있었다. 무언가가 변했다는 뜻인데, 이것이 신경에 거슬렸다.

폴은 의자에 앉아 생각에 잠겼다. 그의 세계에서는 모든 것이 합리적으로 설명되어야 한다. 백혈구 수가 증가한 것은 그 무엇으로도 설명되지 않았다. 약의 복용량은 언제나 일정했다. 몸 상태도 점검해 보았는데, 아프지 않았다. 근육이나 그 외의 어느 곳에도 통증은 없었다. 기운도 넘쳤다. 땀과 열이 나지 않는 걸로 보아 무언가에 감염된 것도 아니니, 감염에 의한 백혈구 수 증가도 아니었다. 이상한 낌새는 하나도 없었다. 모순되는 자료를 지나친 적도 없었고, 잘 이해되지 않는 결과를 극단값(outlier)이라고 일축하지도 않았다. 백혈구수가 증가한 데는 분명한 이유가 있을 것이었다.

) 어느 전략 컨설턴트의 치료에 관한 생각 (

폴은 캔자스주의 농장에서 자랐고, 대학에서 공학을 전공했으며, 졸업 후 위치토의 화학 공장에서 일했다. 업무에 탁월했지만 얼마 지나지 않아 다른 걸 해 보고 싶었다.

"독립해서 제 일을 하고 싶었어요. 전략을 세우는 일을 하는 업계로 나아가고 싶었죠."

그는 학교로 돌아가서 인류학, 심리학, 사회학, 수학, 금융 등 다양한 과목을 공부하여 마침내 조직행동론 분야에서 박사 학위를 받았다. 교수들은 그에게 공부를 계속해서 교수가 되라고 조언했지만, 독립적인 게 좋았던 폴은 다른 방향으로 진로를 정했다. 그는 컨설팅회사를 세우고 기업에 조언해 주는 일을 했다.

"제가 한 공부가 방향을 정해 줬어요. 저는 합리적 의사 결정 원칙을 활용하여 경영자들에게 그들의 목표에 부합하는 미래를 만드는 방법을 알려 줬습니다."

수학과 프로그래밍 기술을 바탕으로 폴은 뛰어난 결정 트리(decision tree)를 개발했다. 그걸 활용하면 고객이 직면할 수 있는 선택지 각각을 분석하여 성공과 실패 확률을 가늠할 수 있다.

"장기적으로 보면 말 그대로 수천 가지의 결정이 이루어질 수 있습니다. 저는 CEO들에게 연이어 있는 매우 복잡한 결정을 어떻게 관리하는지 알려 줍니다. 재원은 어디에 배치하고, 어떤 종류의 기술이 요구되며, 목표를 이루기 위한 최적의 경영 시스템은 무엇인지 등을 말이죠. 제 일은 정량적인 동시에 정성적입니다. 결과를 도출하는 사고 과정은 엄격하며, 미래의 위험과 앞으로 거두게 될 기대 이익을 정밀하게 규명합니다."

50대인 폴은 키가 크고 마른 체구에 머리카락이 붉고 숱이 많았다. 근육병을 앓기 전에는 사이클을 타고 역기를 들었다. 미국 동북부 끝자락의 코네티컷주에 있는 그의 집은 숲과 맞닿아 있는데, 난로에 땔 장작을 1년에 8코드(코드는 목재의 부피를 잴 때 쓰는 단위로, 8코드는 약 29세제곱미터임—옮긴이) 정도 직접 팼다.

"저는 매우 건강했어요. 그런데 2000년 여름, 갑자기 몸무게가 줄고 기력이 약해졌어요. 자전거로 언덕을 올라가는 게 힘겨웠죠. 한 번도 병이 난 적이 없었기 때문에 계속 '스트레스 때문일 거야. 최근에 이혼했고 출장이 잦았잖아. 피곤한 것도 무리가 아니지. 기력이 없는 게 어쩌면 당연해.'라고 생각했어요. 정말 힘든 시기를 지나고 있었거든요. 그렇지만 결국 1년 뒤 병원에 갔어요."

이듬해 1년 동안 폴은 수많은 전문의를 만났다. 혈액 검사며 엑스레이며 CT 촬영까지 정밀하게 검사를 받았지만, 누구도 명쾌하게 진단하지 못했다.

"마침내 한 의사가 CPK라는 간단한 혈액 검사로 무엇이 잘못됐는지 밝혀냈죠. 제 병명은 다발성 근염이었어요."

다발성 근염은 면역계가 근육을 공격하여 CPK, 즉 크레아틴키나제라는 단백질(효소)을 배출함으로써 염증을 일으키는 병이다. 그렇게 2년 동안 자신의 근육을 공격하던 면역 반응을 억누르는 강력한 약을 복용하면서 폴은 회복되었다.

이 경험은 폴에게 깊은 영향을 주었다.

"2년 동안 제 병이 무엇인지 진단조차 내리지 못하는 의사들을 계속 만났어요. 긴단한 혈액 검사로 알 수 있는 병인데요. 그걸 밝혀내지 못한 정말 유명한 전문의를 많이 거쳤습니다."

폴은 주치의와 좋은 관계를 유지하고 있지만 의료 기관은 그다지 믿지 않았다.

"합리성과 과학적인 의사 결정을 믿는 사람으로서 말하자면, 저는 회의주의자입니다. 소크라테스 같은 사람이라고나 할까요."

폴은 다시 키보드를 두드렸다. 스프레드시트와 그래프를 인쇄하고 그의 치료를 담당하는 류머티즘 전문의와 약속을 잡았다.

"눈여겨볼 만한 변화는 아닌 것 같은데요."

백혈구 수 증가를 보여 주는 그래프를 들여다보면서 류머티즘 전문의가 말했다.

폴이 대꾸했다.

"그러나 보통 때의 평균을 넘는 두 가지 표준편차가 보여요. 정상 범위 안에는 있지만 제 눈에는 정상으로 보이지 않습니다."

폴을 검진했지만 걱정할 만한 이상을 발견하지 못한 의사는 다시 혈액 검사를 지시했다. 다음 날 폴은 백혈구 수가 여전히 정상이며, 심지어 이전 측정 때보다 약간 더 올라갔다는 소식을 들었다.

"걱정할 필요 없어요. 아마 바이러스성 감염이 백혈구 수를 약간 높였을 겁니다."

류머티즘 전문의가 말했다.

"그 결과를 듣고 제가 의사보다 훨씬 걱정을 많이 했어요. 문득 혈액 전문의를 만나야겠다는 생각이 들더군요. 다발성 근염을 오랫동안 앓고 난 뒤, 알 수 없는 일이 일어나는 것이 정말 싫었거든요."

혈액 전문의도 폴을 검진했지만 특별히 이상한 점을 발견하지 못했다. 그는 슬라이드 글라스에 폴의 혈액을 한 방울 떨어뜨리고 현미경으로 관찰한 다음, 폴에게 왜 백혈구 수가 변했는지 합리적으로 설명해 주었다.

"그는 저에게 만성 림프구성 백혈병[1]이 있다고 말해 주었습니다. 제 면역 상태 때문에 백혈병이 생겼을 수 있고, 아주 적은 양이지만 세포 독성 약물을 복용했기 때문에 혈액 세포에 변이가 발생한 것이었어요. 결국 수년 동안 치료받고 나서야 이전 결정의 결과를 알게 된 것이죠."

혈액 전문의는 폴에게 말했다.

"만성 림프구성 백혈병은 다른 백혈병과 달리 진행이 매우 더딘 편입니다. 환자에게 해를 끼치지 않으면서 여러 해 동안 안정적인 상태로 있죠. 현재와 같은 백혈구 수, 그리고 아무런 문제가 없는 지금 상태에서는 당분간 치료 없이 관찰하는 방법을 추천합니다."

폴은 의사에게서 이런 말을 듣기는 했지만 마음이 그다지 편하지는 않았다.

"저는 불교도예요. 그래서 동양의 사상과 의학에 관심이 많습니다. 그러나 제 몸의 문제는 서양 의학으로 해결해야 한다고 생각했습니다. 필요하다면 대체 의학으로 보완하는 등 치료법을 조정할 수는 있겠죠. 그러나 그건 나중 일입니다."

집에 돌아오자마자 폴은 인터넷을 검색했다. 그동안 전략 수립가로서 일해 오던 것과 똑같은 방식으로 문제를 공격했다. 즉 병의 원인, 발현, 변이성의 정도, 치료법 등 모든 방면에서 병에 대해 파고들면서 다양한 경우의 수를 파악하고자 노력했다.

메리 프랜시스 루스의 용어로 표현하자면, 폴은 '감시적 의사 결정'의 극단적인 경우에 속한다. 그는 의학을 정식으로 배우지 않았지만 굴하지 않고 조사를 이어 나갔다.

"다발성 근염을 통해 많은 것을 배웠어요. 그리고 저는 과학자입니다. 조사가 이뤄지는 방식은 물론이고, 통계에서 드러나는 것과 드러나지 않는 것이 무엇인지도 알고 있죠. 인터넷에 쓰레기 같은 정보가 떠다닌다는 것도 잘 압니다. 그래서 명문 기관의 전문가들이 쓴 최고 수준의 의학 전문지와 높이 평가받는 논문을 보기로 했죠."

폴은 연구 정보가 가장 많은 곳이 미국 혈액학회라는 것을 알아냈다. 미국 혈액학회는 만성 림프구성 백혈병(CLL) 같은 혈액 관련 질병을 연구하는 의사와 과학자 들이 모인 전문 기관이다. 폴은 논문들 속에서 여러 임상 시험 결과를 살펴보고, 수많은 치료 계획을 조사하고, 치료받은 환자 수를 가늠했다. 때로는 원천 데이터를 논문과는 다른 방법으로 해석하여 통계를 새로 내 보기도 했다.

"표본 크기가 상대적으로 작은 연구도 있어요. 그런 경우에는 논문에서 유의미한 통계라고 주장하더라도 거기서 결론을 이끌어 낼 수 없죠. 저는 이런 연구를 회의적인 시각으로 봅니다."

줄리 브로디가 롤로덱스를 활용해 최고의 의사를 찾아냈듯이, 폴 피터슨은 만성 림프구성 백혈병 분야의 최고 전문가 목록을 만들었다. 주요 암 센터의 교수 목록을 수집한 뒤 저명한 의학 전문지의 논문 저자들만 추렸다. 그렇게 해서 많은 수의 논문을 기고한 림프구성 백혈병 전문가가 있는 암 센터 세 곳을 알아냈다. 최고 논문 중 몇몇은 남부의 이름난 어느 암 센터에서 낸 것이었다.

"진짜 마음에 든 점은 이들이 자신들의 치료 계획과 여러 다른 연구의 결과를 서로 비교했다는 거예요. 종합적으로 접근하고, 여러 치료 전략의 장단점을 날카롭게 분석했더군요."

2007년에 우리가 만난 환자 가운데, 폴은 인터넷에 있는 정보를 바탕으로 전문의를 선택한 소수 그룹에 속했다. 공교롭게도 폴의 만성 림프구성 백혈병을 진단한 혈액 전문가가 그 암 센터의 만성 림프구성 백혈병 전문의와 아는 사이였다.

"두 사람 간에 친분이 있음을 알고 나자 2차 의견(second opinion)을 구해야겠다는 결심이 더 확고해졌습니다."

줄리 브로디의 사례에서 보았듯이 아는 의사의 개인적 추천은 환자에게 중요한 의미를 띤다.

그다음 주에 폴은 암 센터가 있는 남부로 갔다.

"엄청나게 규모가 컸어요. 직원이 수만 명은 되는 듯했습니다. 직감적으로 이곳이 지식과 전문성의 중심지라는 걸 알았죠."

그러나 합리적 결정 분석을 실행하는 진략 건실틴트인 그는 '식감'에 주의해야 한다고 오래전에 배웠다.

"그곳의 운영 방식에 깊은 인상을 받았어요. 모든 일정이 저를 위해 준비된 방식 말입니다. 3일간의 일정이 이미 시간대별로 정해져 있더군요. 진료와 검사가 차례대로 진행됐어요. 정말 놀랍도록 효율적이고 모든 것이 잘 조직되어 있어서 전부 순탄하게 진행될 거라는 느낌이 들었습니다. 저는 '그래, 이 사람들은 어떻게 환자를 대해야 하는지 아는 게 틀림없어.'라고 생각했어요. 그러나 한편으로는 그곳의 규모가 너무 큰 것 같았고, 그 점에 조금 실망했어요. 말 그대로 수천 명의 암 환자가 센터 여기저기를 돌아다니는 데다, 복도를 따라 걷기만 했는데도 아픈 사람들을 수없이 볼 수 있었습니다. 그다지 기분 좋은 경험은 아니었죠."

폴이 피를 뽑기 위해 채혈실에서 기다리던 때였다.

"거기 계신 분, 이리 오세요."

흰 가운을 입은 통통하고 나이 든 여성이 남부 특유의 느릿느릿한 말투로 그를 불렀다.

"맞아요, 빨간 옷 입으신 분. 이리 와서 여기 앉으세요. 피를 좀 뽑을게요."

폴이 말했다.

"채혈은 정말 간단한 일이잖아요. 하지만 그녀는 정말이지 친절했어요. 한 인간으로 대우받는 기분이었습니다. 팔을 내밀면 몇 번 팔뚝을 친 뒤 그냥 피를 뽑고 끝나는 것과는 차원이 달랐어요. 아주 사소한 경험이었지만, 그 암 센터가 매우 특별하게 느껴졌습니다. 거기서 일하는 모든 사람이 그럴 거라는 말은 아니에요. 하지만 전문의의 진료라는 주요리 전에 맛볼 수 있는 훌륭한 애피타이저였습니다."

다음 날 폴은 의사를 만났다. 그 의사는 수많은 임상 시험 보고서와 해당 분야의 논문을 쓴 만성 림프구성 백혈병 전문의로, 빳빳한 흰 가운을 입은 중년 여성이었다. 그녀의 책상에는 보고서들이 쌓여 있었다. 폴은 우리에게 그녀가 "전문적"으로 보였고 "그녀의 스타일이 마음에 들었"다고 말했다.

의사가 말했다.

"환자분의 모든 검사 결과를 살펴봤어요. 본론만 말씀드리죠. 별로 좋지 않습니다."

폴은 깜짝 놀랐다.

"정확하게, 무슨 말씀이죠?"

의사는 폴의 비정상적인 백혈구를 분석했더니 예후가 별로 좋지 않음을 나타내는 특징들이 나타났다고 설명했다. 그의 만성 림프구성 백혈병은 현재 잠잠한 상태지만 공격적으로 변해서 생명을 위협할 가능성이 있었다.

폴은 만성 림프구성 백혈병 전문의에게 방금 한 말을 숫자로 풀어 달라고 부탁했다. 즉 시간의 경과에 따른 가능성이 얼마나 되는지, 환자의 나이, 성별, 처음 진단 후 경과한 시간을 비롯한 다양한 변수들이 일으키는 차이는 있는지, 네이터는 얼마나 신빙성이 있는지 등을 말해 달라고 했다. 하지만 의사는 폴의 질문 대부분에 정확하게 답변하지 않고, 백혈구 수를 좀 더 면밀하게 모니터링하는 것 외에는 당장 할 수 있는 일이 없다면서 대화를 끝냈다. 그녀는 폴을 담당하는 코네티컷주의 혈액 전문의와 협력해서 진료를 이어 나갈 것이었다.

"저는 그 방문에서 정보나 좀 얻겠거니 하고 예상했어요. 그런데 그보다 훨씬 많은 것을 얻을 수 있었죠."

폴은 치료와 관련해 자신의 결정권을 유지하기로 마음을 굳혔다.

집에 돌아온 폴은 만성 백혈병 세포에서 발생하는 유전자 변이에 관한 논문들을 읽었다. 유전자 변이는 만성 백혈병 세포를 빠르게 증식시켜 간이나 신장 같은 주요 장기를 공격하게 함으로써 신체의 정상적인 기능에 대규모 혼란을 일으킨다고 알려져 있다. 폴은 정기적으로 혈액 검사를 받으며 그 결과를 주의 깊게 지켜봤다. 예측한 대로 백혈구 수치는 1만에서 2만으로 증가했다가, 곧 3만이 되었다.

"혈액 전문의는 저를 안심시켰습니다. 전혀 걱정하지 않는 듯 보였어요. 저 역시 괜찮았습니다."

폴이 인터넷에서 찾아본 자료에 따르면, 백혈구 수치가 이 정도 되어도 해가 없기 때문에 치료하지 않는 게 관례였다. 약 7개월 뒤, 의사를 만난 폴은 백혈구 수치가 5만을 넘었다는 말을 들었다.

혈액 전문의가 말했다.

"이번 주에 치료를 시작해야 합니다."

폴은 우리에게 말했다.

"저는 그저 백혈구 수나 확인할 생각으로 병원을 찾은 거였습니다. 아무도 제 백혈구 수가 특정 수, 즉 한계점에 이르렀다고 말해 주지 않았죠.[2] 이 한계점은 의사의 마음속에 있었던 거예요. 저는 그런 게 있는 줄도 몰랐습니다. 그런 말을 들을 준비가 전혀 돼 있지 않았어요. 당시 저는 막 재혼한 아내와 휴가를 떠날 예정이었거든요. 정말 충격이었습니다. 하지만 그건 단지 시작일 뿐이었어요. 그 후로 놀랄 일들은 계속 생겼으니까요."

폴은 혈액 전문의에게 말했다.

"왜 하필 지금입니까? 치료가 필요하다고 생각하는 기준이 무엇입니까?"

그는 데이터에 근거한 명확하고 설득력 있는 이유를 원했다.

"백혈구 수가 이렇게 빨리 두 배가 되어 4만 5000을 넘어섰으니 치료를 시작하는 게 최선이라는 판단이 듭니다."

폴은 의사의 불확실한 답변에 화가 났다.

"마치 그것 외에는 방법이 없다고 말하는 듯했어요. 물론 저는 화학 요법을 거절할 수 있었습니다. 그렇지만 그다음엔 어쩌죠? '지금 당신 상태가 이러니까, 아무튼 3일 안에 시작하겠다.' 이거잖아요. 그들이 그런 결정을 내린 기준이 명확하지 않다는 점이 정말 거슬렸습니다. 아니, 이렇게 말하는 게 맞겠네요. 그들은 제가 알지도 못하는 사이에 결정을 내린 거예요. 그게 싫었습니다. 저는 의사 결정에 관해 평생 공부한 사람입니다. '3일 안에 화학 요법을 시작할 테니 그리아세요.'라고 말하기 전에 '치료를 시작해야 할 시점에 거의 다다른 것 같아요.'라고 미리 고지를 해 주는 게 낫지 않았을까요. 그런 일이 닥칠 거라는 걸 제가 모르고 있었으니까요. 저는 끔찍한 이야기에 관해서는 모두 읽었습니다. 머리가 빠지거나, 계속 토할 것 같은 상태가 되거나, 출혈 같은 부작용에 대해 적은 블로그도 살펴보았죠. 그래서 의사의 말을 듣고 1톤짜리 벽돌에 맞은 것 같은 충격을 받았어요."

폴은 암 센터마다 선호하는 치료 계획이 서로 다르다는 것을 인터넷 검색을 통해 알고 있었다. 치료 이야기를 듣기 전까지만 해도 그는 자신이 모든 것을 통제하고 있다고 생각했다. 치료 없이 관찰한다는 계획에 대해 명확히 이해하는 줄 알았다. 그러나 이제 발밑의 땅은 흔들리고 중심을 잡을 수가 없었다. 혈액 전문의는 폴이 검사받은 암 센터에서 권장하는 치료 계획에 따를 것이라고 설명했다. 그리고 폴이 복용하게 될 약에 관한 정보 자료를 건네주었다.

"그 치료 계획이 가장 훌륭한 기준이라는 것을 알고 있었습니다. 그것에 관해 읽은 적이 있었죠."

폴은 통제력을 회복했다는 기분이 들었다.

) 치료 결과를 어떻게 평가할 수 있을까 (

폴은 여러 주기의 치료를 받았다. 그렇게 6개월 정도 지나자 백혈병이 억제되었다. 그러나 바로 그때, 예측대로 그의 병은 좀 더 공격적인 형태를 띠었고 일련의 화학 요법은 더 이상 들지 않았다.[3] 암 센터 전문의는 폴에게 골수 이식을 제안했다. 그러려면 폴의 골수와 유전적으로 호환 가능한 골수를 가진 기증자를 찾아야 하는데, 가족 중에 있다면 다행스러운 일이다. 기증자를 찾으면 강력한 화학 요법과 방사선 요법으로 폴의 암세포를 완전히 제거하고 골수를 비운 뒤에 기증자의 골수 세포를 주입해 폴의 골수에 자리 잡게 한다. 이 방법은 사실상 의술을 통한 부활이라고 볼 수 있다. 목숨을 앗아 갈 수 있는 정도의 약을 환자에게 처치한 뒤, 모든 혈액 성분으로 분화할 수 있는 조혈 모세포를 투입해 환자를 구하는 것이기 때문이다.

"의사는 저보고 결정하라는 듯 이식을 제안했어요. 그렇지만 그건 의사 결정의 흉내만 낸 것이었다고 생각해요. 그들이 골수 이식 수술을 받겠느냐고 물었을 때 저는 '다른 방법은 없습니까?'라고 물었어요. 그러자 '음, 골수 이식 수술을 받으셔야 하는데요.'라더군요. 마치 '이식을 받겠습니까, 아니면 죽음을 택하시겠습니까?'라고 묻는 것 같았습니다. 다른 선택지는 고사하고 결정 트리도 없었습니다. 이식 아니면 죽음뿐이었죠."

폴은 다시 암 센터로 가서 입원한 뒤 이식을 위한 힘겨운 준비 작업에 들어갔다.

"그들은 환자에게 어느 정도 결정권이 있다고 믿게 했습니다. 그러나 그건 허상일 뿐입니다. 실세로는 제가 알지도 못하는 사이에 수백 가지의 결정이 이미 내려졌으니까요."

외래 환자로 처음 방문했을 때는 일정표에 적힌 대로 검사가 착착 진행되었지만, 지금의 폴은 그저 거대하고 인간미 없는 기관의 손에 자기 운명을 맡긴 한 입원 환자에 지나지 않았다.

"갑자기 누군가가 와서는 엑스레이실로 데려가는 거예요. 저는 엑스레이 촬영을 한다는 사실조차 몰랐어요. 오후에는 또 혈액 검사를 하더군요. 이 역시 전혀 예상하지 못한 일이었죠. 그리고 정말 황당

했던 건, 세상에 이렇게 황당한 일은 없을 거예요, 글쎄 제게 정맥 주사가 필요하다는 거예요. 그래서 24시간 내내 정맥 주사를 꽂고 있어야 했어요. 주사약은 매일 오전 10시에 꼬박꼬박 교체되었고요. 그랬더니 몸무게가 늘기 시작했죠. 24시간 내내 주사약을 맞고 있으니 당연하죠. 아무도 이를 문제 삼지 않았어요. 일단 결정이 내려지면 그걸 멈출 수가 없는 겁니다. 그래서 결국 7킬로그램이 늘었어요. 주사약만 맞으며 딱 일주일 입원해 있었는데 말이에요."

폴은 한 젊은 의사에게 정맥 주사가 꼭 필요한지 물었다. 그가 말했다.

"우리 병원의 치료 계획에 들어 있는 겁니다."

폴은 우리에게 말했다.

"아주 사소해 보이는 결정이었지만 제게는 정말로 부정적인 영향을 주었습니다."

폴의 다리와 허벅지가 부어올랐고 이어서 배까지 부풀어 올랐다.

"저는 경직된 치료 계획의 희생자였어요. 이들은 환자에게 결정권이 있는 것처럼 믿게 해요. 그러나 이런 타입의 치료 계획이 실행되는 병원에서는 환자에게 결정권이란 없습니다."

여러 날이 지난 후 혈액 전문의가 동의서를 가지고 와서 폴에게 서명하게 했다. 동의서에는 이식의 이유가 나열되어 있고, 그 절차에 따르는 부작용이 설명되어 있었다.

"의사와 환자가 합을 맞춰서 합리적인 결정을 내린다고 환자가 믿게끔 하는 기만적인 면이 있어요. 실제로는 전혀 그렇지 않은데. 제가 업무에 활용하던 그런 종류의 규칙은 그 병원에서 찾아볼 수 없었습니다."

폴은 전략적인 결정에 관해 컨설팅할 때 쓰는 합리적인 방법으로 치료 결정을 하려면 몇 가지 가정이 필요하다며 우리에게 그것을 설명해 주었다.[4]

"첫째, 질병의 모든 면을 잘 정의하고 이해해야 합니다. 둘째, 그 정보의 모든 요소가 접근 가능하고 고려되어야 합니다. 셋째, 의사와 환자가 잘 계획된 목표를 공유해야 합니다. 넷째, 모든 해결 방법과 치료 방법을 고려해야 합니다. 다섯째, 각각의 치료에 따르는 모든 결과를 잘 이해하고 있어야 합니다. 마지막으로 여섯째, 치료 결과를 객관적인 기준으로 평가할 수 있어야 합니다."

여섯째 가정이 가장 문젯거리였다.

"사업에서는 결과를 돈의 관점에서 객관적으로 평가할 수 있습니다. A, B, C라는 옵션 가운데 무엇이 회사에 맞는 길인지 합리적으로 평가하고자 할 때, 최고의 결정을 내리기 위해서는 돈이라는 결과를 기준으로 A, B, C를 비교해야 합니다. 각각의 결과가 돈이라는 같은 객관적 기준으로 측정되는 겁니다."

그러나 의사로부터 골수 이식에 대해 들었을 때, 폴은 사업에서 유래한 이러한 가정을 적용할 수 없음을 깨달았다. 결과의 성격을 객관적으로 측정할 수가 없기 때문이다.

"임상 의학은 명확성과는 거리가 먼 분야입니다. 제 생각에 불확실성이 상당히 높은 분야인 것 같아요. 그 세상에서는 진정으로 합리적인 결정을 할 수가 없습니다. 의사들은 제가 '합리성 배지'라고 부르는 걸 갖고 싶어 합니다. 그것이 그들에게 권위를 부여하기 때문이기도 하고, 의사가 환자에게 유능해 보이길 원하기 때문이기도 합니다. 확신하지 못한다는 건 의사에게도 심각한 일이지만, 환자에게는 더욱 불안한 일이죠. '불확실'은 이런 말로 표현되기도 해요. 회의적인, 믿음이 안 가는, 변덕스러운, 우유부단한, 논란이 많은, 모호한……. 당신을 담당한 의사에게 이런 딱지가 붙어 있다면 어떨 것 같은가요? 그래서 저는 의사들이 상황이 아무리 불확실해도 확실하다고 표현하고 합리적이라고 자신감을 드러내는 거라고 생각합니다."

골수 이식의 큰 위험 중 하나는 '이식편대숙주병'이다. 이 병은 기증자의 골수를 숙주의 몸에 이식할 때, 이식 골수가 숙주의 조직을 이질적인 조직으로 인식하는 것이다. 그렇게 되면 새롭게 이식된 혈액 세포가 숙주의 피부와 창자, 간 그리고 다른 내장 기관을 공격한다. 폴은 이식된 기증자의 세포가 그의 몸을 공격하여 손상할 수 있음을 이미 알고 있었다. 동의서에는 피부에 염증이 생겨 벗겨질 수 있으며, 심한 설사에 시달리거나 간 기능이 떨어지고 혼수상태에 빠질 수 있다고 명시되어 있었다. 그러나 이식된 세포의 공격, 즉 이식편대숙주병은 강력하고 잠재적으로 독성이 있는 약을 통해 부분적으로 억제할 수 있었다.

"이식편대숙주병에 걸려 보지 않고서 그게 어떤 의미가 있는 결과인지 어떻게 가늠할 수 있겠어요? 그래서 생각했죠. 이것을 어떻게 평가해야 하나? 내 삶의 질에 끼치는 괴로움과 영향을 어떻게 측정할까? 의사들이 말하길 이식편대숙주병에 걸릴 확률은 50퍼센트이며, 그 병이 간에 영향을 줄 확률은 10퍼센트, 내장에 영향을 줄 확률은 40퍼센트, 피부에 영향을 줄 확률은 30퍼센트라더군요. 이게 도대체 무슨 소린지 제가 어떻게 알겠어요?"

폴은 객관적인 결과인 돈과는 달리 이식편대숙주병의 경험을 즉시 또는 시간의 경과에 따라 객관적으로 측정할 방법이 없다고 지적했다.

"'시간의 경과에 따라'라고 말한 것은 피부, 간, 내장 독성과 같은 합병증이 정적 경험이 아니라는 뜻입니다."

폴은 골수 이식을 받았다. 수술 자체는 성공적이었다. 그러나 그는 이식편대숙주병과 함께 살아야 했다. 폴은 건강 상태의 '효용'을 측정하는 세 가지 방법인 평정 척도, 시간 교환, 표준 도박 등에 대해 잘 알고 있었다. 그는 어떤 방법으로도 병과 함께하는 삶의 역동적인 본질을 포착하지 못한다는 수많은 연구자의 견해를 재확인시켜 주었다.[5]

"어떤 날은 괜찮다가 또 어떤 날은 아주 나빠져요. 그것 때문에 약을 먹고 있는데, 그래서 증상의 정도가 오르락내리락하죠. 물론 이 약의 부작용 역시 겪고 있어요. 어떤 날은 대수롭지 않다가 또 어떤 날은 그렇지 않죠. 메스껍고 피로가 심해요. 입맛도 없고요. 이런 형편이다 보니, 골수 이식과 이식편대숙주병이 앞으로 제 삶에 줄 영향을 차분히 따져 보며 합리적으로 결정을 내릴 수가 없어요. 경제학에서처럼 하는 건 불가능하죠."

) 시간이 흐른 뒤 (

상상 속 삶의 질과 실제 삶의 질 사이에 커다란 격차가 있음을 언급하는 연구가 상당하다. 주목할 만한 한 연구에서는 두 그룹의 사람들을 대상으로 웰빙을 측정했는데, 한 그룹은 이제 막 뜻밖의 돈이 생긴 복권 당첨자들이었고 다른 한 그룹은 사고로 이제 막 불구가 된 사람들이었다. 두 그룹은 웰빙에서 상당한 차이를 보였다. 복권 당첨자들은 자신의 행운에 크게 기뻐했고 사고 희생자들은 자신의 불행에 크게 낙담했다. 사실 이런 차이는 그리 놀랍지 않다.

그러나 2년 뒤, 이렇게 다르던 두 그룹 간의 행복 수준은 비슷해졌다. 이처럼 놀라운 결과는 두 가지로 설명할 수 있다. 첫째는 '대비 효과'다. 우리는 과거 상태와 비교할 때 현재 상황을 가장 잘 알수 있다. 화요일까지는 부자가 아니던 사람이 수요일에 복권에 당첨됐다는 것은 재산이 즉각적으로 늘어난다는 점에서 크게 대비된다. 이와 비슷하게 토요일까지는 춤을 추던 사람이 귀갓길에 음주 운전차량에 치여 일요일 아침에 깨어나 다리를 움직일 수 없음을 알게 되었다면, 가장 충격적인 방법으로 불구를 경험하는 것이 된다. 그러나 시간이 지날수록 복권 당첨자는 새 차를 산다거나 이국적인 나라로 여행을 떠난다거나 하는 일련의 사건에 대해 복권 당첨 당시와 같은 강도의 희열이나 전율을 느끼지 못한다. 불구가 된 사람은 이와 반대 방식으로 일련의 사건을 겪는다. 자녀의 결혼 같은 가족 행사에 참여하거나 휠체어 마라톤에 나가는 일 등은 즐거운 승리의 경험을 안겨 준다.

이와 유사하게, 우리가 스스로의 적응 능력을 자주 과소평가한다는 점을 여러 심리학 연구에서 보여 주고 있다. 장애가 없는 사람들은 특정한 의학적 문제가 있는 삶의 '효용'과 '가치'를 장애가 있는 사람들보다 훨씬 낮게 평가한다. 예를 들어 보는 데 장애가 없는 사람들은 수년 동안 앞을 보지 못한 사람들보다 시각 장애인을 훨씬 낮게 평가한다. 창자 수술 후 인공 항문을 다는 경우에도 마찬가지다. 건강한 사람들은 대부분 그런 결과에 다다를 수 있다는 생각만으로도 흠칫 놀라고, 인공 항문을 달고 지내며 자기 삶의 질을 높이 평가하는 당사자들보다 삶에 낮은 '효용'과 '가치'를 매긴다. 하지만 인간의 적응 능력은 실로 놀라워서, 비축되어 있던 회복력을 끌어내어 삶에서 '가치'를 찾아낸다. 폴은 말했다.

"근육병에 걸리기 전에 비하면 지금 삶의 질은 상당히 낮을 겁니다. 그러나 저는 매일 아침 일어나서 이곳에 있다는 사실에 행복을 느낍니다. 정말 굉장한 일이죠. 저는 제가 하고 싶은 일을 할 수 있다는

사실이 행복합니다. 건강했을 때라면 이런 식의 삶을 절대로 원하지
않는다고 했겠죠. 그렇지만 삶은 여전히 기적입니다."

8

삶의 끝에서 우리가 생각하는 것들

Your
Medical
Mind

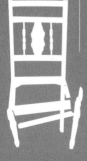

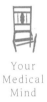

Your
Medical
Mind

일반적으로 의사와 가족은 위독한 환자를 죽음에 관한 솔직한 대화에 끼워 주지 않는다. 그들은 치료를 계속하거나 중단하는 결정을 내릴 때 환자와 상의하지 않는 경우가 많다. 1983년, 미국 대통령자문위원회에서는 이러한 돌봄 방식에 변화를 불러온 기념비적인 보고서를 내놓았다.[1] '연명 의료 중단을 위한 결정'이라는 제목의 이 보고서는 의사가 심폐 소생술이나 삽관법을 비롯해 환자의 생명을 유지하기 위해 적극적인 방법을 시도하려 할 때 환자와 직접 상의하도록 강력히 권고한다. 사전 의료 지시서 또는 '리빙 윌(living will)'(환자 본인이 직접 결정할 수 없을 정도로 위독한 상태가 되면 존엄하게 죽도록 해 달라는 뜻을 밝힌 문서—옮긴이)은 위중한 병에 걸렸을 때 어떤 치료를 받고 어떤 치료는 포기할 것인지를 환자 스스로 명시해 둘 수 있도록 하는 의료 체계로서 현재 널리 채택되고 있다. 또한 사전 의료 지시서에는 환자가 정상적인 생활을 못 하게 되거나 자신에 관한 결정을 내리지 못하게 됐을 때, 대리인 역할을 할 가족이나 친구를 지명하게 돼 있다. 리빙 윌의 바탕에는 환자의 뜻을 사전에 명시함으로써 집중 치료와 관련한 결정에 따르는 많은 혼란과 스트레스를 해결할 수 있다는 가정이 깔려 있다. 그러나 수많은 연구에 따르면, 이런 사전 지시서를 따르는 데 석연치 않은 면이 있다고 한다.

) 메리 퀸의 달라진 생각 (

메리 퀸은 관에 들어갈 때 입을 옷에 이르기까지 자신의 장례식에 관한 모든 것을 스스로 계획했다. 위스콘신주에 사는 도서관 사서인 그녀는, 64세 되던 해에 살날이 3~6개월 정도 남았다는 말을 들었다. 그것이 벌써 10년 전 일이다. 그녀는 담관암 진단을 받았는데, 이 종양은 화학 요법이나 방사선 요법으로는 잘 낫지 않는다.[2] 날씬한 몸매에 중간 정도의 키, 반짝이는 푸른 눈, 회색이 감도는 금발의 메리는 이전에 심각하게 병을 앓아 본 적이 없었다. 그녀의 부모는 아일랜드 이민자로 제1차 세계대전 후에 미국으로 왔다. 메리와 그녀의 남편은 고등학교 시절부터 사귀다가 남편이 군에서 제대하자마자 결혼해 딸 셋과 아들 하나를 두었다. 메리는 가정에 충실했다. 가장으로서 집안을 꾸리고 자녀 교육을 이끌었다. 그녀는 시 도서관에서 일했는데, 책이 청소년에게 끼칠 좋은 영향을 믿으며 젊은 이들에게 즐거운 마음으로 책을 찾아 주는 일을 했다. 신앙심 또한 깊어서 주일마다 미사를 드리고 목요일 저녁이면 교구의 무료 급식 봉사단에서 일했다.

"엄마는 뼛속까지 낙관주의자였어요. 만약 집에 불이 났다면 '겨울에는 따뜻할 거야.'라고 말했을 거예요."

메리의 딸 데이드리가 말했다.

치료할 수 없는 담관암 진단을 받은 후, 메리는 가족에게 죽을 준비가 되었다고 말했다.

"나는 정말로 행복한 삶을 살았어."

그녀는 이것이 세상의 이치라며 누구나 언젠가 겪어야 할 일이라고 말했다. 그러나 데이드리는 다른 의료적 소견도 들어 봐야 한다고 고집했고, 결국 메리를 실험적인 치료를 하는 다른 병원으로 데려갔다. 그 병원의 의사들은 메리의 담관에서 종양 일부를 제거하는 수술을 마친 후, 관을 삽입하여 남아 있는 종양에 직접 화학 요법을 시행했다.

"기적과도 같았어요."

데이드리가 말했다. 암의 크기가 극적으로 줄어든 것이다. 그렇게 8년 동안 종양은 그 상태를 유지하며 더는 커지지 않았다. 치료 후 메리는 사서 일을 그만두었지만 전에 없이 바빠졌다. 지역 공립 학교에서 책 읽어 주는 일에 자원했고, 교회에서는 매년 가을 의류 자선 바자회를 주관했다. 또 손녀를 돌봐 주는 시간을 늘려 딸에게 도움을 주기도 했다.

그러나 8년 동안 차도를 보이던 병이 어느 날 악화하면서 메리는 다시금 아프기 시작했다. 처음에는 몸의 오른쪽에 서서히 불쾌감이 느껴지더니 이윽고 열이 났다. 혈액 검사와 간 촬영 결과, 간에 새로 생겨난 농양으로 보이는 작은 타원형 모양이 여러 개 발견되었다.

메리는 병원에 입원해 항생제 정맥 주사 치료를 받았다. 증상이 나아지는 듯했다. 열이 잦아들고 기운을 되찾자 그녀는 집으로 돌아왔다. 그러나 수개월 뒤 다시 열이 나고 피곤이 몰려왔다. 다시 검사를 받아 보니 간에 감염 농양으로 보이는 타원형 모양이 더 많이 생겨 있었다. 그 후 5개월 동안 메리는 병원에 두 번 입원해 항생제 정맥 주사를 맞았다. 퇴원할 때마다 메리는 점점 쇠약해져 갔다. 학교 자원봉사를 그만두어야 했고, 두 발로 설 수조차 없어 교회에서 음식을 나눠 줄 수도 없었다고 데이드리는 말했다. 심지어 책을 읽을 힘조차 없었고, 많은 시간을 침대에서 졸면서 지냈다. 메리의 세계는 그렇게 작아지기 시작했다. 여진히 가장이었던 그녀는, 그즈음 데이드리와 다른 자녀들에게 명확한 지침을 내렸다.

"엄마는 '영웅적(heroic) 처치(환자의 생명을 살리기 위해 가능한 모든 방법을 쓰는 것—옮긴이)'라면 그게 무엇이든 바라지 않는다는 걸 우리 모두에게 다시 주지시켰어요. 당신은 죽을 준비가 됐으며, 집에서 존엄하게 죽길 원한다고 말했죠."

네 번째로 입원했을 때는 항생제 정맥 주사조차 그녀의 열을 내리거나 농양을 줄이지 못했다. 의사는 배액술을 제안했다. 배액술이란 여러 감염 농양 부위에 바늘을 꽂아 고름을 빼내는 방법이다. 그녀는 동의했다. 시술을 받자 치료에 성공한 듯 열이 잦아들었다. 그러나 집에서 여러 주를 지내는 동안 열이 다시 올랐고, 메리는 또 입원해야 했다. 다시 간을 촬영했더니 농양이 계속 커지는 것으로 나타났다. 이른바 '그림자'로 불리는 어두운 부분도 관찰되었는데, 그것이 암이 커진 것인지, 감염 때문인지, 아니면 두 가지 모두가 이유인지 분명하지 않았다. 메리는 다시 한 번 배액술을 받고 나서 집으로 돌아왔다.

메리는 이제 온종일 침대에서 지내야 했다. 침대에 누운 채 자신이 좋아하는 소설을 한두 페이지 읽다가 조는 것이 일과의 전부였다.

"엄마의 삶의 질이 점점 나빠지는 것처럼 보였어요. 그러나 어떤 작은 일들이 엄마를 행복하게 만들어 다시 살아나게 했죠."

데이드리는 블루베리 머핀을 구워서 아직 따뜻할 때 메리에게 가져다준 일을 회상했다.

"한 입 베어 문 엄마의 얼굴이 밝아졌어요. '아, 머핀이구나. 이것 좀 봐, 블루베리가 박혀 있네. 블루베리가!' 마치 제가 〈모나리자〉를 직접 그리기라도 한 듯이 엄마가 정말 좋아했어요."

이번에 메리는 집에 채 한 달도 머물지 못하고서 다시 입원했다. 저녁나절 병원에 도착한 데이드리는 메리의 침대 옆에 앉아 메리가 가장 좋아하는 작가의 전집에서 골라 온 소설의 한 대목을 큰 소리로 읽어 주었다. 이야기를 듣던 메리가 잠들자 데이드리는 한숨을 쉬고 책을 덮었다. 몇 분 후 메리가 깨어났다.

"점점 더 어려워져요. 엄마, 이 상황을 어떻게 보세요?"

데이드리가 물었다.

"난 싸우고 싶구나. 싸우고 싶어."

메리가 대답했다.

"우리 모두 충격을 받았어요. 엄마의 말 때문에 혼란스러웠죠."

데이드리는 가족 모두 메리가 이전의 유언을 유지하고 더는 치료 받지 않으리라 예상했다고 말했다.

"그러나 엄마는 강하게 대항했어요. 그리고 전에 없이 확신에 차 있었죠. 정신이 이상해진 것도 아니었어요. 그런 변화를 설명해 줄 만한 어떠한 치료도 받고 있지 않았고요."

) 사전 의료 지시서는 쓸모없는 것일까 (

1995년, 연구자들은 '치료 결과와 위험에 대한 예측과 선호를 이해하기 위한 연구(SUPPORT)'[3]라는 전국 단위 프로젝트의 결과를 발표했다. 이 연구의 목적은 말기 치료와 관련한 의사 결정을 개선하고 중환자실에서 인공호흡기를 달고 고통 속에 죽어 가는 환자의 수를 줄이는 방법을 엄밀하게 평가하는 것이었다. 이 연구는 5000명 이상의 환자를 대상으로 진행됐으며, 환자들이 앓고 있던 질병의 범위는 다양한 암, 급성 호흡부전, 간이나 신장 같은 여러 장기의 기능 정지

를 동반한 패혈증, 혼수상태, 폐기종 같은 만성 폐 질환, 울혈성 심부
전, 간경변증까지 아울렀다.

환자들은 무작위로 실험군과 대조군으로 나뉘었다. 대조군 환자
들은 일반적인 치료를 받았다. 실험군 환자들 역시 일반적인 치료를
받았지만, 그들에게는 숙련된 간호사가 투입되었다. 이 간호사는 의
사와 환자 모두에게 질병의 예후와 기대 수명에 관해 "시의적절하고
신뢰할 만한" 정보를 주었으며, 치료를 더 받을 것인지에 관해 환자
와 가족이 생각을 정리하는 걸 도왔다. 연구자들은 이 간호사가 "시
간을 들여 의논해 주고, 약속을 잡아 주고, 정보를 제공하고, 서류 작
성을 지원하는 등, 환자와 가족은 치료에 대해 의사는 환자에 대해
충분히 잘 알고서 서로 협력해 결정을 내릴 수 있도록 독려하는 역할
을 했다."라고 보고서에 적었다.

연구 결과는 상당히 실망스러웠다. 숙련된 간호사가 성실하게 개
입했음에도 말기 치료를 개선하지 못했기 때문이다. 특히 고통의 수
준과, 사망 전 중환자실에서 또는 혼수상태에 빠져 인공호흡기를 달
고 보내는 날의 수가 양쪽 그룹에서 똑같은 것으로 나타났다. 더 나아
가, 연구자들은 사전 의료 지시서가 말기 치료에 관한 환자와 가족의
의사 결정을 일관적으로 개선하지는 않았다고 결론지었다.[4]

이렇게 실망스러운 결과는 무엇을 의미하는가? SUPPORT에 이
어 수년 동안 진행된 연구에서 밝혀진 바에 따르면, 사전 의료 지시
서가 예상보다 덜 유용한 이유 가운데 하나는 질병을 경험하는 동안

환자나 가족의 치료에 대한 바람이 계속 변하기 때문이다. 메리 퀸이 마음을 바꾼 것은 지극히 일반적인 일인 것이다.

말기 치료 의사 결정 분야의 전문가인 예일 대학의 테리 프라이드 (Terri Fried) 박사는, 2년 동안 환자 189명을 대상으로 연구를 진행하면서 어떻게 치료 선호도가 변하는지를 기록했다.[5] SUPPORT 프로젝트에서처럼 이 환자들은 심부전, 암, 폐기종 같은 만성 폐 질환 등을 앓으며 죽음을 바라보고 있었다. 이들 중 다수가 그 전해에 입원했고 일부는 중환자실에 있었다. 그럼에도 대부분은 현재 삶의 질을 양호하다고 평가했다. 이 환자들은 삽관법이나 인공호흡기 부착 같은 의학적 개입을 바라는지, 또 죽음은 막겠지만 침대에 누워서만 지내거나 심각한 인지 장애를 겪게 될 수 있는 치료를 받을 의사가 있는지에 대해 거듭하여 질문을 받고 자기 의사를 밝혔다.

조사 결과, 환자의 거의 절반 정도가 그런 치료에 대한 자신의 의사를 뒤집었다. 2년 동안 상태가 더욱 악화한 환자들이 좀 더 많이 생각을 바꾸기는 했지만, 건강 상태가 안정적이던 환자들까지도 그러했다. 미리 작성해 둔 리빙 윌 또는 사전 의료 지시서는 그들이 원하는 치료에 대한 최초의 생각이 유지되거나 바뀌는 데 아무런 영향을 주지 않았다.

이런 이유에서 캘리포니아 대학의 리베카 수도레(Rebecca Sudore) 박사는 테리 프라이드 박사와 함께 2010년《내과학 논집(Annals of Internal Medicine)》에 게재한 글에서 이른바 사전 의료 계획에서 '계획'을 다시 정의해야 한다고 주장했다.[6] "전통적으로 사전 의료 계획의 목적은 환자들이 심각한 질병에 관한 치료 결정을 미리 내리도록 하여 의사가 이들의 목표와 일치하는 치료를 제공하게 하는 것이었다." 그러나 사전 의료 지시서가 "의사와 대리인이 환자의 선호를 더 잘 알도록 하는 데 실패하는 경우가 많다." 요컨대 환자의 초기 희망 사항을 존중하고자 의사와 가족이 따를 수 있는 경로를 지정해 주는 "사전 의사 결정의 전통적인 목적은 근본적으로 오류가 있는" 목적인 것이다. 하버드 의과대학의 노인병 전문의이자 말기 치료 연구자인 뮤리얼 길릭(Muriel Gillick)은 같은 해 《뉴잉글랜드 의학 저널》에 다음과 같이 썼다. "사전 의료 지시서를 고안하고, 제도를 만들고, 연구하고자 엄청난 노력을 기울였음에도 의료윤리학자와 의료 서비스 연구자, 고통 완화 치료 의사 들은 입을 모아 사전 의료 지시서가 완전한 실패라고 말한다."[7]

메리처럼 사전 의료 지시서를 번복하는 환자들은 자신이 무엇을 원할지, 건강한 상태에서 아픈 상태나 더 아픈 상태가 되면 얼마나 견딜 수 있을지를 상상하지 못하기도 한다. 수도레와 프라이드가 지적했듯 "사람들은 미래의 상황에서 자신이 무엇을 원하게 될지 잘 예측하지 못한다. 이러한 예측은 미래의 의학적, 감정적, 또는 사회적 맥락을 반영하지 않기 때문이다."

왜 건강할 때는 힘겨운 상황에 부닥친 미래를 상상하는 것이 어려울까?[8] 수도레와 프라이드는 "선호를 바꾸는 한 가지 중요한 결정 요인은 적응성이다. 환자들은 불능의 상태에 대응하는 자신의 모습을 그려 볼 수 없어서, 그런 상태가 된다면 적극적인 치료를 포기하겠노라는 의사를 밝히고는 한다. 그러나 과거에 그런 건강 상태를 경험해 본 이들은 장점이 거의 없는 침습적 치료까지도 허용하는 편이다."라고 말한다.

인간의 적응 능력을 과소평가하는 것 외에 다음 두 가지 인지 경향 역시 의료 결정에 영향을 준다. 첫째는 초점의 오류다. 무언가에 과도하게 집중한 탓에 다른 걸 못 보는 상태를 일컫는 용어다. 이런 상태의 환자는 삶에서 달라질 것에만 초점을 둔 나머지, 변함없이 유지되어 누릴 수 있는 수많은 것을 놓치고 만다. 처음에 메리는 침대에 누워서만 지내야 한다면 삶이 무의미할 것이라고 생각했다. 그리고 실제로 그녀가 아프기 시작하자, 건강한 가족은 메리의 삶의 질이 나빠져 더는 지속할 가치가 없다고 생각했다. 그러나 메리는 삶의 아주 사소한 일에서도 엄청난 기쁨을 느낄 수 있다는 걸 알게 되었다. 딸이 만들어 준 따듯한 머핀의 맛처럼 말이다. 한때 메리는 더 이상 살 수 없으리라 상상했지만, 이제는 계속 살아가길 바란다.

둘째는 이른바 '완충 효과'라고 부르는 것이다. 일반적으로 사람들은 자신의 대응 기제가 감정적 고통을 어느 정도까지 완화해 주는지 인식하지 못한다. 이는 대응 기제가 대체로 무의식적인 과정이기 때문이다. 부정, 합리화, 유머, 지성화(고통스런 상황과 관련한 감정을 없애려고 이론이나 개념을 사용하는 것—옮긴이), 구획화 등은 모두 우리가 아플 때는 물론이고 만족할 때까지도 삶을 견디도록 도와주는 대응 기제다.

점점 나빠지는 상태에서조차, 살고자 하는 의지는 매우 강력한 것이다.

) 환자이고, 사람입니다 (

메리의 열은 계속되었다. 간을 촬영해 보니 농양이 더 커지고 농양 벽도 더 두꺼워졌으며, '그림자'는 간 중앙에 더욱 어둡게 드리워 있었다. 수련의가 메리의 가족에게 촬영 사진을 보여 주었다. 데이드리는 그걸 보며 단순한 감염이 아니라 종양이 점점 커지는 게 아니냐고 물었고, 수련의는 이렇게 대답했다.

"잘 모르겠어요."

메리가 치료받은 지 이틀째 되던 날 초저녁에 입원 전담 전문의가 병실로 찾아왔다. 입원 전담 전문의란 입원 환자 치료를 전문으로 하는 내과 의사로, 지난 몇 년간 그 수가 점차 증가해 왔다. 데이드리와 메리의 남편이 침대 옆에 함께 있을 때, 30대 초반의 여성인 입원 전담 전문의가 들어왔다.

"오늘은 기분이 어떠세요, 퀸 부인?"

그녀가 물었다.

"별로네요, 선생님."

메리가 답했다.

"유감이네요. 아시다시피 감염 치료에 별다른 차도가 없는 듯합니다. 환자분이 이 치료를 얼마나 더 원하는지 알고 싶어요."

데이드리의 아버지가 얼굴을 돌렸다. 데이드리는 아버지의 눈가에 눈물이 맺힌 것을 보았다.

"왜 감염을 치료할 수 없는 거죠?"

메리가 물었다.

의사는 지난 수개월 동안 메리에게 여러 종류의 항생제를 투여했는데 그 항생제들이 더는 듣지 않는다고 설명했다. 또한 세균이 변이를 일으켜 약에 내성이 생겼기 때문에 현재 투여하는 항생제가 들을지도 잘 모르겠다고 했다. 그리고 항생제가 농양에 닿지 않을 수 있다고도 했다.

메리는 조용히 듣다가 말했다.

"배액술을 다시 받으면 안 되나요? 저번에 좋아졌잖아요."

"배액술을 시도해 볼 수 있지만 잘 안 될지도 모릅니다."

그리고는 이렇게 덧붙였다.

"스캔 결과를 보면, 암이 다시 자라는 것으로 보이네요."

메리의 얼굴에 결연한 표정이 드러났다. 메리는 의사를 똑바로 보며 말했다.

"치료받겠어요."

"좋아요, 그럼 치료를 계속하지요."

가족은 메리의 이런 변화에 당황하고 혼란스러워했다. 데이드리는 우리에게 말했다.

"엄마는 이전에 말한 것과 모두 반대로 가는 듯 보였어요. 전에는 그 어떤 영웅적 처치도 원하지 않았고, 병원이 아니라 집에서 여생을 보내면서 존엄하게 죽고 싶다고 말했죠. 그런데 이제 더 많은 바늘을 꽂고 치료를 계속하길 원해요."

메리가 입원 전담 전문의에게 치료를 계속하겠다고 말한 다음 날, 메리를 담당한 암 전문의가 왔다. 그는 수년 동안 메리를 치료했고 가족과도 잘 알았다. 그와 메리는 매우 돈독한 사이였다.

"이 소설 어때요? 평이 좋던데요."

탁자에서 책을 집어 들며 그가 물었다.

"너무 힘이 빠져서 못 읽겠어요. 집에 빨리 돌아가서 읽을 수 있길 바랄 뿐이에요."

메리는 침대 머리맡 근처에 앉아 있는 데이드리를 향해 몸을 돌렸다.

"손 생일이 다음 주인 거 잊지 마라. 전에 이야기한 그 책 좀 사다 주렴. 손이 할머니 선물을 기다리고 있을 거야."

데이드리는 잊지 않겠다고 대답했다.

"메리, 당신이 지금 자신에게 뭐가 가장 좋을지 생각 중이라고 들었어요."

암 전문의가 말했다. 여느 암 전문의와 마찬가지로 그는 말기 치료 전문가들이 '그 대화'라고 부르는 것을 훈련받았다. 그는 환자가 자신의 상황을 이해하고 무엇을 선택할지를 더 잘 가늠할 수 있도록 환자를 부드러우면서도 명확하게 유도할 줄 알았다.

"메리, 제가 듣기로 항생제 치료를 계속하고 싶다고 했다면서요."

메리는 고개를 끄덕였다.

"네, 맞아요."

"당신 뜻 잘 알겠어요. 그런데 만약에 상황이 바뀐다면, 그러니까 혼수상태에 빠진다든지 한다면 저희가 당신의 생명을 계속 유지해 주길 원하시나요?"

메리는 즉시 대답하지 못했다. 메리의 눈길이 데이드리를 향했다가 다시 암 전문의 쪽으로 움직였다.

"아니요, 그건 원치 않습니다."

"스스로 숨을 쉬시 못하게 될 경우, 저희가 인공호흡기를 계속 유지해 주길 원하시나요?"

메리는 고개를 저었다.

"아니요."

"그 순간에, 당신이 전에 이야기한 것처럼 고통 없이 존엄하게 가실 수 있도록 저희가 편하게 해 드리는 데만 신경 써 주길 원하시나요?"

메리의 눈에 눈물이 가득 차올랐다. 데이드리가 일어나 침대 옆 탁자에서 티슈를 뽑아 엄마의 눈가를 닦아 주었다.

"살고 싶어요. 이 감염을 없애려고 계속 노력해 주셨으면 해요."

메리가 말했다.

"이해합니다. 최선을 다하겠습니다."

암 전문의가 그녀를 안심시켰다.

데이드리는 메리에게 들리지 않도록 암 전문의와 함께 복도를 걸어가면서 말했다.

"엄마가 계속 치료받고 싶어 한다는 사실을 믿을 수가 없어요."

의료진은 가장 큰 농양에 다시 한번 배액술을 실시하고, 병소에 종양이 얼마나 많이 분포해 있는지 알아내기 위한 조직 검사를 하자고 제안했다.

"정말로 그러는 게 좋을까요?"

데이드리가 물었다.

"이 과정을 한번 진행해 보고, 그래서 우리가 지금 어디에 있는지 아는 것이 이로우리라 생각해요. 만약에 암이 다시 자라는 거라면, 치료를 계속해야 할지 말아야 할지도 알 수 있을 거예요. 내일 또 들르겠습니다. 그때 다시 이야기하죠."

암 전문의가 떠난 지 얼마 되지 않아 소화기내과 전임의가 시술 동의서를 받으러 왔다. 그는 병으로 쇠약해져 침대에 누워 있는 메리의 모습을 보고 잠시 멈칫했다. 데이드리가 말했다.

"엄마는 도서관 사서로 40년을 일했어요. 정말 놀라운 여성이죠. 엄마는 딸 셋에 아들 하나, 이렇게 자녀 넷을 길렀어요. 그리고 손주가 일곱이나 있죠. 그중 한 녀석이 다음 주에 생일이에요."

의사가 고개를 끄덕였다.

데이드리는 우리에게 말했다.

"저는 항상 사람들에게 엄마가 누구였는지를 알려 주고 싶었어요. 우리 엄마이고 한 사람이지 그저 환자가 아니라고. 병원에서 환자들은 의료 기기를 몸에 달고서 간호사와 의사의 일로만 존재하기 쉽잖아요."

젊은 의사가 메리가 서명한 동의서를 가지고 나간 지 얼마 되지 않아, 이번에는 사례관리자(이용자에게 서비스와 자원을 연결해 주는 역할을 하는 전문가—옮긴이)가 병실로 들어왔다. 메리가 자고 있어서 데이드리는 그와 함께 복도로 나갔다. 사례관리자가 말했다.

"퀸 부인을 재활 시설로 옮기는 걸 조율하고 있습니다."

데이드리는 깜짝 놀랐다. 그 누구도 메리를 퇴원시킬 것이며 다른 시설로 옮길 거라고 말해 주지 않았다.

"엄마는 재활 시설에 가길 원치 않아요. 우리는 엄마를 집으로 모실 거라고요."

데이드리의 말에 사례관리자는 단호하게 말했다.

"글쎄요, 집에서는 잘 돌보실 수 없을 겁니다."

"글쎄요, 방법을 찾아보죠."

데이드리가 대답했다.

당시를 회상하며 데이드리는 우리에게 말했다.

"엄마는 아빠에게 늘 집에서 죽음을 맞고 싶다고 말했어요. 그래서 그 소식을 전하면 이미 화가 나 있는 엄마가 더욱 화낼 거라고 생각했죠. 우리는 일단 그 소식을 엄마에게 말하지 않기로 했어요."

메리를 재활 시설로 옮길 거라는 소식을 들은 지 30분쯤 뒤에 호송 담당자가 왔다.

"안녕하세요, 퀸 부인. 시술을 위해 아래층으로 모셔 가려고 왔습니다."

그날의 생각을 데이드리가 들려주었다.

"모든 것이 어떤 합리적인 진행 과정에서 벗어나고 있다는 느낌이 들었어요. 우리가 알지 못하는 온갖 일이 벌어지고 있었거든요. '도대체 누가 담당자고, 어떤 일이 벌어지고 있는 거야?' 모든 게 우리의 통제를 벗어나 결정이 자동으로 내려지는 것만 같았어요. 병원이 거대한 관료 조직이 되어 있었어요. 말도 안 되는 일이었죠. 소용돌이에 휘말린 듯 갈피를 잡을 수 없었어요. 우리와 분명하게 상의하지도 않았고, 무엇 하나 우리가 손쓸 새도 없이 모든 것이 진행되었죠."

메리는 수술실로 옮겨졌고, 약한 진정제를 맞은 뒤 곧 잠들었다. 간 전문의가 그녀의 피부를 깨끗이 닦은 다음 초음파 영상을 보며 큰 농양 중 하나에 바늘을 찔러 넣었다. 그러자 거의 즉시 메리가 숨을 헐떡이기 시작했다. 의사는 그녀의 얼굴에 산소마스크를 씌운 후 심장과 폐의 소리를 들었다. 얼마 지나지 않아 호흡 곤란의 원인이 분명해지기 시작했다. 의사가 간에 바늘을 꽂을 때 오른쪽 폐에 구멍이

난 것이다. 흔하지는 않지만 배액술을 할 때 일어날 수 있는 사고였다.

간 전문의는 그녀의 사전 의료 지시서를 살펴보았다. 거기에는 삽관하지 말라는 내용이 없었다. 응급 호출을 하자 수련의들이 급하게 달려왔다. 기도 삽관으로 인공호흡기가 연결되었고, 외과 수련의가 폐를 펴 주기 위해 갈비뼈 사이를 가르고 흉관을 삽입했다. 메리는 서둘러 중환자실로 보내졌다.

메리의 가족은 중환자실 바로 옆 가족실에서 뜬눈으로 밤을 새웠다. 간호사는 그들에게 메리가 폐허탈 증세를 보인 후 깨어나지 않는다고 말했다. 그녀가 아직도 의식을 회복하지 못하는 이유는 확실히 알 수 없었다. 정오가 지나자마자 암 전문의가 와서 메리의 가족에게 간 생체 검사 결과 암이 넓게 퍼진 것으로 밝혀졌다고 말했다.

"이런 사고가 일어나서 진심으로 유감입니다. 그러나 배액술은 중요했고, 또 시도할 가치가 있었다고 생각합니다. 지금 우리가 어디에 있는지 알게 해 주었으니까요."

데이드리의 표현에 따르면 그녀의 아버지는 "얼어붙었"다. 그는 건강한 대리인이었지만 넋이 나간 듯 아무 말도 못 했다. 그는 그 자리에 남아 아내가 죽는 것을 볼 수 없었다.

"아버지에게는 너무 힘든 일이었어요. 그래서 남동생에게 아버지를 집으로 모시고 가라고 말했죠. 우리 자매들이 엄마와 함께 있을 테니 걱정하지 마시라면서요."

데이드리의 여자 형제 중 한 명이 차에 가서 어릴 때 엄마가 준 묵

주를 들고 왔다. 다른 형제는 자라면서 늘 지니고 다니던 손수건을 가져왔다. 메리가 수를 놓은 것이었다.

"지난 일을 회상하니 재밌었어요. 우리 모두 엄마 곁에 앉았죠. 마치 초등학생 때로 돌아간 것만 같았어요. 한 명은 묵주 이야기를 시작했고, 다른 한 명은 손수건을 놓지 않았어요. 우리는 모두 같은 집에서 자랐고 한방에서 지냈어요. 거기서 계속 같이 지냈죠. 우리는 엄마에게서 인공호흡기를 떼어 내기로 함께 결정했어요. 암이 재발했고 엄마가 의식이 없다는 것을 알았으니까요. 암 전문의와 이야기를 나누고 나서 모든 게 확실해졌죠."

인공호흡기를 뗐을 때도 메리는 여전히 의식이 없었다. 1분도 안 되어 그녀의 가슴이 크게 들썩이더니 다시 호흡이 가빠졌다. 간호사가 메리에게 모르핀을 놨다.

"이렇게 병실에서 엄마가 죽어 가는 모습을 지켜볼 수 있겠느냐고 5년 전의 제게 물었다면 그럴 수 없다고 했을 거예요. 그러나 어찌어찌해서 지금은 할 수 있게 되었죠. 아주 끔찍한 일이기는 하지만요. 의사가 인공호흡기 관을 빼냈을 때 엄마의 호흡이 막히는 소리가 들리고 팔이 심하게 떨렸어요. 저는 그저 울고 있을 수밖에 없었지요. 그러나 한편으로는 마음이 정화되는 듯했어요. 그래서 속으로 좀 놀랐죠."

몇 시간에 걸쳐 가쁜 호흡이 잦아들었다. 태양이 질 무렵 메리는 숨을 거뒀다.

) 그것은 신념이었을까 (

메리의 죽음 이후, 데이드리는 그간 일어날 일을 돌아보면서 많은 시간을 보냈다. 우리는 그녀에게 만약 또 다른 사랑하는 누군가가 심각한 질병에 걸린다면 엄마에게 하던 것과 다르게 대처할 것인지 물었다.

"이렇게 큰 소리로 답하고 싶어요. '예!' 엄마와 대화를 나눴다고 생각했었는데 그렇지 않았어요. 영웅적 처치를 받지 않기로 뜻을 모았고 모든 것이 분명하다고 생각했지만 그것도 아니었죠. 그런 일을 상의하는 게 너무 부담스러웠어요. 돌아보니 다시 간에 구멍을 뚫어 고름을 빼내고 감염을 없애는 시술을 한 번 더 받는 대신에, 엄마와 고통 완화 치료에 관해 더 맘을 터놓고 이야기하지 않은 것이 죄스러워요. 그 점이 가장 힘들어요."

2010년《뉴잉글랜드 의학 저널》에 발표된 한 논문에서는 말기 환자에게 고통 완화 치료를 일찍 적용하는 것의 잠재적 이점을 평가했다. 이 연구는 "정신적 육체적 증상을 점검하는 특별한 관심, 치료 목표 수립, 치료에 관한 의사 결정 지원, 환자 개인의 필요에 기반을 둔 돌봄 조정" 등에 관하여 진행되었다. 연구 대상은 모두 근래에 전이성 폐암 진단을 받은 환자들이었다. 이들은 매사추세츠 종합병원에서 치료받았지만 입원하지는 않고 집에서 생활했으며, 일반 치료 그룹과 일반 치료와 완화 치료 병행 그룹 가운데 하나로 무작위로 배정

되었다. 완화 치료 병행 그룹으로 묶인 환자들은 전문의나 간호사와 최소 한 달에 한 번씩 정기적으로 만났다. 연구 결과, 완화 치료를 받은 환자들은 덜 적극적인 치료를 선택했음에도 2~3개월쯤 더 살았고 삶의 질도 더 나았다. 이 논문에 덧붙여진 논평에서 뉴욕주 마운트 시나이 의료 센터의 에이미 켈리(Amy Kelley)와 다이앤 마이어(Diane Meier)는 의사와 간호사를 비롯한 전문 의료진이 더 많은 시간과 관심을 환자에게 쏟는 데서 오는 "유익한 효과"를 강조했다.[9]

위독한 환자에게 개인적인 관심을 더 많이 보이고 시간을 더 할애해야 한다는 필요는, 효율에 대한 보상을 점점 늘려 가는 현대 의료 체계와 충돌한다. 저명한 보건 정책 입안자들과 일부 의사들은 병원을 하나의 공장으로 상정하고 산업화된 방식으로 진료해야 한다고 주장한다. 즉 환자 방문을 단 몇 분으로 제한하고, 표준 치료 계획과 질적 척도에 맞게 대화 체계를 세워야 한다는 것이다. 그러나 환자가 생명을 위협받는 상태에서 무엇을 어떻게 더 해야 할지 결정하는 것은 공장에서 효율적으로 생산되어 나오는 '상품'이 아니다. 환자가 죽음에 가까워졌을 때 환자와 가족을 인도하기란 쉽지 않으며, 거기에 효율적인 과정이란 있을 수 없다.[10] 그 일은 단도직입으로 정할 수도 없고 순차적으로 진행되는 것도 아니기 때문에 시간과 노력이 든다. 여러 의견이 오갈 수 있으며 결론을 도출하지 못할 수도 있다. 결정을 내린다 해도 그걸 뒤집거나 나중에 선택을 바꿀 수도 있다. 산업화된 의료 체계는 몇몇 의료 서비스에서는 효율적일지도 모르지만,

결국 환자를 위한 진료가 아니라고 판명되고는 한다.

위독한 환자가 자신의 상태를 이해하고 자신이 바라는 바를 분명히 알도록 돕는 걸 막는 장벽에는 시간만 있는 게 아니다. 데이드리는 완화 치료에 관해 메리와 이야기하는 데 얼마나 많은 장애물이 있었는지 짚어 보았다.

"엄마는 아빠를 보호하고 싶어 했어요. 그래서 우리는 죽음에 관해 진심으로 대화를 나눠 본 적이 없죠. 엄마는 가장이었고 강인했지만, 죽음에 대해 터놓고 이야기하면 아빠가 감당 못 할까 봐 두려워했던 것 같아요. 그때 저는 엄마가 자신의 의지로 살고자 한다고 생각했어요. 엄마의 굳은 믿음이라고 말이에요. 하지만 엄마는 단지 죽을 준비가 되어 있지 않았던 거예요."

메리 퀸은 테리 프라이드 박사의 연구에 나오는 환자 절반과 마찬가지로 투병 중에 적극적 치료에 관한 생각을 바꿨다. 그러나 그 연구의 대상이었던 나머지 절반의 환자는 결심을 그대로 밀고 나아갔다. 루스 애들러 역시 그들과 마찬가지로 자신의 결정을 바꾸지 않았다.

) "숨만 쉬는 기계는 되고 싶지 않아" (

루스 애들러도 자신의 장례식부터 마지막 순간까지 세세하게 계획을 짜 두었다. 장례식을 주재할 랍비와 추도사에서 읽을 구절, 다 같이 부를 노래까지 골라 두었다. 그게 벌써 10년 전 일이다. 워싱턴 외곽에 사는 75세의 루스는, 소년같이 짧고 숱이 많은 흰머리를 하고 있었다. 유대교 회당과 지역 사회 활동에 매우 적극적인 주부였던 그녀는 오래전부터 병을 앓아 왔다. 어릴 적에 수술을 반복해야 하는 신장병을 앓아서 이미 많은 시간을 병원에서 보냈고, 겨울이면 따뜻한 날씨가 건강을 회복시켜 줄 것이라는 믿음으로 플로리다주에 사는 친척 집에서 생활했다. 성인이 된 루스는 건강하고 균형 잡힌 식사를 했고, 복용하는 약에도 신중을 기했으며, 문제를 피하고자 온갖 노력을 기울였다. 그녀의 딸 나오미는 우리에게 이렇게 말했다.

"엄마의 삶은 유지 보수와 예방으로 정의할 수 있어요. 언제나 모든 것을 제대로 하길 원했죠."

루스는 30세에 유방암 진단을 받았다. 그녀는 당시 가장 적극적 치료이던 근치 유방 절제술을 받은 뒤, 이어 흉벽을 태우는 집중 방사선 요법을 받았다. 또한 양쪽 난소와 자궁까지 들어냈다. 유방암은 재발하지 않았지만 그녀의 흉벽에는 화상 자국으로 얼룩진 상처가 남았다.

10년 전, 65세의 루스는 슈퍼마켓에서 쇼핑하다가 갑자기 쓰러졌다. 응급실로 실려 간 그녀는 대동맥판막 협착증이라는 진단을 받았다. 대동맥판막 협착증은 심장의 대동맥판막이 좁아져서 뇌와 다른 장기로 가는 혈액의 양이 주는 병이다. 심장병 전문의와 심장외과의가 그녀를 진단했는데, 두 의사는 고장 난 대동맥판막을 인공 판막으로 바꾸는 심장 절개 수술이 필요하다는 데 의견을 모았다. 그러려면 방사선 요법을 받은 피부를 절개해야 하는데, 상처가 아물지 않을 수 있기 때문에 다른 경우보다 더 위험했다.

나오미는 우리에게 말했다.

"엄마는 그게 위험한 수술인 걸 알았어요. 그리고 어쨌든 황폐한 삶을 살고 싶지 않다면서 가족에게 당신의 마지막을 준비하도록 했어요."

수술 전에 루스는 남편(나오미의 새아버지)을 의료 대리인으로 지정했다. 그리고 영웅적 처치와 소생술을 받지 않겠다고 명시하는 사전 의료 지시서도 작성했다.

수술 후 의사는 루스에게 몇 개월 동안 재활 시설에서 지낼 것을 강력히 권했다. 그러나 루스는 단호하게 거절했다.

"엄마는 절대로 재활 시설에 가지 않겠다고 했어요. 재활 시설은 엄마가 사는 방식에 완전히 반하는 곳이었거든요."

루스는 집으로 가서 회복하겠다고 고집했다. 하지만 가슴뼈에 행해진 절개가 완전히 회복하지 않은 상태였다. 이 문제로 심장외과의와 성형외과의에게 자문을 구했더니, 두 의사는 루스의 등에서 근육 피판(muscle flap)을 떼어 낫지 않은 피부에 이식하는 재건 수술을 할 필요가 있다고 했다.

"엄마는 강력하게 반대했어요."

나오미가 말했다. 대신 루스는 자연주의 방식으로 낫고자 했다.

"엄마는 낫지 않는 부위에 정신을 집중하면서 긍정적인 심상을 계속 떠올렸어요. 그리고 엄마 친구 한 분이 특별한 해변에서 떠 온 바닷물로 상처 부위를 씻어 냈죠. 그리고 몇 달 뒤 상처가 아물었어요."

루스는 돌려 말하지 않았다.

"이제 수술이나 입원이라면 신물이 난다. 다시는 병원에 가고 싶지 않구나."

루스는 건강을 유지하여 가족과 즐거운 시간을 보낼 수만 있다면 어떤 일이라도 할 용의가 있었다. 하지만 동시에 자신의 한계도 명확하게 알았다.

74세 되던 해에 루스는 오랫동안 계획해 오던 중국 여행을 떠났다. 아시아에 빠져 있던 그녀는 베이징의 자금성을 둘러보고 만리장성 꼭대기에 올라가면서 뛸 듯이 기뻐했다. 집으로 돌아온 루스는 여행을 다녀와서 매우 기쁘다고 말했다. 그러나 몸이 별로 좋지 않았다. 성가신 통증이 가슴에서 계속 느껴졌다. 주치의의 권유로 엑스레이를 찍어 보았더니 심장 수술을 받을 때 복장뼈를 닫으려고 묶어 둔 금속 끈이 느슨해져 있었다.

"그 뒤로 엄마에겐 좋은 날도 있었고 나쁜 날도 있었어요. 엄마는 고통과 함께 살고자 안간힘을 썼죠. 진통제를 싫어했거든요, 진짜로요. 진통제를 먹으면 꼭 마약에 취한 것 같다고 했어요."

다음 해에 루스는 대부분의 시간을 침대에서 보냈다.

"우리 엄마 같지 않았어요."

나오미가 말했다. 루스는 유대교 회당에서 여성 공동체를 위한 행사를 주관했으며, 아픈 신자들을 찾아내 빠른 회복을 기원하는 카드를 써서 보냈다. 잘 아는 사람이라면 전화를 걸어 진심 어린 격려의 말을 건네기도 했다. 그러나 이런 일을 하는 것조차 점점 더 힘에 부쳤다. 그러던 어느 초겨울 토요일 오후, 나오미는 엄마의 상태가 어떤지 확인하려고 전화를 걸었다.

"정말 상태가 안 좋구나. 회당에 갈 수가 없어. 의사를 만나야겠다."

나오미는 루스에게 주말임을 상기시켰다. 의사를 만나려면 응급실로 가야 했다.

"그러면 응급실로 데려다주렴."

이 말에 나오미는 충격을 받았다.

"엄마가 얼마나 병원을 싫어하는지 아니까요. 뭔가 심각한 일이 생긴 게 분명했어요."

나오미는 서둘러 10분 거리에 있는 루스의 집으로 갔다. 루스는 언제나처럼 나오미를 살짝 안고서 볼에 키스했다. 나오미는 차를 몰아 병원으로 가면서 한 눈으로는 루스를 살피고 다른 한 눈으로는 도로 상황을 살폈다.

"뭐가 잘못된 건지 모르겠어요. 그렇지만 무엇인가 크게 잘못된 것이 틀림없어요."

나오미가 응급실 간호사에게 말했다.

루스는 신속히 검사실로 옮겨졌다. 간호사가 루스의 블라우스와 바지를 벗기고 병원 가운으로 갈아입힌 다음 루스의 혈압을 확인하더니, 한 번 더 확인했다.

루스는 검사대에 앉아서 간호사를 뚫어지게 바라보며 물었다.

"왜 혈압을 두 번이나 재죠?"

"누우시는 게 좋겠어요. 지금 혈압이 너무 낮아요."

간호사가 말했다. 120이 정상인 수축기 혈압이 겨우 70밖에 되지 않았다.

검사실은 순식간에 의료진으로 채워졌고, 나오미는 구석으로 물러났다. 간호사가 루스의 팔에 정맥 주사 바늘을 꽂고 심전도 전극을 가슴, 팔, 다리에 부착했다. 그런 다음 응급실 담당이라는 한 젊은 의사가 루스를 검사했다.

"몸이 상당이 안 좋아요."

루스가 말했다.

"통증이 있나요?"

의사가 물었다.

"딱히 그런 건 아니에요. 글쎄요, 복장뼈 근처에 통증이 있기는 한데 몇 달간 계속 그래 왔거든요. 그런데 몸이 진짜 안 좋아요. 정말 너무 안 좋아요."

의사는 루스가 쇼크 상태 직전이라고 설명했다.

"아픈 것 같지 않더라도 실제로는 아픈 겁니다. 그리고 혹시나 어떤 일이 일어날지도 모르고 혈압도 더 낮아질지 모르니까 환자분의 바람을 알아야겠습니다."

"사전 의료 지시서를 준비해 두었어요. 제 딸이 전해 줄 수 있습니다. 어쩌면 제 진료 기록에 이미 있을지도 모르고요. 그리고 남편이 대리인입니다."

루스는 잠시 침묵하더니 의사를 똑바로 쳐다보며 말했다.

"저는 어떠한 인위적인 도움도 원하지 않습니다. 그 어떤 것도요."

루스가 나오미를 쳐다보며 말했다.

"나를 잃을 준비가 됐니?"

나오미의 눈에 눈물이 가득 고였다. 그녀는 엄마의 손을 잡았다.

"날 보낼 준비가 되었니?"

나오미는 말이 없었다. 그리고 떨기 시작했다.

"너는 괜찮니? 내 결정 말이야."

나오미는 나중에 우리에게 말했다.

"엄마와 그런 대화를 나눈다는 것이 정말 혼란스러웠어요."

루스는 맑은 정신으로 의사의 질문에 완벽한 문장을 써서 조리 있게 답했다.

"그리고 아무런 진단도 내려지지 않았어요."

루스는 응급실에서 중환자실로 옮겨졌다. 그녀의 병은 혈액 감염, 즉 패혈증으로 판명되었다. 식염수와 많은 양의 항생제를 투여했지만 수축기 혈압은 90 정도를 맴돌았다. 그 후 몇 시간 동안 호흡은 더욱 힘겨워졌다. 중환자실에 있던 의사들은 패혈증이 폐 기능에 영향을 줄 수 있다고 설명했다. 게다가 루스는 젊은 나이에 난소를 제거한 탓에 심한 골다공증을 앓고 있었다. 칼슘과 비타민 D 보충제를 비롯해 몇 가지 약을 규칙적으로 먹었음에도 그녀의 척추뼈는 점점 약해지고 무너져 내렸다. 이제는 척추에서 일어난 변화의 영향으로, 폐를 충분히 늘리며 숨을 들이쉬기도 어려웠다.

그로부터 24시간이 흐르는 동안 루스는 더욱 약해졌다. 간호사가 루스를 씻길 때, 나오미는 루스의 복장뼈 위에 작은 고름 자국이 있는 것을 발견했다.

"엄마는 정말 깔끔한 사람이었어요. 그런데 엄마가 차고 있던 브래지어에 고름 자국이 묻어 있는 거예요. 저는 그걸 간호사에게 가져갔죠. 간호사가 그걸 봤는지 아닌지 몰랐거든요."

이 고름이 혈액 감염의 원인이었다. 세균이 피부에서 복장뼈로, 복장뼈에서 혈액으로 이동한 것이다.

경력 많은 중환자실 담당 의사가 와서 나오미 부녀와 상의했다. 그는 루스가 힘들게 숨 쉬는 탓에 쉽게 피로해지며, 인공호흡기의 도움 없이는 숨을 잘 쉬기 어려울 것이라고 설명했다.

"물론 사전 의료 지시서가 있다는 것을 압니다. 그렇지만 임시방편으로 인공호흡기 이용을 권해 드립니다. 감염 치료를 끝낼 때까지만요."

루스는 고개를 저었다.

"저는 식물인간이 되기 싫어요. 생기 있고 활기 있게 살고 싶어요.

아니면 죽는 게 나아요."

의사는 감염이 나을 때까지만 인공호흡기를 달겠노라고 재차 강조했다. 항생제가 잘 들고 혈압과 혈중 산소 농도가 안전 수위까지 올라가는 즉시 떼겠다고도 했다. 그러나 루스는 다시 거절했다.

나오미 부녀는 의사와 함께 복도로 나왔다.

"인공호흡기를 달지 않으면 돌아가실 거예요."

의사가 말했다.

"알겠습니다. 최선을 다해 엄마를 설득해 볼게요."

나오미는 병실로 돌아가 엄마와 이야기했다. 그러나 루스는 마음을 바꾸지 않았다.

"나는 숨만 쉬는 기계가 되고 싶지 않아. 그리고 인공호흡기를 달면 상황이 어떻게 흘러갈지도 알아. 의사들은 날 장기 요양 시설로 보낼 거다. 나는 거기서 살고 싶지 않아. 너, 내가 생기 있고 활기 있게 살고 싶어 하는 거 알지? 그게 아니면 죽는 게 낫다."

한 시간 뒤에 루스를 담당하던 중년의 간호사가 들어왔다.

"솔직하게 이야기할게요."

간호사는 쓰던 물컵을 치우고는 새 컵에 물을 담고 빨대를 꽂아서 가져왔다. 나오미의 남편이 가져온 손주들의 사진이 루스의 침대 옆 탁자에 놓여 있었다.

"예쁜 아이들이네요."

간호사가 사진을 보며 말하자 루스는 고개를 끄덕이면서 미소 지었다. 그녀는 나오미와 루스에게 말하기 시작했다.

"저희 아버지도 환자분과 비슷했어요. 많이 편찮으셨죠. 그리고 인위적으로 목숨을 유지해 가면서 살고 싶지는 않다고 뜻을 분명히 하셨어요."

간호사는 잠시 멈췄다 말을 이었다.

"아버지는 심장에 문제가 있었어요. 의사가 아버지의 심장은 좋아질 거라고 했어요. 단 산소를 충분히 공급받아야 그렇게 될 수 있다고 했죠."

그녀의 아버지는 결국 인공호흡기를 다는 데 동의했고, 며칠 뒤에는 인공호흡기를 뗄 수 있었다.

"아버지를 지난주에 뵈었어요. 정말 좋아 보였죠. 그런 결정을 내리지 않았다면 아마 아버지는 지금쯤 제 곁에 계시지 않았겠죠."

희망적인 이야기가 힘든 상황에 처한 사람들에게 그러하듯, 이 이야기는 나오미에게 깊은 영향을 주었다. 가용성 편향의 강력한 힘 때문이다.

"엄마, 다시 생각해 봐요. 엄마의 선택이라면 무엇이든 존중할게요. 아주 잠깐이면 돼요. 제발요, 엄마."

루스는 대답하지 않았다. 오후가 지나면서 호흡은 더욱 힘들어졌다. 초저녁에 주치의가 왔다. 그는 10년 가까이 루스를 돌보아 온 만큼 그녀와 무척 가까웠다. 주치의와의 만남은 짧게 끝난 적이 없었다. 루스의 의학적 문제에 대해서뿐 아니라 손주 이야기며 유대교 회당 활동 이야기까지 길게 나누다 오고는 했다.

"루스, 우리 둘은 당신의 바람에 대해 여러 번 대화했죠. 거기에 전적으로 동의합니다. 당신이 세워 둔 허용 한계를 알아요. 지금 의료진에서 권하는 것은 일시적인 거예요. 십중팔구는 기껏해야 며칠입니다."

무거운 침묵이 방 안에 가득 찼다.

"한번 생각해 보세요."

주치의가 방을 나가면서 말했다.

루스에게 자기 아버지 이야기를 들려준 간호사가 교대 시간이 끝났다며 들러서 말했다.

"부디 마음을 바꾸길 바라요."

루스의 남편은 새벽부터 아내와 함께 병원에 있었다. 나오미는 저녁을 먹고 샤워를 하라며 아버지를 집으로 보내고는 자신은 엄마의 침대 곁에 앉아 끼니도 거르면서 자리를 뜨지 않았다. 밤 10시 무렵 루스의 숨소리가 가빠지기 시작했다. 나오미는 비상 버튼을 눌렀다.

젊은 의사가 재빨리 들어와서 루스를 검사하더니 혈압이 내려가고 있다고 말했다.

"지금 관을 삽입해야 해요. 인공호흡기를 달아야 합니다."

그러자 루스가 침대에서 똑바로 일어나 앉았다.

"5분만 생각할 시간을 주세요."

"그 안에 돌아가실 수도 있어요."

의사가 대답했다.

"저는 의사 선생님 말씀에 넘어가지 않아요."

루스는 숨을 가쁘게 내쉬었다.

"남편과 통화하게 해 주세요."

나오미가 전화를 걸어 주었고, 루스는 남편에게 말했다.

"사랑해요, 잘 있어요."

나오미는 울음을 터뜨렸다.

수도레와 프라이드는 2010년 《내과학 논집》에 쓴 글에서 다음과 같은 시나리오를 제시했다. 치료되지는 않지만 2년 이상 살 수 있는 폐암 환자가 있다고 가정해 보자. 그 환자는 영웅적 처치도 안 되고 목숨을 연명하기 위한 인위적 개입도 안 된다는 사전 의료 지시서를 작성했다. 그런데 그 환자에게 일과성 심부전이 일어났다. 이 지점에서 그 환자의 증세는 심장 기능과 관련한 것이지, 암과 관련해 일어난 장기적인(longer-term) 문제가 아니다. 심장의 상태는 치료될 수 있지만, 치료하지 않는다면 체액이 폐에 차올라 주요 장기로 산소가 충분히 이동하는 것을 막는다. 살기 위해서는 관을 삽입하고 약 일주일 동안 인공호흡기를 달아야 한다.

그렇다면 이것은 영웅적 처치에 해당할까? 일과성 심부전을 치료하려고 잠깐 인공호흡기를 다는 것이 인위적 개입도 안 된다는 환자의 바람에 어긋나는 것일까? 분명한 점은, 예상한 바와 결국 일어난 일은 완전히 다를 수 있다는 것이다. 환자는 자신의 몸에서 일어나는 변화와 예기치 않은 일들을 모두 예측할 수 없다. 폐암과 일과성 심부전에 함께 걸린 환자는 폐렴에 걸려 오랫동안 인공호흡기에 의존해야 할지 모른다. 아니면 심부전이 일시적인 것이 아니라 좀 더 지속되는 문제가 될 수도 있다. 그렇다면 생명 유지 장치 사용을 중단해야 할까? 만약에 그렇다면, 그 시점은 언제일까? 이 질문에는 정확한 답을 할 수 없다. 예후가 불확실하기 때문이다.

의사와 간호사는 생명을 구하는 훈련을 받으며, 환자를 돌보는 사람들에게 생명을 구하는 것은 가장 잘 수행해야 하는 활동 중 하나다. 환자나 그 대리인의 분명한 지시가 없는 한 이들의 '기본 선택지'는 환자의 생명을 살리기 위해 모든 노력을 기울이는 것이다. SUPPORT 프로젝트에서 숙련된 간호사는 환자와 대리인에게 예후에 관한 정확한 정보를 줌으로써 적극적인 치료를 받아들이거나 거절하는 걸 선택할 수 있도록 도왔다. 그러나 루스의 경우에는 이렇게 하기가 어려웠다. 상태가 빠르게 변한 데다 감염, 호흡 곤란, 심무전 같은 기저 증상들이 치료를 더 한다고 해서 낫는다고 장담할 수 없는 상황이었다.

루스의 사전 의료 지시서에 적혀 있는 허용 한계는 이전에 신장병을 앓고 심장 수술을 한 경험에 비추어 어떤 치료가 가치 있는지를 정립하여 밝혀 둔 것이었다. 그렇지만 의료진은 루스의 상태가 치료될 수 있을 것이며, 그녀가 일시적인 개입을 허용한다면 건강하고 활기찬 삶을 되찾을 수 있다고 믿었다. 그들은 사전 의료 지시서에 명시한 내용을 엄격하게 지켜야만 루스에게 가장 이롭다고 생각지 않았다. 그러나 그녀가 명시적으로 허락하지 않는 이상, 의료진은 그녀를 치료할 수 없었다.

) 엄마라면 어떻게 했을까 (

"좋아요, 할게요."

루스가 말했다.

인공호흡기 덕분에 산소 포화도가 개선되자 루스의 혈압이 올라갔다. 그러나 열은 계속되었다. 중환자실 의사는 나오미에게 루스의 CT 촬영 결과를 보여 주었다.

"여기 이 끈 보이시죠?"

의사가 컴퓨터 화면으로 영상을 쭉 보여 주면서 말했다. 나오미는 뼈 안쪽에 걸려 있는 듯 보이는 금속 고리를 발견했다. 그녀는 우리에게 말했다.

"그 끈은 믿을 수 없을 정도로 훼손되고 느슨해져 있었어요. 완전히 풀려 있었죠. 그 영상을 보고서 엄마의 상태가 어떤지 잘 이해할 수 있었어요."

의사는 "뼈에 심한 염증이 생긴 거예요. 골수염이라고 하죠. 세균이 끈을 따라 번식하고 있어요. 그래서 항생제가 감염을 없애기 어려운 거죠."라고 말했다.

이런 감염은 항생제 정맥 주사로도 잘 치료되지 않는다. 의사는 나오미에게 끈을 제거하고 세균이 파고든 부위의 뼈를 들어내야 한다고 말했다. 그렇게 하면 루스의 복장뼈에 커다란 구멍이 남게 된다. 그런 다음 2차 수술에서 구멍 난 뼈를 복구하고 피부를 닫는다.

그날 늦게 감염 전문의가 도착했다. 그녀는 나오미 부녀를 중환자실 옆에 있는 조용한 방으로 데려갔다.

"그녀는 매우 솔직했어요. 엄마의 상태가 좋지 않으며, 수술을 해도 낫지 않을 거라고 했어요."

나오미가 말했다. 감염 전문의가 떠나고 얼마 지나지 않아 흉부외과의가 왔다. CT 촬영 결과를 보고 나서 루스를 검진한 그 역시 나오미 부녀를 만났다.

"그 의사는 자신감에 넘쳤어요. 한 치의 흔들림도 없이 '할 수 있습니다.'라고 말했죠. 엄마를 수술실로 옮기는 것 자체가 위험한 일이라고 설명했지만, 끈과 삼염된 뼈를 성공적으로 제거할 수 있다고 확신했어요."

나오미는 잠시 침묵하더니 말했다.

"우리는 그 자리에서 두 가지 상반된 의견을 접했죠. 혼란스러웠어요."

루스의 대리인, 즉 그녀의 남편과 나오미는 치료와 예후에 관한 두 전문가의 상충하는 의견 사이에서 갈등했다. 감염 전문의는 루스가 결국 감염 때문에 사망하리라 예측했다. 한편 흉부외과의는 수술을 받으면 살 수 있다고 확신했다. 병이 점점 더 악화하여 결정을 내려야 하는 절박한 상황에서 결정 갈등은 더욱더 심해진다. 특정 치료의 성공 여부에 관한 견해차든 환자의 전반적인 예후에 관한 것이든 환자와 대리인이 고통스러운 딜레마에 처하는 경우는 흔하다. 이는 SUPPORT 프로젝트가 '의사소통 강화'를 통해서 성공할 수 없었던 이유에 관한 더 깊은 통찰을 준다. 의사소통 그 자체로는 루스가 직면한 수술 결과를 예측하는 일과 같은 경우에 발생하는 견해차를 해소하거나 냉혹한 불확실성을 줄이지 못한다.

나오미는 방사선에 탔고 지금은 고름이 흘러나오는 피부에 대해 의사에게 물었다.

"먼저 그 안에 스펀지를 넣고, 나중에 근육피판을 이식해서 그 부분을 재건할 겁니다."

의사는 최대한 얼른 수술하는 것이 중요하다고 강조하면서 말했다.

"잠정적으로 내일 수술 일정을 잡아 두었습니다."

나오미는 우리에게 말했다.

"빨리 결정해야 했어요. 그 수술이 엄마를 살릴 수도 있었으니까요."

나오미 부녀는 거의 2시간 동안 상의했다.

"결국 하지 않기로 했어요. 엄마가 깨어나서 자신이 이미 거절한 수술을 우리가 허락했다는 걸 알면 매우 화가 날 테니까요."

그날 늦은 저녁, 루스는 졸고 있었고 중환자실의 수련의는 나오미에게 집에 가도 괜찮을 거라고 말했다. 그런데 한밤중에 수련의로부터 전화가 걸려 왔다. 루스에게 심방세동이 발생했다는 것이었다. 앞서 살펴보았듯이 심방세동이란 심방이 불규칙하고 빠르게 수축하는 증상인데, 심장에서 조직으로 나가는 혈액의 양을 줄이고 혈전을 만듦으로써 뇌졸중을 일으킬 수 있다. 중환자실 의사는 루스에게 심율동 전환 처치를 할 것인지 여부를 알고자 했다. 심율동 전환이란 흉벽에 전기 충격을 주어 그 충격을 심장에 전달함으로써 비정상적인 박동을 정상으로 되돌리는 조치를 말한다.

나오미는 루스의 대리인이 아버지임을 의사에게 알렸다. 의사가 나오미의 아버지에게 전화하자 그는 "알려 주셔서 고마워요. 그러나 저는 절반일 뿐입니다. 나오미와 함께 결정해야 해요. 몇 분 뒤에 다시 전화드리겠습니다."라고 말했다. 나오미 부녀는 잠깐 이야기하고 나서 의사에게 전화를 걸어 심율동 전환을 허락했다. 그러자 의사가 말했다.

"알겠습니다. 그러나 가족이 어떤 조치를 할지 명확한 지시를 내려 주지 않고 계세요. 너무 왔다 갔다 합니다."

나오미는 의사의 말이 옳음을 알았다. 그러나 엄마의 바람에 관해서 무엇이 일관성 있는 것인지 알기 어려웠다. 나오미 부녀는 전기 충격이 일시적인 개입이라고 생각했고, '영웅적'이거나 '인위적인 연명'이라고 생각하지 않았다. 그러나 루스는 그렇게 생각하지 않을지도 모를 일이었다.

전화가 다시 울렸다. 의사는 나오미에게 심방세동 문제가 저절로 해결되었다면서 심율동 전환이 필요 없게 되었다고 말했다.

"그러나 다시 일어날 수 있어요. 저희가 지금처럼 언제나 전화할 시간이 있는 것 또한 아닙니다."

나오미는 그때를 회상하며 말했다.

"의사의 이 말이 도움이 되었어요. 덕분에 우리가 뜻을 뭐라고 분명하게 밝혀야 하는지와, 맞닥뜨릴 수 있는 질문에 대비하여 어떤 절차와 규칙을 마련해 두어야 하는지를 집중하여 고민할 수 있었죠. 제가 얻은 답은 미래에는 '아니요.'라고 말해야 한다는 것이었어요."

그러나 그녀는 여전히 결정의 무게 때문에 혼란스러웠다. 심지어 이런 생각을 아버지와 공유할 때조차 그러했다.

나오미 부녀는 루스의 치료에 동의했다. 하지만 환자의 침대 곁에 모인 가족들은 사랑하는 환자에게 가장 좋은 치료가 무엇인지 의견 일치를 보지 못하는 경우가 많다. 이들은 저마다 환자에게 도움이 될 것 같은 모든 치료를 시도하고 싶은 마음과 불가피한 죽음에 앞서 환자의 고통만 연장하는 건 아닐까 하는 엄청난 두려움 사이에서 중심을 잡고자 노력한다. 따라서 가족이나 대리인 사이에 서로 의견이 다른 것은 어쩌면 당연하다. 이런 모습은 SUPPORT 프로젝트의 결과에서도 볼 수 있다. 가족에게 정보를 준다고 해서 자동으로 합의에 이르지는 않는다.

다음 날, 나오미 부녀는 루스의 주치의에게 전화했다.

"그는 '아니요.'가 엄마의 바람일 것이라는 데 동의했어요. 결국 우리는 엄마의 바람을 존중해야만 했어요. 우리가 원하는 것은 아니었지만요."

주치의는 루스를 설득하려고 하지 않았지만, 그녀의 남편은 달랐다. 매일 아침 그는 루스의 침대 곁에 앉아 아내에게 이야기를 들려주고 계속 싸우라고 용기를 불어넣었다. 기도에 관을 삽입한 지 거의 일주일이 지났을 무렵 루스가 깨어났다. 정신은 맑았지만 손이 떨렸으므로 종이에 가까스로 몇 글자를 적는 게 다였다. 어떤 때는 루스가 말을 하려는 듯 관을 문 입을 오물거렸고, 나오미가 입 모양을 보고 알아듣기도 했다. 나오미는 엄마의 정신이 완전히 맑다고 확실히 느낄 수 있었다.

"엄마의 뇌는 아무런 문제가 없는데 몸이 말을 듣지 않았어요. 엄마가 두려워하던 모든 일이 일어나고 있었죠."

의사는 관이 기도 조직을 회복 불가능할 만큼 손상할 수 있으므로 일주일 넘게 꽂아 두어서는 안 된다고 설명했다.

"오늘이 일주일째입니다. 오늘 관을 제거할 계획이에요. 그녀 스스로 숨을 쉴 수 있길 빌어야죠."

관을 떼어내자마자 루스는 가쁘게 숨을 쉬기 시작했다.

"엄마의 몸이 활처럼 앞으로 휘었어요. 마치 창문에서 누가 끌어당기기라도 하는 듯 두 팔은 양쪽으로 쫙 펼쳐졌고요."

의사가 효과가 있기를 바라며 산소마스크를 씌웠다.

"소용없네요. 다시 인공호흡기를 달아야 합니다."

루스는 말을 할 순 없었지만 싫다는 듯 고개를 계속 저었다. 그리고 입술을 비죽였다. 그러다 곧 침대로 머리를 떨구고 눈을 감았으며, 관을 기도에 삽입할 때 저항하지 않았다. 그러고는 잠들었다. 하지만 다시 깨어났을 때 인공호흡기가 달려 있는 것을 알고는 화를 냈다. 다음 이틀 동안 의사는 루스를 의자에 앉히려고 노력했다. 가슴을 높이 두어서 폐가 산소를 더 잘 붙잡게 하려는 것이었다.

"엄마는 움직이는 걸 싫어했어요. 침대에서 의자까지 가는 것조차 고문이었을 테니까요."

의사들은 기도에 관이 너무 오래 있었으므로 관을 제거해야 한다고 설명했다. 관 제거 뒤 루스가 여전히 스스로 숨을 쉴 수 없다면 다음 단계는 기관 절개술이었다. 기관 절개술은 목에 구멍을 뚫어 관을 입이 아니라 기도로 직접 삽입하는 시술이다. 그런 다음 루스는 재활 시설로 이송된다. 그곳에서 회복하면, 목에 난 구멍을 봉합하고 스스로 숨을 쉬게 될 것이었다.

루스는 삐뚤빼뚤한 글씨로 "싫어요."라고 썼다. 루스는 기관 절개술을 거부했다. 재활 시설에는 절대로 가지 않을 셈이었다.

중환자실 의사는 나오미에게 말했다.

"혼자서 숨을 쉴 수 있는지 확인해야 해요. 숨을 못 쉬면 기관 절개술을 해야 합니다."

그날 늦게 중환자실 의료진은 루스에게서 관을 제거하고 산소마스크를 씌웠다. 주치의가 침대 옆에 서 있었다.

곧 루스의 상체가 앞으로 휘었고 숨이 가빠지기 시작했다.

"기관 절개술을 해야 해요."

중환자실 의사가 말했다.

루스는 싫다고 고개를 저었다.

"그러면 살지 못하실 겁니다."

의사가 딱 잘라 말했다.

"싫어요."

루스가 갈라진 목소리로 답했다.

나오미는 의사와 간호사의 놀라 하는 얼굴을 보았다. 나오미의 아버지는 몸을 던지다시피 침대에 기대어 흐느껴 울며 말했다.

"제발, 여보, 제발."

루스는 계속 고개를 저었다.

의사는 루스의 얼굴에 산소마스크를 고정했다. 루스는 온종일 힘겹게 숨을 쉬었다. 주치의가 정기적으로 확인하겠다고 약속했고, 나오미 부녀는 루스의 침대 곁에 앉았다. 나오미가 말했다.

"엄마, 뭐 필요한 거 있으세요?"

나오미는 몸을 엄마 쪽으로 가깝게 숙이고서 입술을 읽으려고 애썼다.

"아이스티?"

나오미가 물었다. 엄마가 아이스티를 좋아했기 때문이다. 루스에게 자기 아버지 이야기를 하며 인공호흡기를 달아야 한다고 설득하던 간호사가 침대로 아이스티가 든 잔을 가져왔다. 나오미가 잔을 루스의 입에 대었고, 루스는 살짝 한 모금 마신 다음 머리를 베개에 다시 묻고 눈을 감았다.

"엄마가 혼자 있지 않게 옆에서 뜬눈으로 밤을 새웠죠. 아침이 되자 의사가 집에 가도 괜찮다고 말했어요. 기분 전환도 할 겸 한두 시간 있다가 다시 오라고요. 무슨 일이 있으면 전화해 줄 거라면서."

나오미가 샤워를 하고 나오자 전화가 울렸다. 병원이었다.

"어머님이 의식을 잃으셨어요. 얼른 병원으로 오세요."

"겨우 2초 전이었어요. 제가 병실로 들어가기 2초 전에 엄마가 돌아가셨대요."

나오미는 잠시 침묵했다.

"사랑하는 사람이 곁에 없을 때 오히려 죽기 쉽다는 생각이 들어요. 엄마는 저희 곁을 떠나기가 무척 어려웠을 거예요. 엄마는 용감했어요. 돌아가신 엄마가 누워 있는 침대에 같이 누워 울었어요."

) 불확실성 앞에서 (

우리는 루스가 사망한 지 1년 뒤에 나오미와 다시 이야기했다. 나오미가 그때 일을 회상하며 말했다.

"엄마는 늘 자신이 원하는 바를 확실히 아셨어요. 돌아가실 때는 정말 힘들었지만, 우리가 엄마의 바람을 존중한 것 같아요. 그러나 때때로 의사의 제안이 엄마의 바람과 맞는지 맞지 않는지 잘 모르겠더라고요. 저는 계속 생각해야 했어요. 이 치료가 일시적이라면 엄마의 바람과 일치하는 것일까? 엄마가 이 옵션을 고려했을까? 언제나 확실하지 않았어요. 어떤 때는 정말 혼란스럽기도 했죠.”

루스 애들러의 바람은 시종일관했다. 하지만 그렇다고 해서 어떤 의료적 개입이 그녀의 사전 의료 지시서에 들어맞는지 여부를 판단하는 일이 쉬웠던 것은 아니다. 이러한 딜레마는 드문 일이 아니다. 이와 관련해 예일 대학의 테리 프라이드와 존 올리어리(John O'Leary) 박사는 코네티컷주에 사는 유족 64명을 인터뷰했다.[11] 가족들은 환자가 심장병이나 폐 질환을 앓을 때 특히 어려워했다. 그들은 대개 전이암 같은 병은 불치병으로 받아들이지만, 인공호흡기나 인공심폐기 같은 현대의 의료 기술이 심장병이나 폐 질환을 앓는 가까운 사람을 구해 내지 못하는 상황은 상상하기 힘들어한다. 이 지점에서, 기술 편향적 사고는 일종의 문화로서 강력하게 작동한다. 우리는 심장은 펌프와, 폐는 풀무와 본질적으로 다르지 않다고 보고, 이들 기관의 문제를 해결할 공학적 해법이 분명히 있어야 한다고 생각하는 것이다.

프라이드와 올리어리의 연구에서도 애들러 가족이 겪은 경험과 거의 같은 사례가 나온다. 그 사례에서 의사는 환자의 딸에게 말한다. 인공호흡기를 달지 않으면 환자가 죽을 것이고, 인공호흡기를 달면 기운도 되찾고 폐도 깨끗해질 것이라고. 딸은 대답한다. “엄마는 거절했을 거예요. '난 그렇게 살지는 않을 거야.'라는 엄마의 말에 저는 '그러다간 죽을 거라는 거 몰라요?'라고 되물었죠. 그랬더니 엄마는 '난 죽을 준비가 돼 있어.'라고 말했어요." 루스와 마찬가지로 코네티컷주의 이 여성 환자 역시 사전 의료 지시서에 허용 한계를 명확히 밝혀 두었다. 비록 그 내용이 의사가 생각하는 최선이나 가족의 바람과 충돌하기는 했지만 말이다.

사전 의료 지시서 외에, 중병을 앓는 환자의 치료와 관련한 의사 결정을 개선하기 위해 할 수 있는 일이 있을까?

오리건주, 뉴욕주, 노스캐롤라이나주에서는 환자가 입원할 때 자신이 원하는 치료가 무엇인지 명시하게 하여 사전 의료 지시서를 수정한다. 즉 심폐 소생술의 이행 또는 금지, 항생제나 정맥 주사 투여 여부, 산소 공급이나 진통제 투여 같은 완화 치료 진행 여부 등을 미리 조사한 다음, 의사가 환자의 차트에 그 지시를 기록해 두는 것이다.[12] 이런 방법이 도움이 되기도 한다. 하지만 완화 치료 전문가들은 메리와 루스의 가족이 그랬듯 환자, 가족, 의사 간의 진지하고, 감정적으로 부담스럽고, 시간이 많이 드는 대화를 피해 갈 수 있는 길은 없다고 강조한다. 이러한 대화는 한 가지 대본을 따르지 않으며, 때때로 아주 멀리 돌아가기도 한다. 그렇지만 대화를 거듭하다 보면 우리 모두 언젠가는 마주하게 될 복잡한 선택 상황에서 더 선명하게 사고할 수 있게 된다. 사전 의료 지시서나 리빙 월은 우리의 바람을 표현하는 시작일 뿐, 끝이 아니다.

9

환자 인생의 이야기

Your
Medical
Mind

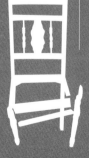

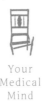

Your
Medical
Mind

자율성 원칙에 따르면 환자에게는 모든 치료를 선택하거나 거부할 권리가 있다. 그러나 환자가 몸이 너무 아프거나 입원한 상태라면 이런 결정을 내리기는 쉽지 않다. 관련 연구를 보면, 입원한 성인 환자의 약 40퍼센트가 안정제를 먹고 멍한 상태에 있거나, 혼란스러워하거나, 혼수상태에 빠져 있어서 치료에 관한 결정을 스스로 내릴 수 없다고 한다.[1] 정상적인 활동을 하지 못하는 환자는 자신의 바람을 적극적으로 이야기할 수 없으므로 가족이나 대리인이 대신 결정해야 한다. 어떤 대리인은 결정권을 의사에게 넘기기도 한다. 질병의 상태가 복잡하게 진행될 때는, 수시로 바뀌는 상황에 따라 결정을 내려야 하는 역할이 대리인과 의사 사이에서 이리저리 옮겨 갈 수 있다.

) 간 이식을 받아야 한다니 (

오마르 아킬은 자신이 아프리라고는 생각해 본 적이 없었다. 44세의 오마르는 늘 건강했으며, 미국 남부의 의과대학에서 생화학자로 일했다. 그는 중요한 연구 제안서를 완성하기 위해 온 힘을 기울이는 중이었다. 오마르는 커피를 다 마시고서 동료인 심장 전문의와 함께 제안서를 검토하기 위해 연구실 근처에 있는 회의실로 걸어갔다. 데드라인인 1월 15일까지는 4개월쯤밖에 남지 않았다.

오마르는 의자에 앉아 테가 넓은 안경을 고쳐 썼다. 그리고 동료 앞의 탁자 위에 제안서를 펼쳐 놓았다. 그때 동료인 심장 전문의가 말했다.

"조명 탓인지 몰라도 황달기가 있는 거 같은데."

오마르는 깜짝 놀랐다. 여태까지 간에 그 어떤 이상도 없었기 때문이다.

"아무것도 아닐 수 있지만 검진을 한번 받아 보게."

동료가 말했다.

오마르에게는 주치의가 없었다. 그는 다니던 병원의 의사가 은퇴하면 그때 주치의를 두리라 생각하고 있었지만, 그건 먼 훗날의 이야기였다.

"나를 담당하는 내과 전문의에게 전화해 보는 게 어때? 자네가 연락할 거라고 말해 두지."

오마르는 회의가 끝나고 거울을 봤지만 눈에서 어떠한 변화나 이상도 찾을 수 없었다. 그는 내과 전문의에게 전화를 걸었다. 비서가 전화를 받더니, 검진 약속일까지 결과가 나올 수 있게 미리 들러서 혈액 검사부터 하라는 내과 전문의의 이야기를 전했다.

"지금 되돌아보면, 한동안 계속 피곤했던 거 같아요. 전 단지 바쁜 일정 때문에 그런 줄 알았어요. 연구 제안서 때문에 밤늦게까지 일하는 날이 많았거든요. 또 유럽에 다녀온 이후 시차로 고생했고요."

오마르는 음악 교습소에서 아들을 차에 태우고 집에 도착하자마자 아내 아이샤에게 자기 눈을 좀 봐 달라고 했다. 아이샤는 지방 대학에서 언어학을 가르치고 있었다.

"아내 역시 어디가 이상한지 찾지 못했어요. 우리 둘 다 이상한 점을 발견하지 못했던 거죠."

며칠 뒤 오마르는 내과 전문의를 찾았다. 그는 오마르를 따뜻하게 맞았다.

"친구한테 당신 연구가 가장 앞서 있다는 얘기를 들었습니다."

의사가 말했다.

조숙한 학생이던 오마르는 고등학교와 대학 시절 내내 자기 학년에서 일등을 놓치지 않았다. 그는 생화학 전공으로 박사 학위를 따기 위해 미국으로 건너왔고, 박사 후 과정을 지낸 뒤에는 의과대학에서 교수직을 맡았다. 오마르와 같은 동네에서 자란 아이샤는 언어학 전공으로 학위를 딴 후 오마르와 결혼하고 함께 미국으로 왔다. 오마르의 여러 친척도 이들을 따라 미국에 왔다.

"혈액 검사 결과가 나왔습니다."

의사가 말했다. 그는 오마르가 볼 수 있게 책상 위의 컴퓨터 화면을 돌렸다. 모든 검사 항목이 붉은색으로 빛나고 있었다. 빌리루빈(보통은 간을 통과해 대변으로 배출되는 등황색 물질) 수치가 2.7이었는데, 이 수치에서 황달이 관찰된다. 간이 건강한지를 보여 주는 아미노기 전이 효소의 수치 역시 200대로 비정상이었다.

"그런데 CBC, 즉 전혈구계산 수치가 정말 심각했어요."

의사는 그에게 범혈구 감소증이라고 말했다. 범혈구 감소증이란 혈구 세포 수가 전반적으로 감소한 상태를 일컫는데, 오마르의 경우에는 적혈구와 백혈구 수가 적고 혈소판 수치가 특히 더 낮았다.

내과 전문의는 오마르를 검진하더니 왼쪽 갈비뼈 아래에서 비장의 끝부분이 느껴진다고 말했다. 비장이 부어 있다는 뜻이었다. 그렇지만 간은 붓거나 부르지 않았다. 의사는 혈액 검사를 더 해 보자고 했다. 그리고 며칠 뒤 의사에게서 연락이 왔는데, 오마르가 B형 간염에 걸렸다는 소식이었다.

B형 간염은 세계에서 가장 일반적인 바이러스성 간염으로, 특히 아시아와 중동 지역에서 많이 발견되지만 유럽과 아메리카에도 널리 퍼져 있다. 오마르의 아들은 현재 미국 어린이에게 제공되는 기본 예방 접종의 하나인 B형 간염 예방 주사를 맞았다.

"제 고국에서는 아무도 B형 간염에 별 신경을 쓰지 않고, 예방 주사도 맞지 않습니다."

오마르가 말했다.

B형 간염 바이러스는 바루크 블럼버그(Baruch Blumberg) 박사가 오
스트레일리아 원주민의 혈액을 연구하다가 발견한 것으로, 처음에는
'오스트레일리아 항원'으로 불렸다.[2] 블럼버그는 이 연구로 1976년에
노벨상을 받았다. 미국에서는 1991년부터 어린이들에게 기본 예방
접종의 하나로 B형 간염 주사를 놓기 시작했다. 최근에는 뉴클레오
사이드 유사체라는 치료약이 개발되어 B형 간염 치료에 쓰인다. 이
새로운 약물군은 에이즈 연구에서 파생했으며 인간 면역결핍 바이러
스(HIV)를 막는 것으로 알려졌다. 뉴클레오사이드 유사체는 심각한
부작용을 낳긴 하지만, 현재 에이즈와 B형 간염의 혁신적인 치료제
로 쓰인다. 오마르는 '엔테카비르'라는 이름의 약을 먹기 시작했는데,
만약 이 약이 효과가 없으면 다른 유사한 약들을 복용해 볼 수 있으
며 실험 치료 또한 할 수 있다는 설명을 들었다. 그러나 다른 치료는
불필요했다. 엔테카비르가 바이러스를 억제했기 때문이다.

그런데 오마르의 간 기능은 이후 두 달 동안 계속 더 나빠졌다. 간
촬영과 생체 검사 결과 간경변증이라는 진단이 내려졌다. B형 간염
때문에 간 조직에 넓게 생긴 손상과 흉터가 여러 해 동안 발견되지
않고 지속된 결과였다. 그래서 전에 내과 전문의가 오마르를 검사했
을 때 간 비대를 발견하지 못한 것이다. 그러나 왜 오마르의 혈액 검
사 결과가 나아지지 않는지는 여전히 알 수 없었다.

"몸 상태가 좋아서 온종일 일했어요. 그렇지만 검사 결과는 계속 나빠져만 갔죠."

간 기능이 계속 나빠지는 이유를 알아내기 위한 검사가 다각도로 이루어졌다. 먼저 오마르는 중동 지역에서 흔히 발견되는 기생충 검사를 받았다. 그 기생충이 간에 영향을 줄 수 있기 때문이었다. 또한 그의 실험실에 있는 독성 용제에 관한 질문도 받았는데, 그것이 간을 손상할 수 있기 때문이었다. 그리고 성인이 되어 간경변증을 일으키기도 하는 윌슨병 같은 유전병 검사도 받았다. 그러나 B형 간염 외에는 다른 원인이 발견되지 않았다. 의사는 상태가 나아지기를 바라며 계속 기다렸지만 좀처럼 나아지지 않았다.

의료 센터의 간 전문의가 오마르와 아이샤에게 말했다.

"간 이식[3]을 고려해 봐야 합니다. 이식이 필요한지 아직 확실하진 않아요. 하지만 간이 천천히 악화하고 있고, 바이러스 치료제는 그걸 막지 못하고 있는 것 같아요."

오마르와 아이샤는 충격을 받았다.

오마르는 이렇게 회상했다.

"우리 둘 다 이식은 상상조차 못 했어요. 그런데 전문의가 이식 결정을 내리기까지 6개월에서 12개월 정도 남았다고 하더군요. 당장 내려야 할 결정은 아니었던 거죠. 그나마 마음이 놓였습니다."

현대의 기술 덕분에 폐는 인공호흡기로, 심장은 인공심폐기로, 신장은 혈액 투석기로 일시적이나마 기능을 보조할 수 있게 되었다. 간은 기계로 보조할 수 없지만 이식은 가능하다. 보스턴에 있는 브리검 여성 병원의 조지프 머리(Joseph Murray) 박사는 장기 이식 분야의 선구자다.[4] 그는 1954년 일란성 쌍둥이 대상 수술을 시작으로 장기 이식 수술의 장기적인 타당성을 증명해 보였다. 쌍둥이 중 건강한 쪽은 아픈 형제에게 신장을 기증하면서 거부 반응이 일어날 염려를 하지 않았다. 이들은 유전적으로 동일했기 때문이다. 이 수술의 성공으로 신장 이식의 유전적 장벽을 극복하는 방법에 관한 연구가 가속화되었으며, 살아 있는 기증자뿐 아니라 죽은 기증자에게서 장기를 선택하는 연구도 이루어졌다.

노벨상을 받은 머리 박사의 업적 이후로 장기 기증은 신장 외에도 간, 심장, 폐, 췌장 그리고 창자 부위로 확대되었다. 이러한 발전은 장기 이식 수술 기법의 발전과, 수혜자의 면역 체계를 조절하여 거부 반응이 일어날 확률을 줄이는 약물 개발에 의해 가능했다. 물론 상당한 위험이 도사리고 있긴 하지만, 장기 이식은 중증 환자에게 건강한 삶을 되돌려 줄 수 있는 방법이다.

이렇게 많은 발전이 이루어졌지만 간 이식은 여전히 불확실성으로 점철돼 있다. 기증 장기가 많이 부족한 탓에, 이식에 적합한 간 기증자가 있다 해도 중증 환자여야만 수술 대상이 될 수 있다.[5] 게다가 기증자가 사망하자마자 간을 적출해야 하고, 그 뒤에도 간이 계속 기능해야 하며, 수혜자의 몸에 맞아야 한다. 수술 자체도 복잡하고 어렵다. 이식으로 인한 거부 반응을 방지하는 약 또한 환자에게 치명적인 감염 위험을 남긴다거나 신장이나 폐를 손상하는 등 심각한 부작용을 유발할 수 있다.

새로운 간을 받을 때쯤 환자가 스스로 결정할 수 없는 상황에 처해 있을 수도 있다. 환자의 병든 간이 의식 장애나 혼수상태를 일으킬 수 있기 때문이다. 그런 경우에는, 불확실하고 집중적이며 엄청난 비용이 드는 간 이식 수술의 성공 여부를 의사가 가늠하는 동안 환자를 대신해서 가족이나 대리인이 결정을 내려야 한다.

) 어느 병원을 선택할 것인가 (

한 달 뒤, 오마르가 간 전문의를 찾아갔을 때 혈액 검사 결과는 더욱 나빠져 있었다. 그는 과학회의 참석차 두 차례 출장을 갈 계획이었다. 하나는 12월에 미국 서부 해안에서, 다른 하나는 1월에 일본에서 열리는 회의였다. 그러나 전문의는 출장을 취소하라고 강력히 권고했다.

"환자분은 저희와 가까이 있어야 해요. 현재 아킬 씨의 멜드(MELD) 점수는 이식 전문의의 소견이 필요한 수준까지 올랐습니다."

MELD는 'Model for End-state Liver Disease'의 약어로, 간 기능을 나타내는 빌리루빈 수치, 신장 기능을 나타내는 크레아티닌 수치, 그리고 혈액 응고 단백질을 생산하는 간 기능을 반영하는 혈액 응고 검사 수치를 바탕으로 산출된 값이다. 멜드 점수로 환자가 앞으로 12주 안에 병이 악화하여 사망할 가능성을 상당히 정확하게 알 수 있다. 이런 이유로 간 이식 센터에서는 이 점수를 이용해 장기 이식 대기 목록에서 환자의 우선순위를 정한다. 대기 목록 순위는 생존에 상당한 영향을 끼친다. 미국의 간 이식 대기자는 약 1만 7000명이지만 해마다 5000건의 이식 수술만 이루어지고 있다. 많은 환자가 간 이식을 기다리다가 사망한다는 뜻이다.

"이식 프로그램을 관장하는 의사를 만났는데 매우 경험이 많은 의사인 것 같더군요. 그가 말했어요. '음, 지금 시점에는 이식밖에 방법이 없습니다.' 그때부터 저는 앞으로 무엇을 해야 할지 정말로 심각하게 생각하기 시작했습니다. '어디서 이식할 것인가, 어떤 의사한테 받을 것인가?'"

오마르는 간 이식에 관해 자료를 많이 읽으면 읽을수록 수술이 얼마나 복잡한지 더 많이 알게 되었다. 수술이 복잡한 이유 중 하나는 기증 장기를 떼어 내어 수혜자가 기다리는 병원으로 보낸 후, 성공적으로 이식하는 모든 과정에서 매우 특별한 기술이 필요하기 때문이다. 이 외에도 의사는 다음 문제들을 해결할 고도의 전문 지식을 갖추고 있어야 한다. 첫째, 수혜자의 면역 체계가 다른 사람의 간을 거부하지 않도록 하려면 어떤 처치가 필요한가? 둘째, 세균 같은 일반적인 미생물뿐 아니라 환자의 면역력이 낮아진 탓에 인체 조직에 자리를 잡는 곰팡이와 바이러스 같은 이른바 기회 병원체로 인한 감염을 어떻게 막을 것인가?

오마르는 간 이식에 관한 조사를 얼마나 많이 하든 간에, 자신과 아이샤는 중요한 치료 결정을 내릴 때 의사에게 의존할 수밖에 없음을 깨달았다. 이런 결정의 내용에는 이식 수술의 기술적인 면뿐 아니라, 목숨을 위협하는 합병증이 발생했을 때 어느 정도의 조치를 해야 하는지에 관한 것도 포함된다.

병원에서는 대부분 멜드 점수가 10 이상으로 올라가면 환자를 간이식 대기 명단에 올린다. 그러나 환자가 실제로 간을 받을 멜드 점수는 지역마다 그리고 병원마다 다르다. 미국에서 간 이식 수술을 하는 주요 병원 가운데 하나인 피츠버그 대학병원의 간 이식 연구자들이 2007년에 발표한 연구 결과를 보면, 1년에 100건 이상의 이식 수술을 하는 병원은 멜드 점수가 낮은 환자에게도 간을 이식하며, 적은 수의 환자에게 간을 이식하는 병원보다 대기 시간 역시 더 짧은 경향이 있었다고 한다. 이런 차이가 나타난 이유는 확실하지 않았다. 연구자들은 수술 건수가 많은 병원에서는 다른 의료진에서 받지 않은 장기를 썼고, 따라서 대기 시간을 줄일 수 있었으리라 추정했다. 또한 수술을 적게 한 작은 병원에서는 긴급 수술을 할 인력이 모자랐을 수 있으며, 따라서 대기 시간이 길어졌으리라 보았다.

오마르는 실제로 병원마다 간 이식에 필요한 환자의 대기 시간이 다르다는 것을 알아냈다. 그는 우리에게 자신이 여러 수술 팀의 성공률에 관한 자료를 찾아봤다고 말했다.

"아시다시피 저는 과학자입니다. 숫자에 관해선 웬만큼 알죠. 저는 보고된 결과만 봐서는 안 된다는 것을 알아챘어요. 만약 멜드 점수가 매우 높아 굉장히 위험한 환자를 많이 받아서 이식 수술을 하는 병원이 있다면, 그 병원의 성공률은 멜드 점수가 낮은 환자만 받고 위험이 큰 환자는 좀처럼 받지 않는 매우 보수적인 병원의 성공률보다 낮을 거라고 예상할 수 있습니다."

오마르는 여전히 자신의 연구실에서 온종일 일했다. 연구 제안서의 데드라인이 불과 몇 주 뒤로 다가왔고, 마무리할 실험도 여러 건이었기 때문이다. 정오가 지나고 잠시 뒤, 그는 컴퓨터를 끄고 간단히 샌드위치나 먹으려고 식당으로 갔다. 줄을 서서 기다리다가 간 이식이 필요함을 알려 준 의사를 우연히 만났다. 둘은 인사를 나눈 뒤 함께 식당 끝 쪽에 있는 빈자리로 갔다.

의사는 그를 안심시키며 말했다.

"어떤 결정을 하시든 저희는 환자분과 함께하겠습니다. 다른 병원으로 가신다 해도 이해합니다. 그러나 저희를 선택하신다면 환자분 그리고 우리가 돌보는 모든 환자에게 최선을 다할 거라고 약속합니다."

"고맙습니다. 잘 알겠습니다."

조사를 계속할수록 오마르의 앞에 놓인 선택지는 늘어 가기만 했다. 그러다가 생체 간 이식에 대해 알게 되었다. 1998년에 시작된 생체 간 이식은 혈액형이 일치하는 건강한 사람의 간을 일부 떼어 내어 수혜자에게 이식하는 방법으로, 점점 증가 추세에 있었다. 뇌사 기증자의 간이 부족하기 때문이다. 기증자에게는 비록 확률은 낮지만 심각한 위험이 뒤따를 수 있다. 그러나 대부분의 경우 시술은 안전하며, 극히 드물게 합병증으로 기증자가 사망하기도 한다. 오마르가 다니는 병원에서는 생체 간 이식 수술을 하지 않았으므로, 그는 생체 간 이식을 시행하는 다른 병원에 연락했다.

외과 전문의가 오마르의 진료 기록을 검토한 후 전화로 소견을 말했다.

"지금 환자분의 멜드 점수가 상당히 높군요. 이런 상태에서는 생체 간 이식으로 수술하면 안 될 것 같습니다. 하지만 여기 적힌 걸 보니 여전히 열심히 일하고 계시네요."

오마르는 그렇다고 대답하면서, 자신을 아는 모든 사람이 간과 신장 기능이 나빠지는데도 변함없이 열심히 일하는 그를 보며 놀란다고 말했다.

"그렇다면 환자분은 생체 이식이 가능할 것 같습니다. 적합한 간이 있다면 말이죠."

의사가 결론을 내렸다.

오마르는 자신의 간 일부를 내주는 기증자가 떠안게 될 위험에 대해 알고 있었다.

"처음에는 가족 중에서 기증받는 것을 거절했어요. 위험한 수술이니까요. 그런 위험으로 가족을 끌어들이고 싶지 않았습니다."

아이샤는 자신의 간이 적합하다면 기증자가 되게 해 달라고 간청했다. 그러나 오마르가 거절했다.

"아들 곁에 최소한 우리 둘 중 하나는 있어야 하잖아."

오마르의 친척 중 여러 사람이 기증 적합성 검사를 받겠다며 나섰다. 이들 중 두 사람이 유전적으로 적합했고 둘 다 기증을 자원했다. 그러나 이어진 조사와 검사 결과, 한 명은 골초인 데다 심장병이 있었고 다른 한 명은 혈액 응고 단백질이 유전적으로 비정상적이어서 수술 시 출혈 위험이 매우 높게 나왔다.

"제게 주어진 이식 옵션이 제한적임을 깨달았어요. 그래서 다른 병원의 대기 목록을 찾아보기 시작했죠. 장기를 얻을 수 있는 기회가 가장 많은 지역이 어디인지 자료를 추적했어요. 다른 지역으로 가면 생명을 구할 수 있지 않을까 생각하면서요."

어느 일요일, 연구 제안서를 작성하느라 늦게까지 일하던 오마르에게 오한과 고열 증상이 나타났다. 입원해서 검사를 받은 결과, 발에 상처가 났었는데 거기로 세균이 들어와 혈류를 타고 감염증을 일으킨 것이었다. 그는 일주일 동안 병원에 있으면서 항생제를 맞았다. 아이샤는 이웃에게 아들을 봐 달라고 부탁한 뒤 매일 저녁 오마르의 침대 곁을 지켰다. 외과 전문의를 포함한 이식 팀은 입원 기간 동안 날마다 그를 보러 왔고, 오마르는 그들이 자신에게 그토록 신경 써 주는 데 깊은 인상을 받아 그들과 이식을 진행하겠노라 결심했다.

) 의사가 환자의 선호보다 더 중시하는 것 (

그동안의 조사를 바탕으로, 오마르는 이식 수술의 전 과정에서 자신이 모든 결정을 내릴 수는 없음을 알았다. 환자가 의료 결정을 내릴 능력을 잃었을 때는 대리인이 결정해야 한다. 그는 환자가 내렸을 법한 결정이 무엇인지 알아보고 선택해야 하는데, 이를 '대리 결정'[6]이라 한다. 대리 결정 개념은 1976년 유명한 캐런 앤 퀸란(Karen Ann Quinlan) 판결로 정립되었다. 뉴저지 대법원은 캐런이 계속 식물인간 상태에 있었으므로 그녀의 아버지를 대리인으로 지명했다. 판사의 요구는, 그녀가 의식이 있었다면 내렸을 결정을 추정하여 대신 의료 결정을 내리라는 것이었다.

그 후로 추정 판단(substituted judgement)은 생명 윤리 및 법에 따라 대리인이 의사 결정을 내리는 데 기본 지침이 되고 있다.[7] 왜냐하면 추정 판단이 환자의 자율성을 보호한다고 여겨지기 때문이다. 그러나 환자의 선호와 관련해 대리인이 사전에 환자와 논의했거나 환자의 사전 의료 지시서가 있는 경우라 하더라도, 대리인이 환자의 바람과 일치하는 선택을 하지 못하는 사례가 많다. 이와 관련한 12개 이상의 연구를 분석했는데, 치료 선택이 필요한 가상적 상황을 마주한 대리인과 환자로 이뤄진 약 2600쌍 중 3분의 1에서 대리인이 환자의 선호를 제대로 예측하지 못했다. 대리인의 임무를 더욱 혼란스럽게 하는 요인은 환자의 선호가 고정된 게 아니어서 환자가 미래에 실제로 어떤 선택을 할지 예측하기가 어렵다는 점이다.

인디애나 대학 노화 연구 센터(Indiana University Center for Aging Research)와 리젠스트리프 연구소(Regenstrief Institute)에서 일하는 노인병학 및 의료윤리학 분야의 저명한 연구자 알렉시아 토크(Alexia Torke) 박사는 이렇게 말했다. "대리 결정에 관한 이론적인 틀이 개발된 이후 진행된 연구들은 추정 판단이 틀린 가정에 근거하기 때문에 그 방법으로는 환자의 자율성을 유지한다는 표준 목표를 달성할 수 없었다고 알려 준다."

환자가 스스로 치료를 결정할 수 없을 때 적용 가능한 두 번째 원칙이 있다. 바로 '선행'이다. 이 원칙은 의사를 비롯한 의료 관계자들이 환자에게 '가장 적절한 이익'을 위해 행동할 의무가 있음을 명시한다. 환자의 자율성과 선행 원칙이 일치할 수도 있지만, 환자가 사전 의료 지시서를 통해 밝힌 선호와 가족 대리인이 환자가 원할 것으로 추정하는 것과 치료를 담당한 의사가 환자에게 가장 이익이 될 것으로 생각하는 것 사이에 충돌이 발생할 때도 있다. 이 경우, 법원과 대다수 윤리학자는 자율성이 선행에 우선한다고 결론짓는다.

그러나 토크 박사와 동료가 진행한 연구에 따르면, 의사들은 진료를 결정할 때 환자나 대리인의 바람을 최우선 순위로 삼지 않는다.[8] 의사 281명을 대상으로 한 이 연구에서, 의사의 4분의 3 정도가 대리 결정 시 환자의 선호를 가장 중요한 윤리적 기준으로 삼는다고 대답했었지만, 그들이 가장 최근에 내린 실제 결정에서는 단지 30퍼센트만이 환자의 선호를 가장 중요한 기준으로 삼았던 것이다. 이 의사들은 자율성 원칙을 고려하기는 하지만 환자의 최고 이익, 즉 선행 원칙을 가장 중요한 기준으로 더 빈번하게 꼽았다. 환자가 사전 의료 지시서나 리빙 윌을 작성해 두었을 때조차 의료 결정 시 환자의 선호를 가장 중요한 요인으로 고려한 의사는 전체의 절반 이하였다.

토크 박사는 이러한 현상을 여러 관점에서 설명한다. 먼저, 앞 장에서 살펴보았듯이 사전 의료 지시서나 진료에 관해 환자와 미리 대화한 내용은 현재의 의료 상황에 적용하기 힘들 수 있다는 점을 거론했다. 그리고 환자와 대리인의 의사 결정에서 자율성이 최우선 순위임을 안다 해도 의사는 환자의 최고 이익을 위해 행동하는 것을, 적게 잡아도 그와 같은 비중으로 중요하게 인식한다는 점도 짚었다. 많은 의사가 환자의 최고 이익을 위해 뭔가를 결정하고 도모해야 한다는 사명감을 느낀다는 것이다. 여기서 더 나아가 토크 박사는 의사들이 최고 이익과 환자의 선호를 모두 아우르는 "포괄적 평가"를 내릴 수 있을지 모르겠다고 했다.

） 환자 인생의 이야기 （

간 이식의 필요성이 더욱 시급해지자, 아이샤는 자신이 대리인 역할을 맡게 될 테니 치료 결정 시 따라야 할 기준을 알려 달라고 오마르에게 강하게 요구했다.

"나는 당신이 의사가 허용하는 모든 것을 했으면 좋겠어."

오마르의 말에 아이샤는 그러겠노라 약속했다.

오마르는 이식 팀에 신뢰와 확신을 품게 되었다. 팀의 의사와 간호사가 그에게 집중하고 그의 최고 이익을 최우선 순위로 삼을 것임을 믿었다. 간 이식의 기술적인 면을 깊이 조사했음에도, 오마르는 선행 원칙을 자율성 원칙보다 우선에 두기로 결정했다.

오마르와 달리 고도로 전문적이고 복잡한 치료에 직면해서도 자율성 원칙을 굳게 유지하는 환자도 있다. 그들 가운데 일부는 전문가 의견, 인터넷, 책 등에서 얻은 자신의 상태와 필요한 치료에 관한 지식이 있으면, 의사의 선행에 의존하지 않고 자율성을 유지하기에 충분하다고 주장한다. 또 일부는 의사나 간호사의 판단 오류, 오진, 의료 과실 같은 사건을 경험한 뒤, 의료진의 평판이나 성품과는 상관없이 이들을 전적으로 신뢰할 수는 없게 되었는지도 모른다. 그리고 일부는 대리인 역할을 하는 가까운 가족이나 친구만이 위급하고 빠르게 변화하는 상황에서 자신의 바람이 무엇인지 진실하게 그려 볼 수 있다고 생각한다.

오마르는 감염에서 회복하여 일터로 복귀했다. 그러나 실험 자료를 검토할 힘도, 연구 제안서의 마지막 페이지에 집중할 기력도 없었다. 그래서 함께 작업하던 심장 전문의가 혼자서 제안서를 마무리하기로 했다.

일주일 뒤 오마르는 다시 열이 나면서 복부에 통증을 느꼈다. 아이샤가 그를 응급실로 데려갔고, 또 다른 감염이 발견되었다. 이번에는 배 속에 농양이 발생한 복막염이었다. 오마르가 응급실에서 잠든 사이에 담당 의사가 아이샤에게 말했다.

"환자분의 간이 점점 나빠지고 있어요."

그는 오마르의 혈액 검사 결과를 보여 주었다.

"그리고 신장도 제 기능을 못 하고 있습니다."

아이샤의 짙은 갈색 눈이 눈물로 가득 찼다.

"중환자실로 옮겨야 합니다. 아주아주 심각한 상황입니다."

아이샤는 우리에게 말했다.

"그동안 우린 희망적이었어요. 6개월에서 12개월 정도 여유가 있다고 생각했죠."

이제 그 시간은 단 몇 주 또는 며칠로 줄어들었다.

아침이 되자 오마르는 혼수상태에 빠졌다. 중환자실 의사들은 항생제를 투여하고, 오마르의 신장이 소변을 만들어 내지 못했으므로 정맥으로 주입하는 약물의 양을 조절했다. 오마르의 배는 감염이 퍼지면서 점점 더 부풀어 오르고 딴딴해졌다. 이틀 뒤, 상황은 더 나빠졌다. 복부와 혈류에서 세균성 감염뿐만 아니라 균류도 발견된 것이다. 진균(곰팡이) 감염은 특히 제거하기가 어렵다. 그리고 간에서 대사되는 항진균제는 강한 독성이 있는데, 특히 신장에 더 해롭다. 중환자실에서 4일째 되던 날, 오마르에게 내출혈이 일어났다. 이는 중

중간 질환에서 흔히 볼 수 있는 합병증이다. 의료진은 수혈을 하고 피가 나는 혈관을 막기 위한 조치를 취했다.

아이샤는 말했다.

"상황이 이렇게 빠르게 변하리라고는 생각조차 못했어요. 모든 것이 몇 시간 안에 바뀌었죠. 남편의 상태는 정말 나빴어요. 스스로 숨을 쉴 수조차 없어서 인공호흡기를 달았죠."

중환자실 의사들은 아이샤에게 인공호흡기 부착 동의서와, 신부전에 대응하기 위한 투석 치료 동의서를 건넸다.

"다 서명했어요."

아이샤는 이어 오마르가 평소 이식 의료진을 향해 품었던 신뢰와 확신을 전했다. 그녀 역시 실제로 의사가 오마르의 최고 이익을 위해 일한다고 느꼈다. 이런 경우에는 자율성 원칙과 선행 원칙 사이에 충돌이 생기지 않는다.

모든 대리인이 의사가 환자를 진심으로 돌보고 있음을 알 만큼 운이 좋지는 않다. 차 사고나 심장 발작 또는 뇌졸중으로 몸이 마비된 사람들은 병원으로 실려 간다. 이때 가족은 처음으로 의사를 만난다. 이때 가족도 의사를 모르고 의사도 가족이나 환자를 모른다면, 가족으로서는 의사가 환자의 최고 이익이 뭔지 이해하고 있다고 믿기 어려울 수 있다. 그 때문에 의사와 대리인이 서로 대립하는 관계에 놓이고, 대리인의 마음에 다음과 같은 의심이 싹틀 수 있다. 의사가 환자의 예후를 너무 성급하게 판단하는 것은 아닐까, 병원과 의사가 치료비가 덜 나오게 하라는 보험회사의 압박을 받는 것은 아닐까, 환자가 노인이라고 의사가 차별하여 집중 치료 제공을 꺼리는 것은 아닐까……?

일부 연구자는 대리인이 환자의 삶 이야기를 의사와 공유해야 한다고 제안한다. 이렇게 함으로써 의사가 의식 없는 환자를 에워싸고 있는 각종 튜브와 모니터를 비롯한 기계 저편에 한 인간이 있음을 깨닫게 할 수 있다.[9] 인디애나 대학의 알렉시아 토크는 환자의 삶 이야기에 집중하면 "대리인과 의료인 사이에 공통의 목적과 이해를 구축할 수 있다."면서 "이를 통해 대리인의 요구와 바람에서 환자의 요구와 바람으로 주의를 돌리는 심리적 이점을 확보하는 동시에 환자에 관해 실제로 알 수 있는 게 무엇인가를 점검하는 현실주의적 관점도 유지할 수 있게 한다."라고 설명했다.

환자의 삶 이야기를 고려할 때 대리인과 의사는 환자의 선호를 형성하고 그가 지금의 그이게 만든 몇 가지 유용한 틀을 발견하게 될 것이다. 앞서 살펴보았듯이 그 틀에는 가족의 태도와 가치, 이전의 치료 경험, 유사한 질병을 앓으며 선택 결정을 했던 다른 사람의 사례 등이 있다.[10] 물론 환자만이 전체 이야기를 할 수 있으므로 다른 사람의 입을 통해 전달되는 이야기에는 빈틈이 있을 수 있다.[11] 그러나 이야기의 일부분일지라도 그것은 대리인과 의사가 환자의 선호와 사고방식을 더 잘 이해하는 데 도움이 될 수 있다.

） C형 간염에 걸린 기증자의 간을 받으시겠습니까 （

오마르의 멜드 점수는 날마다 높아져, 끝내는 죽음이 임박했음을 알리는 수준에까지 이르렀다.

중환자실 의사가 말했다.

"환자분의 상태를 누군가에게 알려야 한다면, 지금이 그 일을 할 때인 것 같습니다. 아킬 씨가 얼마나 더 살지 알 수 없습니다."

아이샤는 오랫동안 굳은 듯이 앉아 있었다. 그때까지 그녀는 오마르의 상태가 얼마나 심각한지 정확히 모르고 있었다.

"그 순간 확실히 정신을 차렸죠."

아이샤는 오마르의 의사 형제에게 연락했다. 그는 최대한 빨리 가겠다고 대답했다.

"하지만 그는 제가 결정을 내려야 한다고 말했어요. 그건 정말 너무 어려운 일이었지요. 모든 짐을 제가 져야 했으니까요." 아이샤는 오마르의 상태가 호전되고 간도 다시 기능하리라는 일말의 기대를 품고 날마다 대기실에서 오랜 시간을 보냈다.

"매시간 의사들은 한 가지 문제를 해결하면 곧바로 다른 문제를 처리해야 했어요. 정맥 주사 선과 각종 관을 교체하고, 혈액을 투석하고, 감염을 억제하려고 애쓰는 등 온갖 시도를 했죠."

중환자실에서 2주를 보내고도 오마르는 여전히 혼수상태에 있었고, 그의 신장은 소변을 거의 만들어 내지 못했다. 출혈이 멈추고 감염도 억제되었지만, 아이샤는 오마르의 상태가 심각하다는 것을 알았다.

"처음에는 오마르가 젊고 강하니까 좋은 간을 구할 때까지 기다려 보자고 했어요. 그러다가 이식 전문의가 와서 '아직 간을 구하지 못했'다면서 이렇게 말하더군요. 'C형 간염에 걸린 간이라도 구하기만 한다면 어떻게든 이식해야 합니다. 환자분의 상태가 하루라도 더 견딜 수 있을 정도인지는 저희도 모르겠습니다.'"

아이샤는 그에게 물었다.

"그런데 남편에게 병에 걸린 간을 이식한다는 게 무슨 말인가요?"

"생명을 구할 수도 있다는 뜻입니다. 그런 간을 이식하고 환자분이 당장 질병에 걸리는 건 아니에요. 그렇지만 해당 바이러스를 치료해야 하지요. 물론 이 과정 역시 쉽지 않고, 이식받은 간 상태가 악화할 수 있습니다. 2차 이식을 받아야 할 수도 있어요."

의사는 잠시 멈춘 뒤 다시 말을 이었다.

"저희는 부인이 이런 상황에서도 이식을 진행하는 데 동의하시는지 알아야 합니다."

아이샤는 어이가 없었다. 그리고 잠시 후 이렇게 대답했다.

"생각 좀 해 보겠습니다."

이 시점에서 의사 결정은 의사에서 대리인인 아이샤에게 넘어갔다.

윤리학자와 변호사 들은 자율성 원칙과 선행 원칙 외에도 의료 결정에 적용할 수 있는 또 다른 원칙이 있음을 규명했다. 바로 '가해 금지'다. 간단히 말하면 해를 끼치지 않는 것이다. 히포크라테스 선서에 명시된 "무엇보다, 해를 입히지 말라."라는 금언은 2000년 넘게 서양 의학의 기본 교리다. 이 원칙은 의사가 보기에 환자에게 도움이나 이득이 거의 없거나 오히려 해가 되는 치료를, 환자나 대리인이 자율성을 주장하면서 요청할 때 소환된다. 윤리학자와 변호사 들은 이런 상황에서 의사가 환자에게 위험하다고 판단되는 치료에 참여하는 것을 거부할 수 있다고 주장한다.

가해 금지 원칙은 아이샤가 직면한 선택에도 적용되었다. C형 간염에 걸린 간을 이식한다면 오마르에게 새로운 심각한 병을 줄 수도 있다. 그러나 또 한편으로는 병에 걸린 간이 그의 생명을 구할 수도 있다. 여기가 의료진이 선행과 가해 금지 원칙 사이에서 갈등한 지점이다. 병에 걸린 간이 두 요소를 모두 담고 있기 때문이었다. 그래서 의료진은 자율성 원칙으로 돌아갔다. 오마르의 대리인이 결정해주길 원한 것이다.

그날 밤, 아이샤는 오마르의 가장 친한 친구에게 전화를 걸었다. 그는 위장병 전문의였다.

"그는 C형 간염에 걸린 간을 이식받으라고 했어요. 논의되는 모든 수단을 취해야 한다면서요. 오마르가 심각한 위험에 처해 있지 않았다면 의사도 그런 제안을 하지 않았을 거라고 설명했어요."

아이샤는 의사에게 어떤 대답을 해야 할까 고민하며, 또 후회하지는 않을까 걱정하며 밤을 지새웠다.

"저는 오마르에게 또 다른 병을 주는 건 아닐까 걱정했어요. C형 간염 치료가 어렵다면 또 이식을 받아야 할 수 있잖아요. 그래서 죄책감이 들었어요. 그렇지만 간 이식을 거절했다면 더 큰 죄책감을 느꼈겠죠."

날이 밝아 오자, 아이샤는 한 시간 넘게 울다가 결국 의사를 불러 이식을 허락한다고 말했다.

"생명을 구하는 치료였어요. 저는 '예.'라고 말해야 한다는 걸 알았죠."

그로부터 이틀이 더 지났다. 오마르는 "실 한 가닥에 매달려" 있었다. 아이샤는 오마르가 생체 간 이식 수술을 하는 다른 병원에 연락한 적이 있다는 걸 알고 있었다. 지푸라기라도 잡는 심정으로 그 프로그램의 책임자에게 전화했다.

"제가 할 수 있는 일을 다 한 것인지 알고 싶었어요. 그래서 오마르를 그쪽 병원으로 옮기는 건 어떻겠느냐고 물었죠. 그랬더니 그쪽 의사가 말하길, 오마르가 너무 위독하기 때문에 옮길 수 없을뿐더러 일단 인공호흡기를 달면 생체 간 이식을 할 수 없다고 했어요."

오마르를 담당한 의사는 아이샤가 "무슨 수를 써서라도" 남편을 살리고 싶어 하는 마음을 이해했다. 이 시점에서 아이샤에게는 손실 회피도, 예상되는 후회도, 병이 있는 다른 사람의 장기를 이식하는 데 따르는 잠재적인 부작용에 대한 고려도, 오마르가 살아난다면 그의 삶이 어떠할 것인가에 관한 현실적인 예측도 모두 없었다. 그녀는 말했다.

"당시 오마르의 상태보다 더 안 좋은 부작용은 없었어요."

모든 손익 계산이 현실 앞에서 빛이 바랜 상황이었다.

"독실하지는 않지만, 믿음은 있어요."

그녀는 오마르의 침대 곁에 앉아 『코란』에 나오는 치유에 관한 구절을 읽으며 기도했다.

"해야 할 모든 것을 한 상황이었어요. 나머지는 모두 신의 손에 달려 있었죠."

중환자실에 있던 어느 날 밤, 그녀는 잡지를 훑어보다가 우연히 크리스 클루그(Chris Klug)[12]에 관한 글을 읽었다. 알파인 스노보드 선수이던 클루그는, 1990년대 초 정기 건강검진에서 '원발성 경화성 담관염'이라는 희귀한 질환을 진단받았다. 하지만 당시 그의 몸은 운동선수로서 최고 수준에 올라 있었고, 어떠한 증상도 없이 절정의 기량으로 경기를 치를 수 있었다. 검사 결과를 보면 간 기능은 점점 안 좋아졌지만, 클루그는 몇 년이 지나도록 이상을 느끼지 못했다. 그러다 몸이 아파 왔고, 멜드 점수도 올랐다. 결국 간 이식 대기 명단에 올라 3개월쯤 뒤에 수술을 받았다. 이식은 성공적이었고, 수술 7주 뒤에는 슬로프 훈련에 복귀할 수 있었다. 2002년 그는 솔트레이크시티 동계 올림픽에서 동메달을 땄다.

"간 이식 뒤에 메달을 땄다는 내용을 보고, 아무리 아프더라도 다시 활기찬 삶으로 돌아갈 수 있다는 걸 알게 됐어요."

아이샤가 얘기했다.

클루그의 사례는 아이샤에게 용기를 불어넣어 주었다. 가용성 편향이 희망의 원천이 되어, 오마르의 상태라는 가혹한 현실에 대응할 수 있는 힘을 주었다. 임상적으로 엄밀히 따지자면, 크리스 클루그의 사례를 오마르의 상황과 비교할 수는 없다. 클루그와 오마르의 간 질환은 매우 달랐고, 클루그는 오마르처럼 죽음 지척까지 가는 그런 상황이 아니었다. 오마르는 세균성 혈액 감염과 진균성 혈액 감염에 더해 신부전과 내출혈이 발생한 데다 혼수상태까지 겪고 있었다. 그러나 그 기사를 읽고 아이샤는 오마르에 대한 희망을 놓지 않을 수 있었다.

1월 17일 늦은 오후에 의사가 아이샤에게 말했다.

"하루를 더 넘길 수 있을지 모르겠습니다."

아이샤는 고개를 끄덕였다.

그날 저녁 늦게 집으로 돌아온 아이샤는 오마르의 형제에게 전화를 걸어 의사가 했던 이야기를 그대로 전해 주었다. 그런 다음 아들을 침대에 눕히고 잠들기 전에 기도했다.

새벽 1시, 전화벨이 울렸다.

"간을 구할 수 있을 것 같아요. 실은 병원 두 곳에서 거절당한 간을 넘겨받았는데, 기증자가 노인이고 암 때문에 화학 요법을 받았어요. 확실하지는 않지만 이 사람 역시 C형 간염인 것 같습니다."

아이샤는 잠시 의사의 말을 숙고했다.

"오마르가 오늘 죽을지도 모른다고 하셨죠?"

"그래요. 물론 오마르 씨가 정확하게 언제 죽는지는 아무도 말할 수 없지만요. 그렇지만 오마르 씨는 죽음의 문턱에 있어요."

"수술해 주세요."

아이샤가 말했다.

) '무익한 치료'라는 생각 (

이식 수술 뒤 약 1년 반 동안, 우리는 오마르 및 아이샤와 대화를 나누었다. 오마르는 재활 시설에서 두 달을 보낸 뒤 집에서 몇 달 더 쉬고 물리 치료를 받으며 기운을 회복했다. 이제는 직장에서 온종일 일한다.

"요즘 정말 좋습니다. 이식 거부 반응을 막는 약을 먹고, B형 간염이 재발하지 않도록 항바이러스 치료를 받고 있어요. 간은 잘 기능하고 있습니다. 저는 이 간이 암 치료를 받은 노인의 것이고, 병원 두 곳에서 거절당했다는 것도 압니다. 의사가 얼마나 절박했으면 이 간을 썼겠어요. 그러나 수술을 결정해 줘서 얼마나 다행인지 모릅니다. 이 간이 제 생명을 구했어요."

상황은 매우 다르게 전개되었을 수도 있다. 의사가 온갖 노력을 기울였음에도 오마르가 회생하지 못했을지도 모른다. 사실 오마르가 회복한 뒤 수련의 한 명이 아이샤에게 이식 팀은 오마르의 소생을 기대하지 못했었노라고 말하기도 했다. 한 중환자실 의사는 그토록 위독한 사람이 살아난 것을 본 적이 없었다고 동료에게 말하기도 했다. 오마르가 살아난다 해도 심하게 쇠약해지거나, 몸을 움직이지 못하거나, 말을 못 하거나, 식물인간 상태가 되거나 했을 수도 있다.

중환자실에 있는 많은 환자들이 이러한 불확실성을 마주하고 있다. 치명적인 질병에 걸린 환자에게는 대개 영웅적 처치가 필요하다. 그 처치 목록에는 장기간의 인공호흡기 사용, 투석 요법, 심도자술 (심장에 얇은 관을 삽입하여 검사와 치료를 하는 방법―옮긴이)을 비롯해 적극적이면서 위험한 의료적 개입들이 들어 있는데, 그렇게 한다고 해서 환자가 반드시 살아나리라는 보장은 없다. 또한 살아난다 해도 어떤 상태일지 알 수 없다.

의사는 얼마나 정확하게 질병의 궤적을 예측할까? 다수의 연구에서 이를 조사했다. 중환자실 환자를 대상으로 한 어느 연구에서는, 일반적으로 의사가 가볍게 아픈 환자의 예후는 정확하게 예측했지만 중환자의 예후는 잘 예측하지 못하는 것으로 나타났다. 파리에서 진행한 한 연구에서는 의사들이 극단적 예측(너무 낙관적이거나 너무 비관적인 예측)을 하는 것으로 드러났다.[13]

이러한 이유로 중환자실 의사들이 중환자를 계속 치료하는 것이 '무익한' 때가 언제인지를 알려 주는 측정 모델을 고안했다.[14] 사망 예측 모델(MPM-II)은 환자가 병원에서 사망할 가능성을 예측해 준다. 이 모델은 환자를 중환자실에 받을 것인지, 중환자실에서 하루 치료받게 한 뒤 예후를 예측할 것인지 등에 관한 의사 결정 연구에 적용

되어 왔다. 매사추세츠 지역의 병원들이 공동으로 진행한 한 연구에
서는, 사망 예측 모델을 평가한 뒤 "추정 확률에 근거하여 개별 환자
에 관한 결정을 내릴 수 있는 완벽한 체계는 없다. 추정 확률에 근거
하여 환자를 중환자실에서 받을지 말지를 고려한다는 것도 있을 수
없다."라고 결론지었다.

중중도 지표인 APACHE Ⅱ 점수는 신체 기관의 기능을 바탕으
로 산출되며, 중환자의 삶과 죽음의 확률을 예측할 때 자주 쓰이는 측
정 모델이다. 런던의 가이스 병원(Guy's Hospital)에서는 중환자실 입
원 환자 3600명을 대상으로 날마다 APACHE Ⅱ 모델을 적용하여
연구를 진행한 뒤 이 측정 모델이 완벽하지 않다고 결론지었다. 사
망할 것으로 예측한 환자에서 20명 중 한 명은 살아났고, 그렇게 살
아남은 환자들은 건강한 삶을 살았기 때문이다. 따라서 이 예측 모델
을 이용해 치료를 언제 그만둘지 결정하는 것은 건강한 삶을 영위할
수 있는 사람의 삶을 희생시키는 것일 수 있다. 연구자들은 일반적으
로 '허용되는' 예측 오류의 범위는 해당 문화나 사회에서 형성된 개인
의 가치관에 따라 차이를 보인다고 덧붙였다. 이러한 이유로 이들은
APACHE Ⅱ 점수를 치료를 멈추는 지표보다는, 환자의 상태가 본질
적으로 어떠한지를 상의할 때 의사와 대리인이 "정보에 더욱 기반하도
록" 하는 용도로 쓰여야 한다고 제안한다. 그리고 치료 중단은 "환자
의 최고 이익"에 부합할 때만 시행되어야 한다고 결론지었다. 치료가
무익한 지점을 예측하는 모델을 고안하기란 불가능해 보였으므로[15]

연구자들은 선행, 즉 환자의 '최고 이익' 원칙을 바탕으로 판단했다.

) 치료 중단의 객관적 기준과 환자의 주관적 삶 (

환자의 치료를 중단하는 결정은 의료 현장에서 가장 고민스러운 일 중 하나다. 의사들은 중환자들이 오마르처럼 생사의 기로에서 살아 돌아오기를 바라며 치료를 포기하지 않는다.

뉴저지 의과 및 치과 대학의 노인 응급 의학과 의사인 보리스 바이스 먼(Boris Veysman)은 2010년 의학 전문지《헬스 어페어(Health Affair)》에 '무익함'의 의미에 대한 자신의 태도 변화를 주제로 글을 썼다.[16] "의사로 일하면서 가능한 한 삶을 즐기며 오래도록 삶을 유지하고자 하는 장애인, 기계에 의존하는 환자 들을 수없이 만났다. 내가 만난 충만하고 생산적인 삶을 사는 중환자실 생존자들은 진정제가 제대로 작용한 덕분인지 힘든 과정이나 영웅적 처치에 대한 기억을 간직하고 있지 않은 경우가 많았다. …… 삶은 소중하며 무엇으로도 대신할 수 없다. 아무리 심각한 불치병이라도 일시적으로나마 낫게 하거나, 증상을 줄이거나, 악화를 막을 수 있으며, 아무리 심한 불편이라도 간단한 약으로 견딜 만하게, 심지어 즐거운 것으로 만들 수 있다. 체스 게임을 포기한다는 것은 남아 있는 말들이 있는데도 게임을 그만둔다는 것이다. 나는 DNR(심폐 소생술 거부)을 'Do Not Resign(포기하지 마시오).'이라고 읽는다. 환자가 아직 생각하고, 소통하고, 창조하고, 삶을 즐길 수 있는데 환자를 포기하지 말라. 환자를 돌볼 때 자신도 함께 돌보라. 환자가 당신의 낙관주의를 가장 필요로 할 때 소진되어 있지 않도록. …… 다른 사람을 죽게 놔두기는 너무나 쉽다. 그러나 다른 사람을 살리려면 노력과 결단과 힘이 필요하다."

아이샤는 이 견해에 동의했다.

"오마르의 생명을 살릴 수만 있다면 무엇이든 상관없었어요. 의사들이 그이의 생명을 구할 아주 작은 기회라도 된다고 생각하는 거라면 시도해 볼 가치가 있었어요. 나머지는 모두 부차적이었죠."

물론 이런 진료를 받으려면 돈이 많이 든다. 일부 의료경제학자와 정책 입안자는 비용이 많이 드는 치료를 시작하거나 지속할지를 결정하도록 해 주는 금전적 기준점을 찾는다. 그러나 의료경제학의 윤리를 연구하는 뉴욕 헤이스팅스 센터의 마이클 거스마노(Michael Gusmano)와 대니얼 캘러핸(Daniel Callahan)은 2011년 《내과학 논집》에서 "아픈 사람에게는 가치 있는 돈이, 다른 사회 구성원에게는 그렇지 않을 수도 있다."라고 썼다. 그렇다면 어디서 선을 그어야 할까? 거스마노와 캘러핸은 이렇게 주장했다. "공식적인 경제학적 평가에서는 건강 이익이라는 경제적 가치의 한계를 밝혀 두는 분명한 기준을 도입하는 방식으로 이 주제를 다루려 한다. 그러나…… 기준 설정은 중요하면서도 문제의 소지가 있는 것이다."

가장 널리 제안된 기준으로 질 보정 수명(QALY, Quality-Adjusted

Life Year)이 있다. 질 보정 수명이란, 연장된 1년 수명의 가치를 그해
의 삶의 질을 고려하여 매긴 값이다. 영국 국립보건임상연구원(NICE,
National Institute for Health and Clinical Excellence)에서는 새로운 치료를
일반적인 치료로 승인할 것인지 아닌지를 질 보정 수명을 바탕으로
결정한다. 명시적인 금전적 기준점은 없지만 질 보정 수명 1년의 가
치가 2만~3만 파운드의 비용일 때 새로운 약품이나 장비를 승인한다.

　1년이라는 삶은 객관적인 척도다. 그렇지만 질 보정 수명에 비판
적인 사람들은 누구에게든 해당 연도의 삶의 질은 명백히 주관적이
며, 현재 통용되는 어떤 방법을 써도 정확하게 측정할 수 없다고 지
적한다. 임페리얼 칼리지 런던의 경제학 교수 폴 돌런(Paul Dolan)은
질 보정 수명을 도입하기 위한 국립보건임상연구원의 접근법에 결함
이 있다고 주장한다. 국립보건임상연구원에서 건강한 사람에게 (5장
에서 설명한) 시간 교환법이나 표준 도박법을 써서 의료 상황에 대한
생각을 점수로 매겨 보라고 했기 때문이다. 하지만 앞서 살펴본 대
로 건강한 사람은 자신이 경험한 적 없는 의료 상황을 정확하게 상상
할 수 없다. 노벨상 수상자인 대니얼 카너먼은 질 보정 수명 측정을
19세기 물리학자들이 존재조차 하지 않던 우주의 '에테르' 점도를 측
정한 것에 비유한다. 이렇게 진지한 비판에도 불구하고, 공공 부문과
민간 부문의 수많은 전문가들은 미국 보건 의료 개혁의 일환으로 질
보정 수명에 따라 금액을 지출하자고 제안한다.[17]

　대리인은 자율성, 선행, 가해 금지의 윤리 원칙을 나침반으로 삼

는다. 우리는 우리와 대화를 나눈 여러 환자의 사고방식을 반영하는 다음의 어휘를 고려함으로써 의료 선택과 관련해 더 깊은 통찰을 얻을 수 있다고 믿는다. 믿는 자와 의심하는 자, 최대주의자와 최소주의자, 자연주의 지향과 기술주의 지향.

예를 들어 바이스먼 박사는 믿는 자, 최대주의자, 기술주의 지향이다. 그는 현대 의학이 가망 없는 상황에서도 환자를 살려 낼 수 있으리라 믿는다. 오마르와 그를 담당한 의사도 같은 사고방식을 지녔다. 이들 역시 최대주의자며 과학과 기술을 믿었다. 이들은 간 이식 전과 이식 과정에서 오마르를 살리기 위해 시도한 여러 집중 치료가 헛되지 않다고 생각했다. 오마르를 대변하는 대리인으로서 아이샤 역시 이 사고방식을 받아들였다. 질병으로 힘겨운 상태에 있는 다른 환자들은 건강과 관련해 이와 다르게 접근했을 수도 있다. 다시 말해 의심하는 자이거나 최소주의자, 또는 자연주의 지향이었을지도 모른다.

대리인과 의사는 환자의 삶 이야기를 고려함으로써 자신의 사고방식과 환자의 사고방식을 분리할 수 있다. 이를 통해 그들은 스스로 결정하지 못하는 환자들을 위해 더 나은 선택을 할 수 있다.[18]

결론
최선의 치료를 선택하려면

의학이 수학처럼 정확한 과학이라면 문제마다 하나의 정답이 있을 것이다. 하지만 어떤 치료를 선택하느냐 하는 문제에 '정답'은 없으며, 의학은 불확실한 과학이다.

연구와 통계를 보면, 수전 파월처럼 혈중 콜레스테롤 수치가 높은 여성 100명 중 한두 명은 심장 마비를 일으킬 것이라고 한다. 그런데 누구에게? 마찬가지로 우리는 스타틴을 복용하는 300명 중 약의 혜택을 보게 될 한두 명이 누구일지 미리 알 수 없다. BRCA 검사로 얻어낸 유전 정보로도 암에 걸릴 위험을 추정할 수 있을 뿐이다. 어떤 여성이 언제 유방암에 걸릴지는 아무도 모른다. 또한 심방세동, 전립샘암 혹은 또 다른 질병이 개인의 삶에 어떠한 영향을 주며, 특정 치료로 누가 어떤 부작용을 겪을지 확실히 말할 수 있는 사람은 아무도 없다. 우리 각자는 유전자 조합과 환경의 상호 작용 속에서 형성된 고유한 존재다. 건강을 유지하거나 되찾는 길은 누구에게나 똑같지 않다.

모호한 회색 지대에서 내린 결정은 단순하지도, 명확하지도 않다. 이러한 이유로 의학에서는 환자가 의사와 함께 저마다 미묘하게 다른 개인화한 결정을 내리게 된다.

개인에게 맞추기보다 표준화한 치료를 찾는 전문가들은 이와 같은 중요한 진실을 간과할 때가 잦다. 과학이라고 표현하지만, 질병 경험을 숫자로 전락시키는 공식은 오류가 많고 인위적이다. 그러나 보험 회사와 공무원 들은 의사와 병원에 이러한 공식을 적용하여 진료를 표준화하라고 압박한다. 정책 입안자들은 물론이고 심지어 일부 의사조차 의술(art of medicine)이라는 관점은 구식이며, 의료는 운영 매뉴얼을 따르는 의사와 간호사가 산업화된 방식으로 전달해야 한다고 주장한다. 이들은 의사와 환자가 무엇이 최선인지를 결정하게 놓아두면 안 된다고 주장한다. 그러면서 자신들의 목표가 '환자 중심 진료'라고 주장하지만, 사실은 '시스템 중심 진료'일 뿐이다.[1]

최근 다른 병원의 동료 의사가 말하길, 병원에 관리자가 상주하면서 환자가 대기실에서 검사실로 이동하는 데 얼마나 걸리고 의사와 몇 분 동안 상담하는지 시간을 잰다고 한다. 이렇게 하는 이유는 '효율성'을 높이기 위함이라고 했다. 그러나 자신이 진정으로 바라는 것을 찾아 이것저것 살피고, 자기가 생각하는 것이 정말로 최선인가를 고려하려면 환자에게는 시간이 필요하다. 이렇게 의사와 힘을 합쳐 깊이 숙고하는 것은 '효율적'이지 않다. 또 병원을 일종의 조립 공장처럼 운영하고자 하는 비전과도 맞지 않는다.[2]

치료에 관한 환자의 선호는 중요하다. 선호는 환자가 자신의 가치와 삶의 방식에 들어맞는 적절한 치료를 선택하는 토대가 된다. 자기가 무엇을 선호하는지 알려면, 먼저 자신의 사고방식을 돌아봐야 한다.

여러 연구에 따르면 미국인의 60퍼센트 정도가 이른바 대체 요법이나 자연 치유를 추구한다고 한다.[3] 이렇게 자연주의를 지향하는 이들은 적절한 환경에서, 몸과 마음을 연결하고, 약초와 비타민과 자연 식품을 보충해 주면 몸이 스스로 치유한다고 생각한다. 자연주의의 반대쪽에는 기술주의가 있는데, 새로운 약과 혁신적인 수술법을 개발하는 최첨단 연구가 해답이라는 신념이다.

최대 치료를 원하느냐 최소 치료를 원하느냐에 따라서도 개개인을 나눌 수 있다. 어떤 사람은 더 많은 것이 일반적으로 더 좋다는 믿음 아래 건강을 위해 적극적으로 미리미리 대처한다. 확실한 임상 자료가 없는데도, 어떤 환자와 의사 들은 혈압을 엄격히 관리하고 '나쁜' LDL 콜레스테롤을 극적으로 줄이고 체질량지수를 권장 수치 이하로 낮추면 더 건강하고 더 오래 살 것이라고 믿는다. 이들은 '앞서가는' 데 집중하는 것이다. 반대로 최소주의 사고방식을 지닌 사람들은 가능한 한 치료를 피하려고 한다. 치료를 피하는 것이 불가능하다면, 가장 적은 약을 최소한의 용량으로 쓰고자 하며, 가장 보수적인 수술이나 치료 과정을 선택한다. 최소주의자는 '적을수록 좋고' 위험과 의도하지 않은 결과가 확실한 이득을 가려 버릴 수 있다고 생각한다.

그리고 믿는 자와 의심하는 자가 있다. 믿는 자는 자신에게 닥친 문제의 성공적인 해결책이 어딘가에 있다고 생각하며 선택지를 검토한다. 일반적으로 이들은 선호가 명확하다. 의심하는 자는 모든 선택지를 회의적인 시선으로 바라본다. 위험을 피하려 하고, 잠재적인 부작용이나 약과 수술의 한계를 잘 알고 있다. 그리고 치료가 얼마나 많은 이득을 줄지 또는 해로운 결과가 나오지는 않을지 의심한다.

믿는 자는, 자연주의 지향이 강한 탓에 자연의 치유 능력을 믿고 기술적인 개입을 피할 수도 있다. 또는 현대 의학의 약속을 믿는 기술주의 지향일 수도 있다. 최대주의자이자 믿는 자는 더 많은 치료가 최선의 방법이며 덜 시도하는 것은 근시안적이라고 생각하는 반면, 최소주의자이자 믿는 자는 이와 반대 전략을 취한다. 일례로 우리 둘에게는 믿는 자이자 최대주의자이자 강한 자연주의 지향을 지닌 친구가 있다. 그는 캐비닛과 냉장고를 영양 보조제로 가득 채워놓고, '건강을 유지'하려고 정기적으로 침을 맞고, 조금이라도 아프면 동종 요법 전문가와 상의한다. 믿는 자이자 강한 자연주의 지향을 지닌 또 다른 친구는 최소주의자다. 그녀는 규칙적으로 영양 보조제를 먹지 않고, 치료가 필요할 때면 약초 요법을 최소한도로 받는다. 이와 마찬가지로 기술주의 지향의 믿는 자 중에도 최대주의자나 최소주의자가 있을 수 있다.

의심하는 자는 전형적으로 최소주의자다. 이들은 처방 약이든 약초 요법이든 가리지 않고 치료법을 일단 근본적으로 의심부터 한다.

그들 가운데는 처음부터 의심하는 자여서 자라는 내내 그런 태도를 보여 온 사람도 있고, 틀린 진단이나 기대에 못 미치는 치료로 힘든 경험을 한 뒤 이런 사고방식을 지니게 된 사람도 있다.

의심하는 자가 되면 극심한 결정 갈등을 겪게 되므로 불안한 상태가 된다. 의심이 충동적인 결정을 막아 주기는 하지만, 그 때문에 무력한 상태에 빠질 수도 있다. 하지만 결국 아픈 몸이 되면, 우리는 모두 가치 있는 치료를 받고 싶어 하게 된다.

일단 자신이 이러한 유형 가운데 어디에 속하는지 살펴보았다면, 이제는 우리의 사고를 뒤흔들고 판단을 왜곡할 수 있는 숨은 영향력을 더 잘 알아 가는 세심한 과정을 밟을 필요가 있다.

미국의학연구소에서는 "정보를 잘 아는 환자의 선호"를 "질 높은 의료의 맨 위"에 두었다. 여기서 드는 의문 하나. '정보를 잘 아는'이 뜻하는 바는 과연 무엇일까? 이는 어떤 치료나 수술에서 얻을 수 있는 이익과 일어날 수 있는 부작용과 관련한 수치들을 안다는 것이기도 하지만, 이렇게 보여지는 숫자가 우리를 혼란스럽게 하고 잘못된 길로 이끌 수 있다는 걸 알고 조심한다는 의미일 수도 있다.

중병에 걸린 환자의 35퍼센트가 특정 치료를 받고 완치됐다는 말은 희망적으로 들리지만, 치료를 했음에도 환자의 65퍼센트가 죽었다는 말은 비관적으로 들린다. 그러나 사실에 비춰 보면 양쪽 모두 옳고 같은 정보를 표현하고 있다. 그러므로 어떤 정보에 긍정적인 면과 부정적인 면이 함께 있다는 사실을 보기 위해 마음속 '틀을 떨쳐

내는' 것이 늘 필요하다.

정보가 숫자 대신 말로 표현되면 정보를 담아낸 틀을 더욱 감지하기 힘들다. 예를 들어 '다수의 환자'에게 잘 듣는 약이 있다는 말과 환자의 51퍼센트에서 효과가 있었다고 명시하는 것은 모두 사실에 부합하지만, 이 둘은 정말 다르게 들린다. 따라서 말 뒤에 숨겨진 숫자를 이해하는 것이 중요하다.

마지막으로, 치료의 실제 이익을 가장 명확히 이해하려면 '최소치료환자수'를 알아볼 필요가 있다. 다시 말해 자신과 비슷한 증상이 있는 사람 몇 명이 해당 치료를 받아야 한 사람이 증세가 개선되거나 낫는지를 보는 것이다. 이와 마찬가지로 '최소부작용환자수', 즉 일반적으로 얼마나 많은 사람이 치료받았을 때 한 사람에게 부작용이 일어나는가를 알 때 치료의 위험을 더 명확하게 확인할 수 있다. 이 수치들은 의사 결정을 돕는 여러 정보에 포함되어 있는 경우가 많다. 아니면 의사가 환자에게 알려 주는 경우도 있다. 최소치료환자수는 수전 파월이 스타틴을 복용하지 않기로 결정하는 데 이바지했다. 그녀는 자신이 스타틴을 먹었을 때 기대 이익이 얼마나 되는지 알아낸 다음, 자신의 사고방식(의심하는 자이자 최소주의자)에 따라 그 값의 가치를 매겼다. 물론 믿는 자이자 기술주의 지향의 최대주의자인 미셸 버드 같은 사람에게는 똑같은 최소치료환자수가 미래의 질병을 피하고자 가능한 모든 것을 미리 해 두고자 하는 그녀의 목표를 강화했다.

치료 결정을 내릴 때 숫자의 틀 이상으로 인지 함정을 늘 조심해야 한다는 점은 아주 중요하다. 이렇게 숨은 영향력을 밝혀냄으로써 우리는 자신의 결정 과정이 믿을 만하다는 확신을 얻게 된다. 예를 들어 심리학 연구를 보면 사람은 득보다 실을 더욱 강하게 경험한다고 한다. 이렇게 손실을 기피하는 경향 때문에 사람들은 기대 이익과 비교하여 부작용 가능성에 지나친 무게를 두는지도 모른다.

우리의 사고를 뒤흔드는 또 다른 강력한 인지 함정으로 '초점의 오류'가 있다. 미래를 예측하고자 할 때, 우리는 제안받은 치료가 부정적인 영향을 줄 삶의 어떤 면에 초점을 두는 경향이 있다. 그러면 그것이 의사 결정의 우선 요소가 된다. 초점의 오류는 덜 '완벽한' 건강으로도 삶에 적응하여 즐기는 인간의 특별한 능력을 도외시하게 한다. 유방 절제술이나 전립샘 수술 후의 삶, 혹은 인공 항문을 달고 사는 삶을 상상하면 초점의 오류로 인해 왜곡될 수 있다. 남아 있는 우리의 삶이 질병과 치료 탓에 생겨난 틈새를 어떻게 메워 나갈지는 모르는 일이다.

같은 증상이 있던 다른 사람의 경험을 보면서 우리는 이러한 틈새가 어떻게 메워질지 알 수 있다. 생각에 끼치는 이야기의 이 강력한 영향을 '가용성 편향'이라 한다. 친척이나 친구가 치료 후에 성공적으로 적응하는 모습을 본다면, 좀 더 넓은 시야로 자신의 미래를 바라보는 데 도움이 될 수 있다. 한편 아버지나 여동생 또는 친한 친구가 약 복용이나 수술 뒤 부작용을 심하게 앓았다면, 그들과 같은 선택을 하지 않을 공산이 크다. 특정 치료로 이득을 봤거나 해를 입은 사람을 개인적으로 모른다 해도, 뉴스나 인터넷을 통해 가용성 편향의 기반이 될 수 있는 수많은 이야기와 증언을 만날 수 있다. 가용성 편향의 힘을 일축하기란 불가능하며, 많은 사람의 선호가 형성되는 데 그힘이 크게 영향을 준다.

그러나 가용성 편향은 해를 줄 수도 있다. 직면한 현실을 왜곡해서 보여 줄 수 있기 때문이다. 이를 피하는 가장 좋은 방법은, 다른 환자의 이야기를 대량의 정보, 다시 말해 최소치료환자수와 최소부작용환자수와 같이 이익과 위험에 대한 다양한 수치들과 통합해서 살펴보는 것이다.

정보를 분석하는 숙고 과정에서는 인지 함정을 주의해야 하고, 의사 결정에서 어느 정도의 자율성이나 결정권을 원하는지도 고려해 봐야 한다. 우리가 인터뷰한 사람들 중 일부는 진료의 모든 국면에서 결정권을 행사하고 싶어 했지만 그러지 않은 사람도 있었다. 치료에 만병통치약이 없는 것처럼 적정한 결정이 어느 정도인지에 대한 단 하나의 답은 없다. 만약 있다면 그건, 각자의 기준대로 자율성을 발휘해 본 다음, 의사를 향한 신뢰와 확신이 서거나 사라졌다면 그것이 과연 타당한지 다시 숙고해 보는 것이다.

사람들은 우리에게 어떤 질병을 치료하는 최고 의사가 누구인지 묻고는 한다. 최고의 의사를 판단하는 한 가지 기준은 환자의 상태와 그 치료법 및 과학 자료를 얼마나 잘 숙지하고 있는가로, 이른바 근거 중심 의학이다. 그러나 우리는 최고 의사란 여기서 한 단계 더 나아가 '판단 중심 의학(judgment-based medicine)'을 행하는 사람이라고 생각한다. 이런 의사는 활용 가능한 근거를 고려한 후 개별 환자에게 이를 어떻게 적용할지 평가한다.

일부 환자는 자신과 사고방식이 같은 의사를 찾는다. 최대주의자 환자는 최대주의자 의사를 선호하며, 최소주의자 환자는 최소주의 접근을 시도하는 의사를 원할 것이다. 그러나 자크 카터 박사는 서로 다른 사고방식을 지닌 수전 파월, 미셸 버드, 알렉스 밀러를 모두 진료한다. 이들의 선택에 모두 동의하지는 않더라도 그는 각 환자의 성향과 가치를 이해하려고 애쓰며, 자신의 선호가 환자의 선호와 다르더라도 그것을 존중한다. 환자의 선호 위에 자신의 선호를 덧붙이는 의사를 환자는 원하지 않을 수 있지만, 환자의 의견을 검토 없이 따르는 의사에게서는 얻을 것이 그다지 많지 않을 수도 있다. 환자가 결정하게 하는 동시에 환자의 의견에 반대할 수도 있는 의사가 더 많은 이득을 주기도 한다.

이 책을 쓰면서 우리는 변했다. 환자들이 치료에 관한 의사 결정을 할 때 우리가 의사로서 어떻게 도울 수 있는지 깨달았다. 날마다 병원에서 여러 치료 선택에 직면한 환자들을 대하면서 어느새 우리는 최소주의자와 최대주의자, 믿는 자와 의심하는 자, 자연주의 지향과 기술주의 지향 등 이 책에 나온 용어를 쓰고 있었다. 그리고 환자들이 결정할 수 있게 도우면서 자율성과 후회에 관해 더 많이 생각해 볼 수 있었다. 우리는 이 어휘들을 환자에게 알려 주었고, 이 단어와 개념을 습득한 환자들은 자신이 어떤 사람인지 자세히 말함으로써 자신의 관점과 사고방식을 더 잘 설명할 수 있었다. 또 이 책을 쓰면서 우리 자신의 선호가 어디에서 기원하여 어떻게 진화해 왔는지를 살펴보고 규명함으로써, 우리는 자신의 건강과 관련한 선택지의 경중을 따지는 방식을 바꾸게 되었다.

의료 결정의 방향을 찾는 과정은 역동적으로 이루어진다. 자신의 성향과 사고방식, 원하는 자율성의 수준, 노출되어 있는 인지 함정 등은 시간이 지나면서 변할 수 있다. 우리는 이 책에 담겨 있는 통찰에 힘입어 여러분이 의사의 진료실이나 병원에 들어서기 전에 자신의 건강 관리 방식을 더 잘 이해하기를, 의사에게 자기 생가을 더욱 명확히 설명할 수 있기를, 병원을 나선 뒤에도 의사 결정 과정을 계속해 나가기를 바란다. 그렇게만 된다면 적합한 근거를 바탕으로 최선의 치료를 선택하고 있는 자신을 발견하게 될 것이다.

감사의 말

우리에게 마음을 열고 이야기를 들려준 여러 환자와 그 가족에게 깊이 감사한다. 우리가 그들로부터 받은 은혜는 말로 형용할 수 없다. 우리는 그들이 나누고자 했던 생각과 느낌, 교훈을 모두 포착하려고 노력했다. 이 책의 내용과 문체에서 발견되는 모든 부족함은 우리 저자들의 책임이다.

윌리엄 모리스 인데버 에이전트의 수잰 글룩은 이 프로젝트의 촉매제 역할을 했다. 우리가 서로를 보완하면서 팀으로 작업할 수 있을 거라는 그녀의 믿음은 우리에게 이 책을 시작하고 집필할 용기가 되어 주었다. 책을 쓰는 모든 과정에서 그녀의 통찰력과 건설적인 비평은 값진 선물이었다.

펭귄 출판사에서 우리의 프로젝트를 맡은 편집장 에이먼 돌런은 확실한 결단력과 재치 있는 유머 감각으로 우리를 이끌며 우리가 길을 잃을 때마다 바른길로 이끌어 주었다. 에이먼은 가장 명확하고 설득력 있는 방식으로 우리 생각을 표현할 수 있도록 끊임없이(그리고 가장 친절한 방식으로) 우리를 독려했다. 그와 함께 일할 수 있는 작가는 진심으로 축복받은 작가다. 앤 고도프는 출판인으로서의 놀라운 지성과 능력으로 이 책을 빚어 주었다. 그녀의 비전과 헌신은 우리에게 매우 큰 의미였다. 놀라운 전문성으로 우리를 도와준 펭귄 출판사의 세라 허트슨, 트레이시 로크, 에밀리 그라프, 캐서린 그리그스, 소나 보걸, 대런 해거에게 진심으로 감사한다.

놀라운 재능으로 우리의 사진을 찍어 준 셸리 해리슨에게도 감사의 말을 전한다.

모든 이야기와 후주에서 볼 수 있듯 우리는 심리학, 인지과학, 경제, 역사, 수학, 의학에 이르기까지 여러 학문의 지식을 끌어왔다. 연구의 범위 때문에 뛰어난 사람의 엄청난 노력이 필요했는데, 정영선이 바로 그 역할을 해 준 사람이다. 개념들을 조사하고, 사실을 확인하고, 사본을 준비하는 그녀의 부지런함과 명석함은 타의 추종을 불허한다.

여러 친구와 동료가 우리에게 지지와 격려를 보내고 제안을 해 주었다. 론 앤슨, 아서 코언, 톰 다이야, 노라 에프론, 마이런 팰척, 캐럴 그린리, 랍비 윌리엄 해밀턴, 수전 해리슨, 제임스 헤네시, 토니 홀렌버그, 키스 존슨, 알렉스 조지프, 아닉 라파지, 에밀리 라사르, 아니카 루커스, 노먼 마니, 테드 마르모, 벤 미젤, 피터 모션슨, 스티븐 니머, 조해나 팰로타, 닉 필레지, 토머스 램지, 다이나와 마이클과 우디 레카나티, 프랭크 리치, 마리아 로사노, 해럴드 로즌, 줄리 샌도프,

스튜어트 쇼프먼, 샨티 세르디, 마이클 셰어, 주디 시, 조디 실턴, 크리스 스미스, 에이브와 신디 스타인버거, 제프리 테플러, 세라 엘리자베스 버튼 화이트, 제이 위닉, 알렉스 위첼, 에드 즈윅에게 감사한다. 이 책을 쓰는 동안 만난 랍비 이츠초크 이킨과 레베친 채니 이킨의 지혜와 강인함은 우리를 고무시켰다. 그들의 사랑스런 딸 차야 무슈카를 추모한다.

우리 가족 중에는 믿는 자와 의심하는 자, 최대주의자와 최소주의자가 있고, 일부는 자연주의 지향이고 또 일부는 기술주의 지향이다. 의견을 준 이들 모두에게 감사한다. 이 프로젝트를 주제로 논의하느라 수많은 저녁 시간을 내준(언제나 자발적인 것은 아니었지만) 아들 스티브와 마이크, 딸 에밀리에게도 감사한다. 우리가 논지를 정리해서 글로 옮길 때 날카로운 비평을 아끼지 않아 주어 고맙다. 또 이 책에 담긴 여러 주제에 대해 깊이 생각하고 조언해 준 우리의 형제 메릴, 로리, 주디, 레니에게도 감사한다.

《ACP 인터니스트》의 라이언 두보사, 재닛 콜웰, 《뉴잉글랜드 의학 저널》의 데비 말리나, 《뉴요커》의 데이비드 렘닉, 도로시 위킨든, 헨리 파인더, 대니얼 제일루스키, 앤드리아 톰슨, 《뉴욕 리뷰 오브 북스》의 로버트 실버스, 《월스트리트 저널》의 도로시 래비노위츠, 로버트 폴록, 《뉴욕 타임스》의 데이비드 시플리, 《뉴 리퍼블릭》의 마티 페레츠, 리언 비셀티어는 지난 수년간 우리가 생각과 글쓰기(각자 그리고 함께)를 연마할 수 있게 도와주었다. 이들에게 깊은 감사를 전한다.

후주

서론: 우리는 왜 서로 다른 치료를 선택하는가

1   미시간 대학의 연구자들은 미국에 사는 40세 이상의 성인을 대상으로 일반적인 의료 결정에 관한 설문을 진행했다. 그 결과를 들여다보면, 2년간 3300만 명이 콜레스테롤 수치가 상승했을 때 약 복용을 고려했고, 2700만 명이 고혈압에, 1600만 명이 우울증에 약 복용을 고려했다. 그리고 1000만 명이 백내장 수술을, 700만 명이 고관절과 무릎관절 수술을, 700만 명이 허리 수술을 고려했다. 참고: Brian J. Zikmund-Fisher et al., "The decision study: A nationwide survey of United States adults regarding 9 common medical decisions," *Medical Decision Making* 30(2010), pp. S20-S34.

2   데이브 사이먼이 걸린 비정상적인 심장 박동을 이르는 심방세동은 미국과 유럽에서 점점 늘어 가는 추세다. 전 인구의 1~2퍼센트가 이 증상을 앓고 있으며, 그 비율은 사람이 점점 더 오래 살게 되면서 앞으로 늘어날 가능성이 크다. 일생에 심방세동 그리고 그와 관련한 증상인 심방조동에 걸릴 위험은 40세 무렵에 약 25퍼센트다. 참고: Donald M. Lloyd-Jones et al., "Lifetime risk for development of atrial fibrillation: The Framingham Heart Study," *Circulation* 110(2004), pp. 1042-1046; Gerald V. Naccarelli et al., "Increasing prevalence of atrial fibrillation and flutter in the United States," *American Journal of Cardiology* 104(2009), pp. 1534-1539; Jan Heeringa et al., "Prevalence, incidence and lifetime risk of atrial fibrillation: The Rotterdam study," *European Heart Journal(Eur Heart J)* 27(2006), pp. 949-953.

3   뇌졸중 환자 5명 중 1명은 심방세동이 원인이다. 참고: Paulus Kirchhof et al.,

"Outcome parameters for trials in atrial fibrillation, executive summary: Recommendation from a consensus conference organized by the German Atrial Fibrillation Competence NETwork(AFNET) and the European Heart Rhythm Association(EHRA)," *Eur Heart J* 28(2007), pp. 2803-2817; Alan S. Go et al., "Prevalence of diagnosed atrial fibrillation in adults: National implications for rhythm management and stroke prevention: The Anticoagulation and Risk Factors in Atrial Fibrillation(ATRIA) Study," *Journal of the American Medical Association(JAMA)* 285(2001), pp. 2370-2375; Stefan Knecht et al., "Atrial fibrillation in stroke-free patients is associated with memory impairment and hippocampal atrophy," *Eur Heart J* 29(2008), pp. 2125-2132. 치료법으로는 심장 혈전을 막는 데 도움을 주는 항응고제가 있다. 참고: Elaine M. Hylek et al., "Effect of intensity of oral anticoagulation on stroke severity and mortality in atrial fibrillation," *New England Journal of Medicine(NEJM)* 349(2003), pp. 1019-1026; Robert G. Hart, Lesly A. Pearce, Maria I. Aguilar, "Meta-analysis: Antithrombotic therapy to prevent stroke in patients who have nonvalvular atrial fibrillation," *Annals of Internal Medicine(Ann Intern Med)* 146(2007), pp. 857-867. 모니터링하기 더욱 쉽고 출혈 위험이 다소 낮은 심방세동 치료제로 항응고제 신약이 2010년에 승인되었다: Stuart J. Connolly et al., "Dabigatran versus warfarin in patients with atrial fibrillation," *NEJM* 361(2009), pp. 1139-1151; Brian F. Gage, "Can we rely on RE-LY?" *NEJM* 361(2009), pp. 1200-1202.

4   매사추세츠주 프레이밍햄에서 시행된 유명한 연구와 같은 대규모 질병학 연구에서, 고 콜레스테롤혈증과 심혈관 질환 간의 관계가 처음 인정되었다. 프레이밍햄 연구의 연구 자들은 지역 주민을 대상으로 콜레스테롤 같은 혈중 지질뿐만 아니라 고혈압, 당뇨, 흡 연 같은 개인 습관 등을 수십 년간 측정했다: Daniel Levy, Susan Brink, *A Change of Heart: How the People of Framingham, Massachusetts, Helped Unravel the Mysteries of Cardiovascular Disease*(New York: Alfred A. Knopf, 2005); Daniel Levy, "50 years of discovery: Medical milestones from the National Heart, Lung, and Blood Institute's Framingham Heart Study," Hackensack, NJ: Center for Bio-Medical Communication, 1999.

5   스타틴 복용의 심장 마비 예방에 관한 뛰어난 임상 개요: Michael J. Domanski, "Primary prevention of coronary artery disease," *NEJM* 357(2007), pp. 1543-

1545.

6 미셸 버드는 고혈압 치료를 위한 두 번째 약으로 흔치 않은 부작용인 복통을 겪었다. 참고: Troy D. Schmidt and Kevin M. McGrath, "Angiotension-converting enzyme inhibitor angioedema of the intestine: A case report and review of the literature," *American Journal of the Medical Sciences* 324(2002), pp. 106-108; Thomas J. Byrne et al., "Isolated visceral angioedema: An underdiagnosed complication of ACE inhibitors," *Mayo Clinic Proceedings* 75(2000), pp. 1201-1204.

7 미셸 버드가 요청한 집중 치료의 유익한 결과를 보여 주는 고혈압 치료법에 대한 분석. 이 자료는 통계적으로 유의미하지는 않지만, 엄격한 혈압 조절을 선호하는 일부 전문가들에게 받아들여졌다: Blood Pressure Lowering Treatment Trialists' Collaboration, "Effects of different regimens to lower blood pressure on major cardiovascular events in older and younger adults: Meta-analysis of randomised trials," *British Medical Journal* 336(2008), doi:10.1136/bmj.39 548.738368.BE.

8 '골대 위치를 옮기는 것'에 관한 알렉스 밀러의 말은, 미국 전문가 위원회가 정한 정상 혈압 및 비정상 혈압 그리고 치료 기준점의 변화하는 정의를 반영한다: Avram V. Chobanian et al., "The Seventh Report of the Joint National Committee on Prevention, Detection, Evaluation, and Treatment of High Blood Pressure: The JNC 7 Report," *JAMA* 289(2003), pp. 2560-2572. 미국의 이전 기준점과 좀 더 비슷한 유럽의 다른 '골대'가 있다는 것은 주목할 만하다: Giuseppe Mancia et al., "2007 Guidelines for the Management of Arterial Hypertension: The Task Force for the Management of Arterial Hypertension of the European Society of Hypertension(ESH) and of the European Society of Cardiology(ESC)," *Journal of Hypertension* 25(2007), pp. 1105-1187. 고혈압 치료의 이득과 위험에 관한 환자와 의사의 견해차 연구: Finlay A. McAlister et al., "When should hypertension be treated? The different perspectives of Canadian family physicians and patients," *Canadian Medical Association Journal(CMAJ)* 163(2000), pp. 403-408.

9 임상 정보를 평가하는 데 필요한 헬스 리터러시의 기본이 잘 소개된 훌륭한 입문서가 있다: Steven Woloshin, Lisa M. Schwartz, H. Gilbert Welch, *Know Your*

Chances: Understanding Health Statistics(Berkeley: University of California Press, 2008).

1장 숫자 속에서 나의 길을 찾는 법

1 스타틴 처방에 관한 자료: Jennifer Couzin-Frankel, "U.S. panel favors wider use of preventive drug treatment," *Science* 327(2010), pp. 130-131; BMJ Group, "High cholesterol: Statins for people with heart disease," *Best Health*, September 14, 2009; Erica S. Spatz, Maureen E. Canavan, Mayur M. Desai, "From here to Jupiter: Identifying new patients for statin therapy using data from the 1999-2004 National Health and Nutrition Examination Survey," *Circulation: Cardiovascular Quality & Outcomes* 2(2009), pp. 41-48; David Mann et al., "Trends in statin use and low-density lipoprotein cholesterol levels among U.S. adults: Impact of the 2001 National Cholesterol Education Program Guidelines," *Annals of Pharmacotherapy* 42(2008), pp. 1208-1215.

2 스타틴의 발견과 치료법으로의 발전은 그 연구에 몰두한 한 일본인 과학자에 의해 이뤄졌다: Akira Endo, "The discovery and development of HMG-CoA reductase inhibitors," *Journal of Lipid Research* 33(1992), pp. 1569-1582.

3 스타틴 복용으로 말미암은 근육통과 염증의 빈도에 관한 자료: Tisha R. Joy, Robert A. Hegele, "Narrative review: Statin-related myopathy," *Ann Intern Med* 150(2009), pp. 858-868; Julia Hippisley-Cos, Carol Coupland, "Unintended effects of statins in men and women in England and Wales: Population based cohort study using the QResearch database," *BMJ* 340(2010) c2197, doi:10.1136/bmj.c2197.

4 수전 파월처럼 이전 심장병 병력이 없고 혈중 콜레스테롤 수치가 높은 사람들의 치료와 관련한 주요 연구 중 하나: Ian Ford et al., "Long-term follow-up of the West of Scotland Coronary Prevention Study," *NEJM* 357(2007), pp. 1477-1486.

5 처방 약을 거절하거나 용법을 따르지 않은 환자 수에 관한 자료: Lars Osterberg, Terrence Blaschke, "Adherence to medication," *NEJM* 353(2005), pp. 487-497; Joshua S. Benner et al., "Long-term persistence in use of statin therapy in elderly patients," *JAMA* 288(2002), pp. 455-461; Mark Peyrot et al., "Correlates of insulin injection omission," *Diabetes Care* 33(2010), pp. 240-245; Susan Mackie, "The value of DNKs," *NEJM* 362(2010), p. 1561; Stephen Smith, "Take as directed," *Boston Globe*, May 10, 2010; Nancy Houston Miller, "Compliance with treatment regimens in chronic asymptomatic diseases," *American Journal of Medicine* 102(1997), pp. 43-49; Joyce A. Cramer, "Compliance with contraceptives and other treatments," *Obstetrics & Gynecology* 88(1996), pp. 4S-12S. 비스포스토네이트, 칼슘, 비타민 D를 처방받은 여성의 경우: Pierre D. Delmas et al., "Effect of monitoring bone turnover markers on persistence with risedronate treatment of postmenopausal osteoporosis," *Journal of Clinical Endocrinology & Metabolism* 92(2007), pp. 1296-1304; Ethel S. Siris et al., "Adherence to bisphosphonate therapy, vitamin D and calcium supplements and fracture rates in osteoporotic women: Relationship to vertebral and nonvertebral fractures from 2 U.S. claims databases," *Mayo Clinic Proceedings* 81(2006), pp. 1013-1022; Enkhe Badamgarav, Lorraine A. Fitzpatric, "A new look at osteoporosis outcomes: The influence of treatment, compliance, persistence, and adherence," *Mayo Clinic Proceedings* 81(2006), pp. 1009-1012; National Community Pharmacists Association, "Enhancing prescription medicine adherence: A national action plan," National Council on Patient Information and Education, Rockville, MD, August 2007, p. 7; Katherine Hobson, "How can you help the medicine go down? Too many people don't take the drugs they're supposed to: Tackling that problem could save a lot of money and a lot of lives," *Wall Street Journal*, March 28, 2011.

6 가용성 편향에 관한 설명: Amos Tversky, Daniel Kahneman, "The framing of decisions and the psychology of choice," *Science* 211(1981), pp. 453-458.

7 자연주의 지향에 관한 설명: Gretchen B. Chapman, "The psychology of medical decision making," in D. J. Koehler and N. Harvey(eds.), *Blackwell Handbook of Judgment and Decision Making*(Oxford, UK: Blackwell Publishing, 2004), pp. 585-

603.

8 손실 회피에 관한 설명: Daniel Kahneman, Jack L. Knetsch, Richard H. Thaler, "The endowment effect, loss aversion, and status quo bias," *Journal of Economic Perspectives* 5(1991), pp. 193-206. 손실 회피에 관한 댄 애리얼리의 생생한 설명: *Predictably Irrational: The Hidden Forces That Shape Our Decisions*(New York: HarperCollins, 2008).

9 심장병 발병 위험도를 계산하는 다양한 도구 가운데 수전 파월이 숫자를 이해할 수 있도록 도와준 믿을 수 있는 사이트: United States Department of Health and Human Services/National Heart, Lung, and Blood Institute, "Health Information for the Public," http://www.nhlbi.nih.gov/health.

10 최소치료환자수 계산의 중요성: Steven Woloshin, Lisa M. Schwartz, H. Gilbert Welch, *Know Your Chances: Understanding Health Statistics*(Berkeley: University of California Press, 2008). 최소치료환자수에 관한 폭넓은 설명: Finlay A. McAlister et al., "Users' guides to the medical literature. Integrating research evidence with the care of the individual patient," *JAMA* 283(2000), pp. 2829-2836; Finlay A. McAlister, "The 'number needed to treat' turns 20—and continues to be used and misused," *CMAJ* 179(2008), pp. 549-553; Christopher A. K. Y. Chong et al., "An unadjusted NNT was a moderately good predictor of health benefit," *Journal of Clinical Epidemiology* 59(2006), pp. 224-233; Peder Andreas Halvorsen, Ivar Sonbo Kristiansen, "Decisions on drug therapies by numbers needed to treat: A randomized trial," *Archives of Internal Medicine* 165(2005), pp. 1140-1146; J. Nexoe, I. S. Kristiansen, D. Gyrd-Hansen, J. B. Nielsen, "Influence of number needed to treat, costs and outcome on preferences for a preventive drug," *Family Practice* 22(2005), pp. 126-131; Arthur Marx, Heiner C. Bucher, "Numbers needed to treat derived from meta-analysis: A word of caution," *Evidence-Based Medicine* 8(2003), pp. 36-37; Lonne Wen, Robert Badgett, John Cornell, "Number needed to treat: A descriptor for weighing therapeutic options," *American Journal of Health-System Pharmacy* 62(2005), pp. 2031-2036.

11 정보를 받아들이는 인지적 틀이 위험에 대한 이해 및 최종 선택과 관련하여 환자에

게 끼치는 영향: Amos Tversky, Daniel Kahneman, "The framing of decisions and the psychology of choice," *Science* 211(1981), pp. 453-458; Paul Slovic, "Perception of risk," *Science* 236(1987), pp. 280-285. 의학에서 인지적 틀의 역할: Barbara J. McNeil, Stephen G. Pauker, Harold C. Sox, Amos Tversky, "On the elicitation of preferences for alternative therapies," *NEJM* 306(1982), pp. 1259-1269; Donald A. Redelmeier, Paul Rozin, Daniel Kahneman, "Understanding patients' decisions: Cognitive and emotional perspectives," *JAMA* 270(1993), pp. 72-76.

12 학습과 교육 분야의 대표 연구자 중 한 명이 들려주는 이야기의 힘: Howard Gardner, *Changing Minds: The Art and Science of Changing Our Own and Other People's Minds*(Boston: Harvard Business School Press, 2006).

13 환자의 인식과 선택에 영향을 주는 건 이야기일까, 자료일까: John B. F. de Wit, Enny Das, Raymond Vet, "What works best: Objective statistics or a personal testimonial? An assessment of the persuasive effects of different types of message evidence on risk perception," *Health Psychology* 27(2008), pp. 110 115; Philip Broemer, "Ease of imagination moderates reactions to differently framed health messages," *European Journal of Social Psychology* 34(2004), pp. 103-119; Alexander J. Rothman, Peter Salovery, "Shaping perceptions to motivate healthy behavior: The role of message framing," *Psychological Bulletin* 121(1997), pp. 3-19; Alexander J. Rothman, Nobert Schwarz, "Constructing perceptions of vulnerability: Personal relevance and the use of experiential information in health judgment," *Personality and Social Psychology Bulletin* 24(1998), pp. 1053-1064; Michael D. Slater, Donna Rouner, "Value-affirmative and value-protective processing of alcohol education messages that include statistical evidence or anecdotes," *Communication Research* 23(1996), pp. 210-235; Shelley E. Taylor, Suzanne C. Thomson, "Stalking the elusive 'vividness' effect," *Psychological Review* 89(1982), pp. 155-181.

14 약 광고가 고안되는 방식과 대중에게 끼치는 약 광고의 영향에 관한 글: Steven Woloshin, Lisa M. Schwartz, Jennifer Tremmel, H. Gilbert Welch, "Direct-to-consumer advertisements for prescription drugs: What are Americans being

sold?" *Lancet* 358(2001), pp. 1141-1146; Dominick L. Frosch et al., "Creating demand for prescription drugs: A content analysis of television direct-to-consumer advertising," *Annals of Family Medicine* 5(2007), pp. 6-13; Kurt C. Stange, "Doctor-patient and drug company-patient communication," *Annals of Family Medicine* 5(2007), pp. 2-4; Kurt C. Stange, "Intended and unintended consequences of direct-to-consumer drug marketing," *Annals of Family Medicine* 5(2007), pp. 175-178; Kate Pickert, "Do consumers understand drug ads?" Time, May 15, 2008; Ziad F. Gellad, Kenneth W. Lyles, "Direct-to-consumer advertising of pharmaceuticals," *American Journal of Medicine* 120(2007), pp. 475-480; Julie M. Donohue, Marisa Cevasco, Meredith B. Rosenthal, "A decade of direct-to-consumer advertising of prescription drugs," *NEJM* 357(2007), pp. 673-681; Ian D. Spatz, "Better drug ads, fewer side effects," *New York Times*, February 20, 2011. 인터넷 광고 규제가 부족한 현실에 대한 관심 촉구: Bryan A. Liang, Timothy Mackey, "Direct-to-consumer advertising with interactive internet media: Global regulation and public health issues," *JAMA* 305(2011), pp. 824-825. 제약회사가 의사에게 펼치는 집중적인 마케팅이 의사의 처방에 끼치는 영향: Jeremy A. Greene, "Pharmaceutical marketing research and the prescribing physician," *Ann Intern Med* 146(2007), pp. 742-748. 제약업계에 관한 뛰어난 책: Jerry Avorn, *Powerful Medicines: The Benefits, Risks, and Costs of Prescription Drugs*(New York: Alfred A. Knopf, 2004).

15 UCLA 연구진을 비롯한 연구팀의 텔레비전 약 광고 노출에 관한 연구: Dominick L. Frosch et al., "Creating demand for prescription drugs: A content analysis of television direct-to-consumer advertising," *Annals of Family Medicine* 5(2007), pp. 6-13.

16 미 하원 에너지·상무 위원회 관련 글: Kate Pickert, "Do consumers understand drug ads?" *Time*, May 15, 2008; Judy Foreman, "More specific drug ads, labels would help consumers, a study reveals," *Los Angeles Times*, June 8, 2009.

17 다트머스 건강정책 및 임상진료 연구소의 연구: Lisa M. Schwartz et al., "Using a drug facts box to communicate drug benefits and harms: Two randomized trials," *Ann Intern Med* 150(2009), pp. 516-527. 더불어 참고: Jerry Avorn,

"Communicating drug benefits and risks effectively: There must be a better way," *Ann Intern Med* 150(2009), pp. 563-564; Jerry Avorn, Sebastian Schneeweiss, "Managing drug-risk information: What to do with all those new numbers," *NEJM* 361(2009), pp. 647-649.

18 건강과 관련한 최우선순위에 대해 환자와 의사 간의 일치와 불일치를 다룬 문헌들: Maida J. Sewitch et al., "Measuring differences between patients' and physicians' health perceptions: The patient-physician discordance scale," *Journal of Behavioral Medicine* 26(2003), pp. 245-264; Eberhard Scheuer, Johann Steurer, Claus Buddeberg, "Predictors of differences in symptom perception of older patients and their doctors," *Family Practice* 19(2002), pp. 357-361; Robert A. Bell et al., "Unmet expectations for care and the patient-physician relationship," *Journal of General Internal Medicine(JGIM)* 17(2002), pp. 817-824; Joseph Greer, Richard Halgin, "Predictors of physician-patient agreement on symptoms etiology in primary care," *Psychosomatic Medicine* 68(2006), pp. 277-282; Finlay A. McAlister et al., "When should hypertension be treated? The different perspectives of Canadian family physicians and patients," *CMAJ* 163(2000), pp. 403-408; Roni Caryn Rabin, "Perceptions: Doctors, patients and a clash of priorities," *New York Times*, February 9, 2010.

19 진료 시 주의 집중의 중요성을 지지하는 탁월한 의사 로널드 엡스타인과 결정 분석 분야의 선구적인 연구자 엘런 피터스가 환자의 선호를 이끌어 내는 게 얼마나 복잡한 일인지를 설명했다: "Beyond information: Exploring patients' preferences," *JAMA* 302(2009) pp. 195-197. 더불어 참고: Hilary A. Llewellyn-Thomas et al., "Studying patients' preferences in health care decision making," *CMAJ* 147(1992), pp. 859-864; Nick Sevdalis, Nigel Harvey, "Predicting preferences: A neglected aspect of shared decision-making," *Health Expectations* 9(2006), pp. 245-251; Gretchen B. Chapman, "The psychology of medical decision making," in D. J. Koehler and N. Harvey(eds.), *Blackwell Handbook of Judgment and Decision Making*(Oxford, UK: Blackwell Publishing, 2004), pp. 585-603.

20 진료 안내 시 각 환자의 선호, 요구, 가치가 최우선순위가 되어야 한다. 참고: Institute of Medicine(National Academy of Sciences), *Crossing the Quality Chasm: A*

New Health System for the 21st Century(Washington, DC: National Academy Press, 2001), http://www.nap.edu/books/0309072808/html. 더불어 참고: Robert A. McNutt, "Shared medical decision making: Problems, process, progress," *JAMA* 292(2002), pp. 2516-2518; Carla C. Keirns, Susan Dorr Goold, "Patient-centered care and preference-sensitive decision making," *JAMA* 302(2009), pp. 1085-1086. 도널드 버윅 박사는 의사의 조언과 환자의 선호가 충돌할 때도 선택의 중심은 환자의 선호에 있다고 주장한다: Donald Berwick, "What 'patient-centered' should mean: Confessions of an extremist," *Health Affairs—Web Exclusive* 28, no. 4(2009), pp. W555-W565. 더불어 참고: Pamela Hartzband, Jerome Groopman, "Keeping the patient in the equation: Humanism and health care reform," *NEJM* 361(2009), pp. 554-555.

21 환자의 자율성은 연구의 주요 과제다. 미국 문화에서 환자의 자율성의 역할에 대한 설명: Carl Schneider, *The Practice of Autonomy: Patients, Doctors, and Medical Decisions*(New York: Oxford University Press, 1998). 더불어 참고: Richard L. Street et al., "Patient participation in medical consultations: Why some patients are more involved than others," *Medical Care* 43(2005), pp. 960-969.

2장 믿는 자와 의심하는 자

1 콜레스테롤은 죽상동맥경화증을 일으키는 위험 인자로서 언론에서 중요하고 논쟁적으로 다뤄진다. 참고: Leonard Engel, "Cholesterol: Guilty or innocent?" *New York Times*, May 12, 1963.

2 심장병의 요인으로서 높은 콜레스테롤 수치와 흡연의 역사: Daniel Levy, Susan Brink, *A Change of Heart: How the People of Framingham, Massachusetts, Helped Unravel the Mysteries of Cardiovascular Disease*(New York: Alfred A. Knopf, 2005); Daniel Levy, *50 years of discovery: Medical milestones from the National Heart, Lung, and Blood Institute's Framingham Heart Study*(Hackensack, NJ: Center for Bio-Medical Communication, January 1999).

3 미국 공중위생국장의 보고: "The 1964 Report on Smoking and Health," http://profiles.nlm.nih.gov/ps/retrieve/Narrative/NN/p-nid/60.

4 E. 도널 토머스가 노벨상 연설에서 밝힌 골수 이식술 개발 과정의 어려움: E. Donnall Thomas, Autobiography, Nobelprize.org, https://www.nobelprize.org/prizes/medicine/1990/thomas/biographical. 골수 이식 치료로 환자를 살리는 과정에서 이루어진 중요한 발전: Ted A. Gooley et al., "Reduced mortality after allogeneic hematopoietic-cell transplantation," *NEJM* 363(2010), pp. 2091-2101; John H. Kersey, "The role of allogeneic-cell transplantation in leukemia," *NEJM* 363 (2010), pp. 2158-2159.

5 스티븐 제이 굴드의 에세이: Stephen Jay Gould, "The median isn't the message", CancerGuide, https://journalofethics.ama-assn.org/article/median-isnt-message/2013-01.

6 로런스 아인혼 박사는 고환암 치료에 시스플라틴을 처음으로 사용했다. 랜스 암스트롱이 자신의 치료 경험을 이야기한 책에 그의 업적이 소개되어 있다: *It's Not About the Bike: My Journey Back to Life*, Rei Rep ed.(New York: Berkley Trade, 2001).

7 제롬 그루프먼의 척추 수술과 재활 이야기: *The Anatomy of Hope*(New York: Random House, 2005). 만성 척추 통증에 관한 보수적인 치료와 적극적인 치료: Jerome Groopman, "A knife in the back: Is surgery the best approach to chronic back pain?" *New Yorker*, April 8, 2002.

8 지금은 절판된 트루비 킹의 책: *Feeding and Care of Baby*, 1913; *The Expectant Mother and Baby's First Month: For Parents and Nurses*, 1923.

9 에스트로겐에 관한 프레이밍햄 연구에서 밝혀진 것: Peter W. F. Wilson, Robert J. Garrison, William P. Castelli, "Postmenopausal estrogen use, cigarette smoking, and cardiovascular morbidity in women over 50," *NEJM* 313(1985), pp. 1038-1043. 더불어 참고: Stephen Hulley et al., "Randomized trial of estrogen plus progestin for secondary prevention of coronary heart disease in postmenopausal women," *JAMA* 280(1998), pp. 605-613; Heart and Estrogen/Progestin Replacement Study Follow-up(HERS II), "Cardiovascular disease outcomes during 6.8 years of hormone therapy," *JAMA* 288(2002), pp. 49-57.

10 완경기와 완경 이후 여성의 호르몬 대체 요법에 관한 논쟁: Andrea Z. LaCroix et al., "Health outcomes after stopping conjugated equine estrogens among postmenopausal women with prior hysterectomy: A randomized controlled trial," *JAMA* 305(2011), pp. 1305-1314; Emily S. Jungheim, Graham A. Colditz, "Short-term use of unopposed estrogen: A balance of inferred risks and benefits," *JAMA* 305(2011), pp. 1354-1355. 언론은 이 논쟁을 밀접하게 추적했다. 전문가의 다양한 견해를 다룬 훌륭한 기사 두 편: Gail Collins, "Medicine on the move," *New York Times*(op-ed), April 7, 2011; Tara Parker-Pope, "Estrogen lowers breast cancer and heart attack risk in some," *New York Times*(Well), April 6, 2011.

11 그레이브스병의 진단과 치료에 대해서는 3장에서 자세히 다루었다. 훌륭한 최근 보고서: Gregory A. Brent, "Graves' disease," *NEJM* 358(2008), pp. 2594-2605.

12 프랭크 브루니가 80대 노인들에 관해 쓴 글에 블루베리를 먹으라는 팸의 어머니의 조언이 실려 있다: Frank Bruni, "Death takes a rain check: How many blueberries a day does it take to keep the grim reaper away? An 87-year-old billionaire's quest to live forever—or at least to 125," *New York Times Magazine*, March 6, 2011.

3장 나에게 맞는 치료일까

1 갑상샘의 크기나 눈에 생긴 이상(그레이브스 안병증) 여부와 같은 증상 차이에 따라 그레이브스병 치료는 미묘하게 달라진다. 그레이브스병으로 인한 갑상샘 기능 항진증에 관한 글: Gregory A. Brent, "Graves' disease," *NEJM* 358(2008), pp. 2594-2605.

2 패트릭 밥티스트는 혈당 조절 방법과 관련해 서로 견해가 다른 전문의들로부터 당뇨병 치료를 받았다. 이와 관련해 주목할 만한 조사 연구들이 있는데, 같은 '검사 결과'를 보고 진단했음에도 전문의들이 당뇨 치료와 관리의 여러 측면에서 견해를 달리했다는 내용이다. 참고: Jako S. Burgers et al., "Inside guidelines: Comparative analysis of recommendations and evidence in diabetes guidelines from 13 countries," *Diabetes Care* 25(2002), pp. 1933-1939; Finlay A. McAlister et al., "How evidence

-based are the recommendations in evidence-based guidelines?" *PLoS Medicine* 4(2007), pp. 1325-1332.

3   인슐린과 경구 복용제로 혈당을 엄격하게 조절하는 것에 대해 활발한 연구가 이뤄지고 있으며 전문가들 사이에서도 다양한 견해가 있다. 참고: NICESUGAR Study Investigators, "Intensive versus conventional glucose control in critically ill patients," *NEJM* 360(2009), pp. 1283-1297; Silvio E. Inzucchi, Mark D. Siegel, "Glucose control in the ICU: How tight is too tight?" *NEJM* 360(2009), pp. 1346-1349; Action to Control Cardiovascular Risk in Diabetes Study Group, "Effects of intensive glucose lowering in Type 2 diabetes," *NEJM* 358(2008), pp. 2545-2559; ADVANCE Collaborative Group, "Intensive blood glucose control and vascular outcomes in patients with Type 2 diabetes," *NEJM* 358(2008), pp. 2560-2572; Robert G. Dluhy, Graham T. McMahon, "Intensive glycemic control in the ACCORD and ADVANCE trials," *NEJM* 358(2008), pp. 2630-2633.

4   그레이브스병의 여러 치료에 관한 무작위 연구: Ove Torring et al., "Graves' hyperthyroidism: Treatment with antithyroid drugs, surgery, or radioiodine—a prospective, randomized study: Thyroid Study Group," *Journal of Clinical Endocrinology & Metabolism* 81(1996), pp. 2986-2993.

5   의사와 환자 간의 선호 차이: Kate Cox et al., "Patients' involvement in decisions about medicines: GPs' perceptions of their preferences," *British Journal of General Practice* 57(2007), pp. 777-784; Arthur S. Elstein, Gretchen B. Chapman, Sara J. Knight, "Patients' values and clinical substituted judgments: The case of localized prostate cancer," *Health Psychology* 24(2005), pp. S85-S92; Susan M. Sawyer, H. John Fardy, "Bridging the gap between doctors' and patients' expectations of asthma management," *Journal of Asthma* 40(2003), pp. 131-138; A. Spoorenberg et al., "Measuring disease activity in ankylosing spondylitis: Patient and physician have different perspectives," *Rheumatology*(Oxford) 44(2005), pp. 789-795.

6   지리에 따른 그레이브스병 치료법의 차이: Leonard Wartofsky et al., "Differences and similarities in the diagnosis and treatment of Graves' disease in Europe, Japan, and the United States," *Thyroid* 1(1991), pp. 129-135; Daniel Glinoer et

al., "The management of hyperthyroidism due to Graves' disease in Europe in 1986: Results of an international survey," *Acta Endocrino Logica* 185(Suppl.) (1987), pp. 9-37; Barbara Solomin et al., "Current trends in the management of Graves' disease," *Journal of Clinical Endocrinology & Metabolism* 70(1990), pp. 1518-1524; Y. Nagayama, M. Izumi, S. Nagataki, "The management of hyperthyroidism due to Graves' disease in Japan in 1988: The Japan Thyroid Association," *Endocrinologica Japonica* 36(1989), pp. 299-314.

7 다니엘 베르누이의 확률 이론 연구: W. W. Rouse Ball, *A Short Account of the History of Mathematics*, 4th ed.(Mineola, NY: Dover Publications, 2010); http://www-history.mcs.st-and.ac.uk/Biographies/Bernoulli_Daniel.html. 기대 효용 공식: Alan Schwartz, George Bergus, *Medical Decision Making: A Physician's Guide*(Cambridge, UK: Cambridge University Press, 2008).

8 효용과 선호를 결정하는 방법론에 대한 검토: Alan Schwartz, George Bergus, *Medical Decision Making: A Physician's Guide*(Cambridge, UK: Cambridge University Press, 2008); George W. Torrance, "Measurement of health state utilities for economic appraisal: A review," *Journal of Health Economics* 5(1986), pp. 1-30.

9 미래의 느낌을 예측해 보는 것의 복잡성에 관해 인지심리학에서 폭넓은 연구가 이루어졌다. 참고: George Loewenstein, David Schkade, "Wouldn't it be nice? Predicting future feelings," in D. Kahneman, E. Diener, and N. Schwarz(eds.), *Well-Being: The Foundation of Hedonic Psychology*(New York: Russell Sage Foundation, 1998), pp. 85-105. 더불어 참고: Norman F. Boyd et al., "Whose utilities for decision analysis?" *Medical Decision Making* 10(1990), pp. 58-67; Nick Sevdalis, Nigel Harvey, "Predicting preferences: A neglected aspect of shared decision-making," *Health Expectations* 9(2006), pp. 245-251. 예측의 딜레마를 대단히 잘 조명한 책: Daniel Gilbert, *Stumbling on Happiness*(New York: Vintage Books, 2007).

10 선호를 즉시 구성해 내는 것에 관한 설명: Sarah Lichtenstein and Paul Slovic, "The Construction of Preference: An Overview," in Lichtenstein and Slovic(eds.), *The Construction of Preference*(New York: Cambridge University Press, 2006). 더

더불어 참고: Ronald M. Epstein, Ellen Peters, "Beyond information: Exploring patients' preferences," *JAMA* 302(2009), pp. 195-197.

11 기본 선택지의 중요성, 그리고 건강 행위를 바꾸고 기타 사회 문제를 해결하는 데 그것을 이용하는 방법에 대한 고찰: Richard H. Thaler, Cass R. Sunstein, *Nudge: Improving Decisions About Health, Wealth, and Happiness*(New York, Penguin Books, 2009).

12 명확한 정보를 제공하면서 객관적인 태도로 선호를 이끌어 내는 방법을 의사와 의료 전문가에게 가르칠 때 맞닥뜨리는 과제: Ronald M. Epstein, Ellen Peters, "Beyond information: Exploring patients' preferences," *JAMA* 302(2009), pp. 195-197. 치료와 관련한 임상적 문제, 목표, 관심사 같은 주요 요소에 대해 의사와 환자가 서로 다르게 경중을 따지는 것: Karen R. Sepucha et al., "Developing instruments to measure the quality of decisions: Early results for a set of symptom-driven decisions," *Patient Education and Counseling* 73(2008), pp. 504-510; Karen Sepucha et al., "An approach to measuring the quality of breast cancer decisions," *Patient Education and Counseling* 65(2007), pp. 261-269.

13 심방세동에 관해 언급한 연구: P. J. Devereaux et al., "Differences between perspectives of physicians and patients on anticoagulation in patients with atrial fibrillation: Observational study," *BMJ* 323(2001), pp. 1218-1222; Malcolm Man-Son-Hing et al., "The effect of qualitative vs. quantitative presentation of probability estimates on patient decision-making: A randomized trial," *Health Expectations* 5(2002), pp. 246-255.

14 2010년 FDA가 승인한 새로운 항응고제: Stuart J. Connolly et al., "Dabigatran versus warfarin in patients with atrial fibrillation," *NEJM* 361(2009), pp. 1139-1151; Brian F. Gage, "Can we rely on RE-LY?" *NEJM* 361(2009), pp. 1200-1202. 더불어 참고: Stuart J. Connolly et al., "Apixaban in patients with atrial fibrillation," *NEJM* (Online First, February 10, 2011). 출혈이냐, 뇌졸중 방지냐? 이득과 위험: B. Nhi Beasley, Ellis F. Unger, Robert Temple, "Anticoagulant options: Why the FDA approved a higher but not a lower dose of dabigatran," *NEJM* (Online First, April 13, 2011).
심방세동에 베르누이 공식을 적용하는 것은 공식의 첫째 항, 즉 수익 확률이 모두에게 적용되지 않으므로 훨씬 복잡하다. 나이, 성별, 유전, 생활 방식, 식습관, 현재 건강 상태를 비롯한 모든 변수가 항응고제 치료 중에 뇌졸중이나 출혈이 발생할 가능성에 영향을 주므로, 공식은 특정한 환자에게만 적용될 수 있다. 예일 의과대학의 리아나 프렝켈과 테리 프라이드는 항응고제 치료 시 심방세동 환자에게 출혈 위험에 관한 정확한 정보를 주는 것이 얼마나 어려운지에 대해 썼다. 특히 노인, 당뇨나 신장병 같은 기저 질환이 있는 환자처럼 균형 잡힌 건강을 유지하기 어려운 사람인 경우에 더 그러하다. 이는 항응고제의 위험과 이득에 관한 자료가 일반적으로 이런 부류의 사람을 제외하고 이뤄진 연구에서 얻어진 것이기 때문이다: Liana Fraenkel, Terri R. Fried, "Individualized medical decision making," *Archives of Internal Medicine* 170(2010), pp. 566-569.

15 최소부작용환자수에 관한 논의: Finlay A. McAlister et al., "Users' guides to the medical literature. Integrating research evidence with the care of the individual patient," *JAMA* 283(2000), pp. 2829-2836; Finlay A. McAlister, "The 'number needed to treat' turns 20—and continues to be used and misused," *CMAJ* 179(2008), pp. 549-553.

16 고혈압 치료 시기에 관한 의사와 환자의 견해 연구: Finlay A. McAlister et al., "When should hypertension be treated? The different perspectives of Canadian family physicians and patients," *CMAJ* 163(2000), pp. 403-408.

17 고혈압 가이드라인과 치료 기준점: Avram V. Chobanian et al., "The Seventh Report of the Joint National Committee on Prevention, Detection, Evaluation, and Treatment of High Blood Pressure: The JNC 7 Report," *JAMA* 289(2003), pp. 2560-2572; Giuseppe Mancia et al., "2007 Guidelines for the Management of Arterial Hypertension: The Task Force for the Management of Arterial Hypertension of the European Society of Hypertension(ESH) and of the European Society of Cardiology(ESC)," *Journal of Hypertension* 25(2007), pp. 1105-1187. 더불어 참고: Hector O. Ventura, Carl J. Lavie, "Antihypertensive therapy for prehypertension: Relationship with cardiovascular outcomes," *JAMA* 305(2011), pp. 940-941. 알렉스 밀러의 사례와 관련 있는 숫자: 먼저 절대적 이득과 치료에 따른 상대적 감소를 구분해야 한다. 17명의 대조군과 비교한 연구에서, 65세 이하에 이완기 혈압이 90~100 사이의 가벼운 고혈압을 지닌 실험군은 관상동

맥 질환에서 16퍼센트의 상대적 감소를, 뇌졸중에서 40퍼센트의 상대적 감소를 보였다. 하지만 절대적 이득은 심혈관계 합병증 예측치와 관련이 있다. 환자의 0.7퍼센트는 관상동맥 질환을 막으려고, 1.3퍼센트는 뇌졸중을 막으려고 4~5년을 치료해야 했다. 합치면 환자의 2퍼센트이며, 사망률에서는 0.8퍼센트 감소했다. 따라서 최소치료환자 수를 계산하려면, 2명의 심장병 합병증을 막고자 4~5년 동안 항고혈압제로 100명의 환자를 치료해야 한다는 결론이 나온다. 틀을 뒤집어 보면 이는 100명 중 98명은 이 치료로 이득을 보지 못한다는 뜻이다. 수축기 고혈압은 노인과 더 관련이 있고, 이는 이완기 혈압의 상승과는 관계없는 독립적인 결과다. 여기서 1명의 심장병 합병증을 막으려면 5년 동안 18명의 환자를 치료해야 한다. 즉 약으로 치료받은 18명 중 17명의 노인은 확실히 효과를 보지 못한다는 것이다. 고혈압 치료를 위한 환자의 결정과 이들 자료에 관한 환자의 이해도에 관한 글: H. Gilbert Welch, *Overdiagnosed: Making People Sick in the Pursuit of Health*(Boston: Beacon Press, 2011). 유럽인은 고혈압에 관한 정의를 다르게 하고 있음을 주목해야 한다. 유럽의 고혈압 기준은 미국보다 5~10 정도 높다. 이는 질병을 정의할 때 가이드라인 위원회의 전문가들이 같은 데이터를 다르게 해석하기 때문이기도 하지만, 더 중요하게는 치료의 위험과 이득을 정의하는 방법이 다르기 때문이다.

18 로드니 헤이워드의 중요한 논문: Kerianne H. Quanstrum, Rodney A. Hayward, "Lessons from the mammography wars," *NEJM* 363(2010), pp. 1076-1079. 더불어 참고: Finlay A. McAlister, "Applying evidence to patient care: From black and white to shades of grey," *Ann Intern Med* 138(2003), pp. 938-939; Carla C. Keirns, Susan Dorr Goold, "Patient-centered care and preference-sensitive decision making," *JAMA* 302(2009), pp. 1085-1086.

19 덧붙여 심방세동 치료에 관해 논의되고 있는 '임의적' 기준점: Liana Fraenkel, Terri R. Fried, "Individualized medical decision making," *Archives of Internal Medicine* 170(2010), pp. 566-569.

20 가이드라인과 그것의 한계점에 관한 논의: Allan D. Sniderman, Curt D. Furberg, "Why guideline-making requires reform," *JAMA* 301(2009), pp. 429-431; John P. A. Ioannidis, "Contradicted and initially stronger effects in highly cited clinical research," *JAMA* 294(2005), pp. 218-228; Mary E. Tinetti, "Potential pitfalls of disease-specific guidelines for patients with multiple conditions,"

NEJM 351(2004), pp. 2870-2874; Patrick J. O'Connor, "Adding value to evidence-based clinical guidelines," *JAMA* 294(2005), pp. 741-743; Finlay A. McAlister et al., "Users' guides to the medical literature. Integrating research evidence with the care of the individual patient," *JAMA* 283(2000), pp. 2829-2836; Patrick Conway, Carolyn Clancy, "Comparative-effectiveness research: Implications of the federal coordinating council's report," *NEJM* 361(2009), pp. 328-330; Jerome Groopman, *How Doctors Think*(New York: Houghton Mifflin, 2007); Pamela Hartzband, Jerome Groopman, "Keeping the patient in the equation: Humanism and health care reform," *NEJM* 361(2009), pp. 554-555; Jerome Groopman, "Health care: Who knows 'best'?" *New York Review of Books* 57(2010), pp. 12-15; Editorial, "Guiding the guidelines," *Lancet* 377(2011), p. 1125. 가이드라인의 여러 한계 때문에 일부 연구자는 '개인화한' 가이드라인을 제안한다. 가이드라인은 결과와 비용에 초점을 두고 있지만, 그게 구체적으로 얼마나 효용이 있는지는 측정하지 않는다. David M. Eddy et al., "Individualized guidelines: The potential for increasing quality and reducing costs," *Ann Intern Med* 154(2011), pp. 627-634.

21 성인에서 혈중 콜레스테롤 수치가 올랐을 때의 치료 방법에 관한 전문가들의 권고 사항이 다르다. "Third Report of the National Cholesterol Education Program(NCEP) Expert Panel on Detection, Evaluation, and Treatment of High Blood Cholesterol in Adults(Adult Treatment Panel III)," *Circulation* 106(2002), pp. 3143-3421; Uli C. Broedl, Hans-Christian Geiss, Klaus G. Parhofer, "Comparison of current guidelines for primary prevention of coronary heart disease," *JGIM* 18(2003), pp. 190-195. 독일에서 진행된 이 연구에서 혈중 콜레스테롤 수치 상승으로 병원을 찾은 환자 100명을 분석했다. 환자들 가운데는 미국의 가이드라인을 따르는 이도 있었고, 유럽의 가이드라인 또는 영국의 가이드라인을 따르는 이도 있었다. 분석 결과 미국의 가이드라인을 따르는 환자는 유럽이나 영국의 가이드라인을 따르는 환자보다 두 배나 많은 스타틴을 복용하는 것으로 나타났다. 이는 권장 사항을 만든 미국인 의사들이 유럽이나 영국의 의사들보다 더 똑똑하거나 무지해서 그런 것도 아니고, 한 전문가 그룹이 다른 전문가 그룹과 다른 데이터에 근거해서 그런 것도 아니다. 세 지역의 전문가 위원회는 모두 다년간의 대규모 임상 연구에서 얻은 정보를 주요한 근거로 삼았다. 가이드라인의 차이는 특정 심혈관 질환을 방지하

는 것과 약물 복용의 위험 가운데 어디에 무게를 두느냐, 그리고 치료에 드는 비용에 대한 고려 등이 반영되어 나타났다.

22 가이드라인을 만드는 전문가 사이의 잠재적인 이익 충돌: *Institute of Medicine. Conflict of Interest in Medical Research, Education, and Practice*(Washington, DC: National Academies Press, 2009); Pamela Hartzband, Jerome Groopman, "Keeping the patient in the equation—Humanism and health care reform, *NEJM* 361(2009), pp. 554-555; Courtney Humphries, "Deeply conflicted: How can we insulate ourselves from conflicts of interest? The most popular solution—disclosing them—turns out not to help," *Boston Globe*, May 15, 2011.

23 가이드라인을 둘러싼 논쟁, 그리고 스타틴의 위험과 이득 비교: Jennifer Couzin, "Cholesterol veers off script," *Science* 322(2008), pp. 220-223; J. Abramson, J. M. Wright, "Are lipid-lowering guidelines evidence-based?" *Lancet* 369(2007), pp. 168-169; Nortin M. Hadler, *Worried Sick: A Prescription for Health in an Overtreated America*(Chapel Hill: University of North Carolina Press, 2008). LDL 수치를 낮추기 위해 최대치로 치료하는 것에 대한 논쟁: Study of the Effectiveness of Additional Reductions in Cholesterol and Homocysteine(SEARCH) Collaborative Group, "Intensive lowering of LDL cholesterol with 80 mg versus 20 mg simvastatin daily in 12064 survivors of myocardial infarction: A double-blind randomised trial," *Lancet* 376(2010), pp. 1658-1669; Bernard M. Y. Cheung, Karen S. L. Lam, "Is intensive LDL-cholesterol lowering beneficial and safe?" *Lancet* 376(2010), pp. 1622-1623; Rodney A. Hayward, Timothy P. Hofer, Sandeep Vijan, "Narrative review: Lack of evidence for recommended low-density lipoprotein treatment targets: A solvable problem," *Ann Intern Med* 145(2006), pp. 520-530.

24 전문가 위원회가 정한 100가지 권장 사항의 유효 기간: Kaveh G. Shojania et al., "How quickly do systematic reviews go out of date? A survival analysis," *Ann Intern Med* 147(2007), pp. 224-233. 더불어 참고: Paul G. Shekelle et al., "Validity of the Agency for Healthcare Research and Quality clinical practice guidelines: How quickly do guidelines become outdated?" *JAMA* 286(2001), pp. 1461-1467. 5년이 된 가이드라인의 사용 중단: Amir Qaseem et al., "The development of clinical practice guidelines and guidance statements of the American College of Physicians: Summary of methods," *Ann Intern Med* 153(2010), pp. 194-199.

25 완경기 여성의 호르몬 대체 요법에 관한 계속되는 논란: Rowan T. Chlebowski et al., "Estrogen plus progestin and breast cancer incidence and mortality in postmenopausal women," *JAMA* 304(2010), pp. 1684-1692; Peter B. Bach, "Postmenopausal hormone therapy and breast cancer: An uncertain trade-off," *JAMA* 304(2010), pp. 1719-1720. 자궁 절제술을 받은 여성의 에스트로겐 대체에 관한 최근 논쟁도 참고: Andrea Z. LaCroix et al., "Health outcomes after stopping conjugated equine estrogens among postmenopausal women with prior hysterectomy: A randomized controlled trial," *JAMA* 305(2011), pp. 1305-1314; Emily S. Jungheim, Graham A. Colditz, "Short-term use of unopposed estrogen: A balance of inferred risks and benefits," *JAMA* 305(2011), pp. 1354-1355.
비스포스포네이트에 관한 전문가 논쟁: Murray J. Favus, "Bisphosphonates for osteoporosis," *NEJM* 363(2010), pp. 2027-2035; Natasha Singer, "Questions for doctors, and juries: Cases cast doubt on frequent use of bone-loss drugs," *New York Times*, November 11, 2010.

26 가이드라인의 복잡성은 천식 치료법을 실제로 적용하는 데서도 드러난다: David Price et al., "Leukotriene antagonists as first-line or add-on asthma-controller therapy," *NEJM* 364(2011), pp. 1695-1707; Sven-Erik Dahlen, Barbro Dahlen, Jeffrey M. Drazen, "Asthma treatment guidelines meet the real world," *NEJM*(editorial) 364(2011), pp. 1769-1770; James H. Ware, Mary Beth Harmel, "Pragmatic trials-Guides to better patient care?" *NEJM* 364(2011), pp. 1685-1687.

27 의료의 질을 좌우하는, 정보를 잘 아는 환자의 선호: Institute of Medicine(National Academy of Sciences), *Crossing the Quality Chasm: A New Health System for the 21st Century*(Washington, DC: National Academy Press, 2001), http://www.nap. edu/books/0309072808/html.

28 2006년 11월~2007년 5월, 미시간 대학의 연구진은 의료 결정에 관한 설문을 전국적으로 실시했다. 무작위로 선정된 40대 이상의 미국 성인 3100명을 대상으로 진행된 전화 설문에서 참가자들은 지난 2년 동안 의사와 상의한 9가지 일반적인 의료 결정(고혈압, 고콜레스테롤혈증, 우울증에 관한 복약 시작 처방. 결장암, 유방암, 전립샘암에 관한 선

별검사. 요통, 백내장, 고관절과 무릎관절 수술)에 관한 질문을 받았다. 9가지 대해 설문 응답자의 82퍼센트는 2년 동안 최소 1번은 결정했고, 56퍼센트는 2번 이상 결정했다. 72퍼센트는 최소 1번의 선별검사에서 상의한 적 있고, 43퍼센트는 최소 1번에 걸쳐 약 복용을 고려했으며, 16퍼센트는 1번 이상 외과적 개입을 상의했다. 2006년 7월 기준으로 미국의 40세 이상 성인 인구는 약 1억 3000만 명이었다. 따라서 설문을 바탕으로 추측할 때 약 3300만 명의 성인이 고콜레스테롤혈증을, 2700만 명이 고혈압을, 1600만 명이 우울증을 치료하고자 약 복용을 시작하기로 상의했다. 또한 1000만 명 이상이 백내장 수술을, 700만 명이 요통이나 무릎관절과 고관절 수술을 고려했다. 환자의 절반 미만이 콜레스테롤약이나 혈압약에 관한 각자의 선호를 질문받았다고 답했다. 이런 결과는 80퍼센트의 경우 의사가 고혈압이나 고콜레스테롤혈증을 위한 약 치료를 시작하자고 견해를 밝혔다는 환자의 보고와 대조를 이룬다. 환자의 20퍼센트는 요통이나 관절 수술에서 자신의 선호에 관해 질문을 받은 기억이 없다고 답했다. 가장 놀라운 사실은 의사와 환자 간의 논의 중 치료의 찬반을 표현할 때 발생한 단절이다. 90퍼센트 이상이 고혈압과 고콜레스테롤혈증 치료의 득(찬성 또는 '해야 할 이유')을 상의했지만, 50퍼센트 미만만이 반대 또는 '하지 말아야 할 이유'를 상의했다. 수술에 관한 논의는 좀 너 균형을 이루었다. 60퍼센트, 80퍼센트, 40퍼센트가 각각 무릎관절 또는 고관절, 요통, 백내장 수술에 대한 반대를 상의했다. 종합하면, 대부분 하지 말아야 할 이유보다 해야 할 이유를 중심으로 상의가 이루어졌음을 알 수 있다. 참고: Brian J. Zikmund-Fisher et al, "The decision study: A nationwide survey of United States adults regarding 9 common medical decisions," *Medical Decision Making* 30(2010), pp. S20-S34; Brian J. Zikmund-Fisher et al., "The decision study: A nationwide survey of United States adults regarding 9 common medical decisions," *Med Decis Making* 30(2010), pp. S20-S34; Brian J. Zikmund-Fisher et al., "Deficits and variations in patients' experience with making 9 common medical decisions: The decisions survey," *Med Decis Making* 30(2010), pp. S85-S95; Neda Ratanawangsa et al., "Race, ethnicity, and shared decision making for hyperlipidemia and hypertension treatment: The decisions survey," *Med Decis Making* 30(2010), pp. S65-S76. 설문조사에 대한 논평: Stephen G. Pauker, "Medical decision making: How patients choose," *Med Decis Making* 30(2010), pp. S8-S10. 설문조사의 의미 분석: Floyd J. Fowler, Jr., Carrie A. Levin, Karen R. Sepucha, "Informing and involving patients to improve the quality of medical decisions," *Health Affairs* 30(2011), pp. 699-707.

29 진료를 표준화하고 가이드라인을 엄격하게 따라야 할 필요가 있다. 참고: Stephen J. Swensen et al., "Cottage industry to postindustrial care: The revolution in health care delivery," *NEJM* 362(2010), pp. E12(1)-E12(4); Robert H. Brook, "A physician = emotion + passion + science," *JAMA* 304(2010), pp. 2528-2529; David Leonhardt, "Making health care better," *New York Times Magazine*, November 8, 2009. 진료의 인간주의적 관점: Abraham Verghese, "Treat the patient, not the CT scan," *New York Times*, February 27, 2011; Pamela Hartzband, Jerome Groopman, "Keeping the patient in the equation: Humanism and health care reform," *NEJM* 361(2009), pp. 554-555.

30 안전 조치와 응급 치료에서 표준화의 중요성: Susan Dentzer, "Still crossing the quality chasm—or suspended over it?" *Health Affairs* 30(2011), pp. 550-555; Debabrata Mukherjee, "Implementation of evidence-based therapies for myocardial infarction and survival," *JAMA*(editorial) 305(2011), pp. 1710-1711. 환자의 안전한 이송이 어떻게 시작됐는지에 관한 한 어머니의 가슴 저미는 회고: Sorrel King, *Josie's Story: A Mother's Inspiring Crusade to Make Medical Care Safe*(New York, NY: Atlantic Monthly Press, 2009).

4장 후회 없는 치료를 위하여

1 자연 치유의 역사에 관한 훌륭한 책: Anne Harrington, *The Cure Within: A History of Mind-Body Medicine*(New York: W. W. Norton & Co., 2008). 더불어 참고: Andrew Weil, *Spontaneous Healing: How to Discover and Enhance Your Body's Natural Ability to Maintain and Heal Itself*(New York: Alfred A. Knopf, 1995). "재밌는 책"에 관한 리사 노턴의 언급에, 침대에서 휴식을 취하고 유머를 잃지 않은 후 자가면역 질환에 차도가 있었다는 유명한 사례가 떠올랐다. 참고: Norman Cousins, *Anatomy of an Illness as Perceived by the Patient*(New York: Bantam Doubleday Dell, 1981). 예일 의과대학 위장병학자 하워드 스피로는 커즌스의 이 이야기

를 분석하고 아마 오진이 있었으리라 추측했다. Howard Spiro, *The Power of Hope: A Doctor's Perspective*(New Haven, CT: Yale University Press, 1998).

2 자가면역 질환인 전신 홍반성 루푸스에 관한 개요와 리사 노턴처럼 장기적인 차도를 보인 환자들의 사례: Josef S. Smolen, "Therapy of systemic lupus erythematosus: A look into the future," *Arthritis Research* 4(Suppl. 3)(2002), pp. S25-S30; Murray B. Urowitz et al., "Prolonged remission in systemic lupus erythematosus," *Journal of Rheumatology* 32(2005), pp. 1467-1472.

3 '흥분한' 상태와 '차분한' 상태에서 의사 결정이 이뤄지고 있음을 인식하는 것의 중요성: George Loewenstein, "Hot-cold empathy gaps and medical decision making," *Health Psychology* 24(2005), pp. S49-S56; 더불어 참고: Paul Slovic et al., "Affect, risk, and decision making," *Health Psychology* 24(2005), pp. S35-S40; Sarah Lichtenstein and Paul Slovic, "The Construction of Preference: An Overview," in Lichtenstein and Slovic(eds.), *The Construction of Preference*(New York: Cambridge University Press, 2006).

4 특히 무릎의 류머티즘성 관절염 치료에서 수술과 플라세보가 움직임을 개선하고 고통을 완화하는 데 얼마나 효과가 있는지를 비교하는 연구가 지난 10년간 이루어졌다. 참고: David T. Felson, Joseph Buckwalter, "Debridement and lavage for osteoarthritis of the knee," *NEJM* 347(2002), pp. 132-133; Brian R. Wolf, Joseph A. Buckwalter, "Randomized surgical trials and 'sham' surgery: Relevance to modern orthopaedics and minimally invasive surgery," *Iowa Orthopaedic Journal* 26(2006), pp. 107-111; J. Bruce Moseley et al., "A controlled trial of arthroscopic surgery for osteoarthritis of the knee," *NEJM* 347(2002), pp. 81-88. 무릎 류머티즘의 여러 진행 과정이 사례 속에서 잘 드러나고 있다: Dr. Donald Berwick in "My right knee," *Ann Intern Med* 142(2005), pp. 121-125. 더불어 참고: Thomas M. Burton, "New doubts about popular joint surgery," *Wall Street Journal*, October 14, 2008.

5 투자와 후회에 관한 대니얼 카너먼과 아모스 트버스키의 글: Daniel Kahneman, Amos Tversky, "The psychology of preferences," *Scientific American* 246(1982), pp. 160-173; Daniel Kahneman, Dale T. Miller, "Norm theory: Comparing reality to its alternatives," *Psychological Review* 93(1986), pp. 136-153.

6 팀 스포츠에서 후회의 예: Marcel Zeelenberg et al., "The inaction effect in the psychology of regret," *Journal of Personality and Social Psychology* 82(2002), pp. 314-327.

7 리사 노턴과 칼 심슨의 경험과 관련한 여러 문헌: Terry Connolly et al., "Regret and responsibility in the evaluation of decision outcomes," *Organizational Behavior and Human Decision Processes* 70(1997), pp. 73-85; Terry Connolly, David Butler, "Regret in economic and psychological theories of choice," *Journal of Behavioral Decision Making* 19(2006), pp. 139-154; Terry Connolly, Jochen Reb, "Regret in cancer-related decisions," *Health Psychology* 24(2005), pp. S29-S34; Hannah Faye Chua et al., "Decision-related loss: Regret and disappointment," *NeuroImage* 47(2009), pp. 2031-2040. 후회는 비합리적인 특징을 띠며 건전한 선택을 하는 데 방해된다. 그러나 일부 연구자는, 미래에 경험하는 후회의 정도를 근사치에 가깝게 맞힐 수만 있다면 예상되는 후회가 '합리적'이라 주장한다. 마찬가지로 경험한 후회는 과거의 경험에서 배울 수 있다면 '합리적'이다. 참고: Terry Connolly, Marcel Zeelenberg, "Regret in decision making," *Current Directions in Psychological Science* 11(2002), pp. 212-216; Marcel Zeelenberg et al., "Emotional reactions to the outcomes of decisions: The role of counterfactual thought in the experience of regret and disappointment," *Organizational Behavior and Human Decision Processes* 75(1998), pp. 117-141; Marcel Zeelenberg et al., "The experience of regret and disappointment," *Cognition and Emotion* 12(1998), pp. 221-230.

8 메모리얼 슬론-케터링 암 센터의 마코 다코스타 디보나벤투라와 러트거스 대학의 그레천 채프먼은 인플루엔자 백신과 관련한 여러 문제를 연구했다: Marco daCosta DiBonaventura, Gretchen B. Chapman, "Do decision biases predict bad decisions? Omission bias, naturalness bias, and influenza vaccination," *Medical Decision Making* 28(2008), pp. 532-539. 채프먼은 이를 단기 비용과 장기 이득이 맞서는 여러 예측 시나리오들과 연관시켰다: Gretchen B. Chapman et al., "Value for the future and preventive health behavior," *Journal of Experimental Psychology: Applied* 7(2001), pp. 235-250.

9 환자의 감정과 의사의 관계 맺음에 관한 글로, 의사에게 느끼는 실망, 힘의 불균형, 전

문가에게 도전하는 어려움에 대해 다룬다: Vikki A. Entwistle et al., "Supporting patient autonomy: The importance of clinician-patient relationships," *JGIM* (Online First, March 6, 2010); Debra Roter, Judith A. Hall, *Doctors Talking with Patients/Patients Talking with Doctors*(Westport, CT: Praeger Publishing, 2006); and Jerome Groopman, *How Doctors Think*(New York: Houghton Miffl in, 2007).

10 독자들은 팸의 어머니는 자연주의 지향의 의심하는 자며, 제리의 어머니는 믿는 자로서 전문적인 의료와 기술을 존중하는 사람이라고 추측할 것이다.

11 칼 슈나이더는 환자의 자율성을 침해한다는 두려움 때문에 의사가 직접 조언하는 것을 삼가게 하는 문화적 압력을 강조한다. Carl E. Schneider, *The Practice of Autonomy: Patients, Doctors, and Medical Decisions*(New York: Oxford University Press, 1998).

12 다트머스 히치콕 의료 센터의 정형외과 의사인 제임스 와인스타인은 정형외과 수술을 결정할 때 의사와 환자가 함께 치료를 선택하자고 주장하는 대표 인물이다. 정형외과 수술과 관련해서는 결과에 관한 자료가 제한적으로만 공개되는 경우가 빈번하고, 환자마다 생각을 매우 다르게 드러낼 수 있다. James N. Weinstein, Kate Clay, Tamara S. Morgan, "Informed patient choice: Patient-centered valuing of surgical risks and benefits," *Health Affairs* 26(2007), pp. 726-730; Barry Schwartz, Jim Weinstein, "Partnership: Doctor and patient," *Spine* 30(2005), pp. 269-271.

5장 나와 비슷한 사람들은 어떻게 했을까

1 전립샘암은 미국에서 피부암과 더불어 가장 흔하게 진단받는 암이다. 2010년에 약 21만 2000명의 남성이 전립샘암 진단을 받았다. 일생에 걸쳐 미국인 남성이 전립샘암에 걸릴 위험은 16퍼센트지만, 전립샘암으로 사망할 위험은 2.9퍼센트다. 전립샘암은 아주 느리게 진행하므로 전립샘 종양이 문제가 되기 전에 다른 원인으로 사망하는 것이다. 동시에 전립샘암에 걸린 남성 중 (전립샘암에만 걸리고 치료받는다는 전제 아래) 5년째에 암에서 벗어날 확률은 100퍼센트다. 그러나 진단 시기에 암이 퍼져 원격 전이가 발생한 환자는 5년째에 32퍼센트의 회복 확률을 보인다. 따라서 전이된 암은 일반적으

로 치료할 수 없다. 전립샘암에 관한 자료: Ahmedin Jemal et al., "Cancer Statistics, 2009," *Cancer* 59(2009), pp. 225-249; Matthew R. Smith, "Effective treatment for early-stage prostate cancer—possible, necessary, or both?" *NEJM*(editorial) 364(2011), pp. 1770-1772.

2 전립샘암을 판별하기 위한 PSA 검사에 관한 진지한 논쟁이 진행 중이다: Michael J. Barry, "Screening for prostate cancer: The controversy that refuses to die," *NEJM* 360(2009), pp. 1351-1354. 환자의 생명을 구하기 위해서 반드시 치료가 필요한 공격적인 암과, 결코 환자의 생명을 위협하지는 않는데 오히려 치료를 해서 요실금과 발기부전 같은 부작용만 남게 되는 암을 구분하는 것이 관건이다. 최근 유럽과 미국에서 각각 대규모 무작위 표본 연구가 이루어진 뒤에도 PSA 검사를 둘러싼 논란은 아직 정리되지 않았다.

그 최근 연구 가운데 ERSPC(European Randomized Study of Screening for Prostate Cancer)이 있다. ERSPC는 50~74세 남성 18만 2160명을 무작위로 평균 4년마다 정기적인 PSA 선별검사를 받게 했는데, 대조군에게는 정기 검사를 제공하지 않았다. 유럽의 7개 기관에서 진행된 이 연구는, 기관마다 실험군을 선발하는 방식도 연구 방식도 통일되지 않았다. 게다가 조직 검사를 실시하는 PSA 기준점이 2.5~4로 일정하지 않았다(대부분의 기관은 기준점 3을 이용했다). 모든 기관에서 대조군 남성이 얼마나 자주 PSA 선별검사를 받는지에 관한 정보가 정확하지 않았다. 다만 네덜란드 로테르담에 있는 한 기관에서 대조군의 4분의 1이 PSA 검사를 받았다는 정보는 있었다. 9년의 추적 작업 끝에, 전립샘암으로 사망한 55~69세 남성의 수는 정기적인 검사를 받은 그룹에서 20퍼센트 낮게 나왔다. 그러나 이 20퍼센트의 상대적인 위험 감소에 갇히지 말고 최소치료환자수, 이 연구의 맥락에서 표현하면 '최소선별검사환자수'를 살펴봐야 한다. 계산을 하면, 9년에 걸쳐 전립샘암 환자 1명의 사망을 막고자 PSA 선별검사를 해야 하는 남성의 수가 1410명이 나온다. 숫자가 이렇게 큰 이유는 선별검사를 받은 남성 대부분이 전립샘암을 앓지 않았기 때문이다. PSA 선별검사로 암이 있다고 발견된 사람으로 좁힌다면, 49명이 전립샘암으로 진단받아야 그 가운데 1명이 사망을 피할 수 있다. 1명만 살리고 48명을 살리지 못했으니 PSA 선별검사의 영향력은 낮은 편이다. 이 연구는 삶의 질 문제를 다루고 있지 않으므로 방사선 요법이나 수술에서 오는 발기부전이나 불편 같은 부작용, 또는 적극 치료하지 않고 기다리며 살피는 대기 요법에서 오는 부작용에 관한 정보는 없다.

이 연구를 비판하는 사람들은, 대조군에서 상당한 비율의 사람이 PSA 검사를 받았다는 점, 실험군에서 암이 발견된 약 25퍼센트의 환자가 수술이나 방사선 요법을 받지 않았다는 점, 전립샘암의 진행 속도가 느리므로 생존자를 측정하기 위한 9년간의 추적 검사가 너무 짧다는 점을 지적한다. 참고: Fritz H. Schroder et al., "Screening and prostate-cancer mortality in a randomized European study," *NEJM* 360(2009), pp. 1320-1328.

같은 주제를 《뉴잉글랜드 의학 저널》에서도 다루어, 미국에서 진행한 전립샘암, 폐암, 결장암, 난소암 선별 연구에서 연례 PSA 검사는 장점이 없는 것으로 나타났다는 보고서를 실었다. 이 연구에서는 55~74세의 남성 7만 6693명이 매년 무작위로 PSA 선별검사와 디지털 직장 검사 혹은 일반 진료를 받았다. 조직 검사를 실시하는 기준은 PSA 수치 4 또는 직장 검사에서의 이상 소견이었다. 한편 일반 진료 대조군에서 50퍼센트 이상이라는 높은 비율의 남성이 PSA 검사를 받았다. 7년의 추적 검사 결과 두 그룹 모두에서 사망률 감소는 없었다. 이 연구의 부정적인 결과는 대조군의 높은 PSA 검사율, 유럽의 2.5~4에 비해 높은 4라는 PSA 기준점, 그리고 상대적으로 짧은 연구 기간에 기인한다. 참고: Gerald L. Andriole et al., "Mortality results from a randomized prostate-cancer screening trial," *NEJM* 360(2009), pp. 1310-1319.

이 두 개의 대규모 무작위 연구가 의학계에서 PSA 검사를 통한 암 선별 논쟁을 해결해 주리라는 기대가 높았지만, 결국 예상은 빗나갔다. 이 문제가 조만간 해결될 가능성은 없는 듯하다.

PSA 검사의 유효성을 측정하는 또 다른 방법은, PSA 검사로 증상이 없는 남성에게서 전립샘암을 얼마나 정확하게 예측할 수 있는지를 알아보는 것이다. 이러한 성능 통계를 '양성 예측도'라고 하는데, PSA 수치가 암이 있다고 밝혀지는 기준점인 4 이상으로 나온 남성 가운데 실제 암 환자로 판명된 남성의 비율을 의미한다. PSA 수치 4 이상에 대한 양성 예측도는 전체적으로 대략 30퍼센트다. PSA 수치 4 이상이 나온 3명 중 1명이 조금 안 되는 비율로 조직 검사에서 전립샘암이 발견된다는 뜻이다. PSA 수치 4~10에서 양성 예측도는 25퍼센트다. PSA 수치가 10 이상일 때만 암의 존재를 더욱 잘 예측하는데, 연구에 따라 42~64퍼센트 비율로 나온다: Michael K. Brawer et al., "Screening for prostatic carcinoma with prostate specific antigen," *Journal of Urology* 147(1992), pp. 841-845. 이처럼 양성 예측도가 비교적 낮게 나오기는 하지만, PSA 수치 4~10이라는 '회색 지대'에서 발견된 암의 약 75퍼센트가 샘(gland)에서만 국소적으로 발견되고, 따라서 대체로 치료 가능하다는 점은 다행스럽다. PSA 수치가 10 이상으로 상승했을 때는 절반 미만이 샘에서만 국소적으로 암이 발견된다.

좀 더 복잡한 문제가 있는데, PSA 수치가 꾸준히 정상(4 미만)이었고 직장 검사 결과도 정상이었던 60세 이상 남성의 15퍼센트가 전립샘암에 걸렸다는 점이다. 7년 동안의 연례 선별검사를 바탕으로 한 이 연구는, '정상'과 '비정상'을 나누는 PSA 수치의 명확한 기준점이 없다는 것을 보여 준다. 참고: Scott M. Gilbert et al., "Evidence suggesting PSA cutpoint of 2.5 ng/mL for prompting prostate biopsy: Review of 36,316 biopsies," *Urology* 65(2005), pp. 549-553; William J. Catalona, Deborah S. Smith, David K. Ornstein, "Prostate cancer detection in men with serum PSA concentrations of 2.6 to 4.0 ng/mL and benign prostate examination," *JAMA* 277(1997), pp. 1452-1455; Mary McNaughton Collins, David F. Ransohoff, Michael J. Barry, "Early detection of prostate cancer," *JAMA* 278(1997), pp. 1516-1519.

사고로 사망한 남성의 조직 검사 연구에서, 증상을 보이지 않은 작은 전립샘암 조직이 상당한 비율로 나타났으며 모두 삶에 지장을 줄 가능성이 없다고 밝혀졌다. 대부분의 경우 전립샘암은 중년 이상이나 노인의 3분의 1 또는 절반에게서 우연히 발견되었다. 참고: N. Breslow et al., "Latent carcinoma of prostate at autopsy in seven areas: The international agency for research on cancer, Lyons, France," *International Journal of Cancer* 20(1977), pp. 680-688.

전립샘암은 임상적으로 절대 심각하지 않은 단계에서 검사로 발견되지만, 발견되면 치료를 서두른다는 점에서 우려가 제기된다. 참고: William J. Catalona et al., "Detection of organ-confined prostate cancer is increased through prostate-specific antigen-based screening," *JAMA* 270(1993), pp. 948-954; Peter H. Gann, Charles H. Hennekens, Meir J. Stampfer, "A prospective evaluation of plasma prostate-specific antigen for detection of prostatic cancer," *JAMA* 273(1995), pp. 289-294; Gerrit Draisma et al., "Lead time and overdiagnosis in prostate-specific antigen screening: Importance of methods and context," *Journal of the National Cancer Institute(JNCI)* 101(2009), pp. 274-383; Ruth Etzioni et al., "Overdiagnosis due to prostate-specific antigen screening: Lessons from U.S. prostate cancer incidence trends," *JNCI* 94(2002), pp. 981-990; Peter R. Carroll et al., "Serum prostate-specific antigen for the early detection of prostate cancer: Always, never, or only sometimes?" *Journal of Clinical Oncology(JCO)* 29(2011), pp. 345-347; E. David Crawford et al., "Comorbidity and mortality results from a randomized prostate cancer screening trial," *JCO* 29(2011), pp. 355-361; Stacy Loeb et al., "What is the true number needed to screen and treat to save a life with prostate-specific antigen testing?" *JCO* 29(2011), pp. 464-467. 현재 연구들은 전립샘암을 예측하기 위해 사용하는 PSA 수치가 달라지는 데에 의문을 던진다. 참고: Andrew J. Vickers et al., "An empirical evaluation of guidelines on prostate-specific antigen velocity in prostate cancer detection," *JNCI* 103(2011), pp. 1-8; Nicholas Bakalar, "Prostate guideline causes many needless biopsies, study says," *New York Times*, February 27, 2011.

이렇게 골치 아픈 문제점들이 있음에도, 전립샘암 사망률은 PSA 검사가 등장한 이래 꾸준히 감소했다. 예를 들어 미네소타주 옴스테드 카운티에 있는 메이오 클리닉의 자료를 보면, 전립샘암 사망률(나이를 고려한)은 PSA 검사가 시행되기 전에 측정한 사망률과 비교하여 22퍼센트 감소했다: Manish Kohli, Donald J. Tindall, "New developments in the medical management of prostate cancer," *Mayo Clinic Proceedings* 85(2010), pp. 77-86.

이러한 논란이 있으므로, 전문 기관마다 PSA 검사에 관해 다른 권고 사항을 발표하는 것도 놀랍지 않다. 미국암협회(ACS)는 PSA 검사 여부를 의사와 당사자가 함께 결정해야 한다고 강조한다. 미국암협회는 검사를 받기로 한 평균 위험군 남성에게 50세에 들어설 때 PSA 검사를 할 것을 권했다. 흑인이나 65세 이전에 전립샘암 진단을 받은 가족이 있는 남자처럼 고위험군 남성에게는 40~45세에 검사 논의를 시작해야 한다고 권했다: Andrew M. D. Wolf et al., "American Cancer Society Guideline for the early detection of prostate cancer: Update 2010," *Cancer* 60(2010), pp. 70-98. 미국 비뇨기과협회 역시 검사의 득과 실을 공유하며 결정하는 걸 지지하면서, 40세에 연례 PSA 검사를 시작할 것을 권장했다: Kirsten L. Greene et al., "Prostate specific antigen best practice statement: 2009 update," *Journal of Urology* 182(2009), pp. 2232-2241. 정부 자문기관인 미국 예방의료 전문위원회는 75세 이하의 남성에게서 전립샘암 검사의 득과 실을 측정하기 위한 증거가 불충분하다고 2008년 결론지었다: U.S. Preventive Services Task Force, "Screening for prostate cancer: U.S. Preventive Services Task Force Recommendation Statement," *Ann Intern Med* 149(2008), pp. 185-191. 캐나다 질병 예방 전문위원회는 PSA 검사로 전립샘암을 판별하는 것에 반대하는 권고를 내렸다: J. W. Feightner, "Recommendations on secondary prevention of prostate cancer from the Canadian Task Force on the

Periodic Health Examination," *Canadian Journal of Oncology* 4(Suppl. 1)(1994), pp. 80-81. 이익단체인 미국의사학회는 환자와 충분히 상의한 후 개인에게 맞춰 전립샘암 검사 결정을 내리라고 권했다. Kenneth Lin et al., "Benefits and harms of prostate-specific antigen screening for prostate cancer: An evidence update for the U.S. Preventive Services Task Force," *Ann Intern Med* 149(2008), pp. 192-199.

이렇게 복잡한 상황이므로, 몇몇 연구자들은 최대한 명확하게 PSA 검사의 득과 실에 대해 알려 주는 의사 결정 지원 도구를 개발하고 있다: Melissa R. Partin et al., "Randomized trial examining the effect of two prostate cancer screening educational interventions on patient knowledge, preferences, and behaviors," *JGIM* 19(2004), pp. 835-842.

3 글리슨 점수가 포함된 기준에 따른 전립샘암의 단계: Mack Roach III et al., "Staging for prostate cancer," *Cancer* 109(2007), pp. 213-220; Sadeq Abuzallouf, Ian Dayes, Himu Lukka, "Baseline staging of newly diagnosed prostate cancer: A summary of the literature," *Journal of Urology* 171(2004), pp. 2122-2127. 전립샘 조직 검사와 초음파 검사의 설명: Jerome Groopman, "The prostate paradox: There are new techniques for fighting the cancer: But when should we use them?" *New Yorker*, May 29, 2000.

4 의료 전문가 사이에서 최선의 전립샘암 치료법에 관한 의견은 분분하다. 미국보건의료연구원(AHRQ)은 최대 치료 또는 최소 부작용의 관점에서 어떤 접근법이 가장 우수한지를 밝혀내고자 전립샘암 치료법을 검토할 위원회를 만들었다. 미네아폴리스 VA 헬스케어 시스템의 티모시 월트 박사가 이끄는 9명으로 구성된 위원회는 수술, 방사선 요법, 호르몬 요법, 대기 요법을 비교했고, 암세포를 파괴하고자 세포를 빨리 냉동해서 녹이는 냉동 요법 같은 희귀한 방법도 검토했다. 이들은 비뇨기과 전문의, 암 전문의, 1차 진료의, 방사선 전문의, 환자의 도움을 받아 700편 이상의 발표 논문을 검토하고, 의사와 병원, 환자 데이터베이스, 설문조사, 임상 시험을 평가하고, 부작용과 생존율을 측정했다. 그 결과 어떤 한 가지 치료가 특별히 우수하다고 할 수는 없으며, 모든 치료에는 단점이 있고, 좀 더 많은 수술을 시행한 병원의 의사들이 치료한 환자들에게서 부작용이 덜 발생했다고 결론지었다. 의사들은 수술을, 방사선 암 전문의는 방사선 요법을 선호했다. 적은 수의 의사만이 대기 요법을 선호했는데, 전문가 위원회는 대기 요법이 수술이나 방사선 같은 적극적인 개입에 비해 우수하거나 열등한지를

결정하지 못했다.

이와 같은 전문 분석 결과는 예상 밖이었다. 왜냐하면 현존하는 정보를 전문가가 주의 깊게 살펴본 다음 각 치료법의 장단점을 분명하게 구분한다면, 어떤 환자에게 무엇이 최고의 치료법인지가 분명해질 것이라고 검토에 앞서 연구자들이 예상했기 때문이다. 월트 박사의 연구 결과에 대한 논평 참고: Jenny Marder, "A user's guide to cancer treatment," *Science* 326(2009), p. 1184.

또 한 가지 주목할 것은, 지역에 따라 전립샘암 치료 선택의 비율이 달랐다는 점이다. 특히 대기 요법의 경우 뉴잉글랜드 지역에서는 약 7퍼센트의 전립샘암 환자가 방법을 선택했고, 태평양 지역에서는 14퍼센트, 산악 지역에서는 13퍼센트가 선택했다: Agency for Healthcare Research and Quality, "Effective health care: Comparative effectiveness of therapies for clinically localized prostate cancer," *Executive Summary*, February 2008; Timothy J. Wilt et al., "Systematic review: Comparative effectiveness and harms of treatments for clinically localized prostate cancer," *Ann Intern Med* 148(2008), pp. 435-448.

5   의사가 적용한 65세라는 기준점은, 65세 이하의 남성일 때 수술 후 생존에 이점이 있음을 명시한 연구에서 나온 것이다: Anna Bill-Axelson et al., "Radical prostatectomy versus watchful waiting in early prostate cancer," *NEJM* 352(2005), pp. 1977-1984. 2011년에 발표된 추적 연구에서도 생존에 이점이 있었다. Anna Bill-Axelson et al., "Radical prostatectomy versus watchful waiting in early prostate cancer," *NEJM* 364(2011), pp. 1708-1717; Matthew R. Smith, "Effective treatment for early-stage prostate cancer—possible, necessary, or both?" *NEJM*(editorial) 364(2011), pp. 1770-1772.

6   전립샘암 치료에 따른 합병증에 관한 여러 연구 중, 매트 콜린과 스티븐 바움이 맞닥뜨린 문제와 가장 근접한 자료: Shilajit D. Kundu et al., "Potency, continence and complications in 3,477 consecutive radical retropubic prostatectomies," *Journal of Urology* 172(2004), pp. 2227-2231; David F. Penson et al., "5-year urinary and sexual outcomes after radical prostatectomy: Results from the prostate cancer outcomes study," *Journal of Urology* 173(2005), pp. 1701-1705; Mark S. Litwin et al., "Quality of life after surgery, external beam irradiation, or brachytherapy for early-stage prostate cancer," *Cancer* 109(2007), pp. 2239-2247; Juanita Crook et al., "Systematic overview of the evidence for

brachytherapy in clinically localized prostate cancer," *CMAJ* 164(2001), pp. 975-981; Jerry D. Slater et al., "Proton therapy for prostate cancer: The initial Loma Linda University experience," *International Journal of Radiation Oncology, Biology, Physics* 59(2004), pp. 348-352; Michael L. Blute, "Radical prostatectomy by open or laparoscopic/robotic techniques: An issue of surgical device or surgical expertise?" *JCO* 26(2008), pp. 2248-2249; Jim C. Hu et al., "Comparative effectiveness of minimally invasive vs. open radical prostatectomy," *JAMA* 302(2009), pp. 1557-1564.

7 선호하는 치료법을 정하기 위해 표준 도박법 같은 방법을 사용하는 것의 한계: Sara J. Knight et al., "Pilot study of a utilities-based treatment decision intervention for prostate cancer patients," *Clinical Prostate Cancer*(September 2002), pp. 105-114.

슈워츠와 버거스는 '완벽한 건강'이 무엇인지에 대한 표준 정의는 없다고 지적했다[*Medical Decision Making: A Physician's Guide*(Cambridge, UK: Cambridge University Press, 2008)]. 0을 죽음, 100을 완벽한 건강으로 보는 채점표는 보통 퍼센트로 해석하는데, 어떤 사람의 점수가 50이라면 이는 50퍼센트, 즉 0.50이라는 뜻이다. 평정 척도의 가장 심각한 문제 가운데 하나로 슈워츠와 버거스는 '임의적'이라는 점을 지적했다. "환자가 시력 상실에 50이라는 점수를 매겼을 때, 거기에는 이 가치가 삶에서 어떤 의미인지에 대한 해석은 없다. '50점을 매겼다'는 사실 말고는 아무것도 없다는 뜻이다."

시간 교환에서는 환자에게 그들의 기대 수명이 실제 자료를 바탕으로 한 것이며 불완전한 건강 상태로 여생을 보낼 것이라고 말하고는, 그런 삶이 어떠할지 생각해 보라고 요청한다. 그런 다음 새로운 치료가 이들에게 완벽한 건강을 되찾아 주되 남은 삶이 줄어드는 것을 상상해 보라고 요청한다. 이들은 치료를 받을 것인가? 만약 그렇다면, 완벽한 건강을 위해 몇 년을 교환할 것인가? 이 교환은 환자가 완벽한 건강으로 짧은 삶을 사는 시간과 불완전한 건강으로 오래 사는 시간 가운데 하나를 선택하는 일에 무관심해질 때까지 계속된다. 그리고 이 시점에서 완벽한 건강의 지속 기간을 불완전한 건강의 지속 기간으로 나누어 백분율로 환산하면, 그 값이 불완전한 건강 상태의 기대 효용 값이 된다. 예를 들어 기대 수명이 78세인 54세의 남성이 있다고 해 보자. 그에게 현재의 건강 상태에서 당뇨병에 걸린 채 24년을 살아야 한다고 상상해 보라고 한 후, 당뇨병 환자로 24년을 살 것인지 완벽한 건강으로 12년을 살다가 죽을 것인지 고르라고 요청한다. 그는 당뇨병에 걸린 채로 24년을 사는 것을 선호한다. 그런데 당뇨병에 걸린 채 24년, 완벽한 건강으로 23년을 사는 것 중에 선택하라고 하면 그는 건강한 상태로 23년을 사는 쪽을 선호한다. 이번에는 당뇨병으로 24년을 살 것인지 완벽한 건강으로 20년을 살 것인지 물으면, 그는 당뇨병으로 24년을 사는 쪽을 선호한다. 이어서 당뇨병으로 24년을 살 것인지 완벽한 건강으로 22년을 살 것인지 물으면, 이 시점에서 그는 선택에 무관심해진다. 어떤 것을 선택할지 매우 어렵기 때문이다. 당뇨병에 관한 그의 효용은 22 나누기 24로 계산된다. 즉 완벽한 건강으로 사는 햇수 22를 당뇨병으로 사는 기대 수명 24로 나누는 것이다. 그러면 당뇨병의 기대 효용은 91.7이 된다. 시간 교환법은 어떤 사람이 삶에서 어떤 시간도(불완전한 건강 상태로 살지라도) 교환하고 싶지 않다고 말할 때 무너진다. 이때 불완전한 건강 상태는 100퍼센트의 기대 효용을 지니며, 이는 완전한 건강과 같게 되는 것이다. 분명 그렇지 않음에도 말이다.

시간 교환법은 불완전한 건강 상태에 있지 '않은' 사람들에게 불완전한 건강 상태를 상상하도록 요청하여 사람들의 선호를 규명하는 데 쓰인다. 예를 들어 전립샘암 치료의 경우, 발기부전이나 요실금을 상상하게 하는 것이다. 이러한 방식으로 효용을 계산해 시 가장 높은 값이 나오는 신택이 바로 '신호 사항'이 된다. 이 방법의 약점은 '완벽한 건강'을 되찾고자 시간과 교환할 불완전한 건강 상태를 경험해 보지 못한 이들에게 그 상태에 대해 물을 때 증폭된다. 그런데 이 방법은 임상의들이 치료 가이드라인을 설정할 때 널리 이용된다. 참고: Julia H. Hayes et al., "Active surveillance compared with initial treatment for men with low-risk prostate cancer," *JAMA* 304(2010), pp. 2373-2380; Ian M. Thompson, Laurence Klotz, "Active surveillance for prostate cancer," *JAMA* 304(2010), pp. 2411-2412.

당뇨병에 표준 도박법을 적용하기 위해 연구자들이 어느 환자에게 90퍼센트 확률로 완벽한 건강을 돌려주지만 10퍼센트의 사망 위험이 있는 치료를 받는 것과 당뇨병에 걸린 채 사는 것 중 하나를 선택하라고 물었다고 치자. 환자는 이러한 확률이 맘에 들지 않지만, 결국 94퍼센트의 완벽한 건강 회복과 6퍼센트의 사망 가능성이 있는 치료를 택했다고 해 보자. 그러면 환자의 당뇨에 대한 효용은 0.94다. 표준 도박법을 선호하는 일부 연구자들은 이 방법에 위험을 대하는 환자의 태도가 포함되어 있으므로 환자가 선택한 확률을 통해 환자의 위험 감내 수준을 알 수 있다고 말한다. 그러나 표준 도박법에도 명백한 약점이 있다. 죽음을 포함하는 도박은 일부 환자가 합리적으로 받아들이기에 너무 '큰 도박'이라는 점이다. 실제로 전립샘암 치료 결정에 표준 도박법을 썼을 때 이 사실이 증명되었다. 일부 환자가 도박을 거절하여 어떤 확률도 받아들이지 않고, 그냥 요실금이나 발기부전으로 살아가겠다고 한 것이다. 이 경우 요실금이나 발기부전은 완벽한 건강과 동가여서 100퍼센트의 효용을 지닌다. 참고: Sara J. Knight et al., "Pilot study of a utilities-based treatment decision intervention for prostate cancer patients," *Clinical Prostate Cancer*(September 2002), pp. 105-114.

효용 측정법에 대한 자세한 비판: Heather P. Lacey et al., "Are they really that happy? Exploring scale recalibration in estimates of well-being," *Health Psychology* 27(2008), pp. 669-675; Peter A. Ubel et al., "What is perfect health to an 85-year-old? Evidence for scale recalibration in subjective health ratings, *Medical Care* 43(2005), pp. 1054-1057; Paul Dolan, Daniel Kahneman, "Interpretations of utility and their implications for the valuation of health," *Economic Journal* 118(2008), pp. 215-234.

베르누이의 공식을 수전 파월에게 적용해 본다고 가정해 보자. 고콜레스테롤혈증의 결과와 관련해 공식의 첫째 항에 들어갈 값을 측정할 때 수전 파월은 이렇게 물을 것이다. 어떤 종류의 심장 마비인가? 어떤 심장 마비는 가볍게 지나갈 것이고, 어떤 심장 마비는 심부전을 동반하며 만성적인 건강 악화로 이어질 것이다. 상상한 심장 마비가 심장 박동 문제로 이어진다면, 심장 박동이 안정적이고 안전한 속도로 유지되도록 각각의 부작용에 대응하는 여러 약을 먹어야 하는가? 근력을 되찾고자 심장 재활 프로그램에 들어가야 하는가? 직장으로 돌아가 생산적인 나날을 보낼 것인가, 아니면 집에만 있으면서 다른 사람의 도움을 받아야 하는가? 다음으로, 어떤 종류의 뇌졸중인가? 뇌졸중으로 팔이나 다리, 아니면 팔다리 모두가 마비될 것인가? 뇌졸중이 뇌의 지배적인 부분에서 발생하는가, 아니면 그렇지 않은 부분에서 발생하는가? 즉 말과 기억력과 관련해 어느 정도의 지장이 있을 것인가? 단어를 찾아내고 말하는 데 어려움을 겪을 것인가? 너무나 잘 잊어버려 일요일 교회에서 즐겨 부르던 찬송가를 기억하지 못하게 될 것인가? 뇌졸중 후 몇 달간의 집중적인 물리치료와 작업 요법 후에 얼마만큼 회복할 것인가? 베르누이의 '합리적' 의사 결정 공식에 따라 수전은 이러한 각각의 결과에 효용을 할당할 것이고, 이 수치에 발생할 결과의 확률을 곱할 것이다. 스타틴을 복용할 것인가와 같은 '간단한' 선택일지라도, 얼마나 많은 다른 결과가 일어날 것인가와 심각한 정도를 고려하기 시작하면 문제는 복잡해진다.

일정하지 않은 선호: Sylvia J. T. Jansen et al., "Unstable preferences: A shift valuation or an effect of the elicitation procedure?" *Medical Decision Making*

20(2000), pp. 62-71. 55명의 유방암 환자를 수술 전, 수술 중, 수술 후에 평가한 이 연구에서 환자들은 먼저 방사선 요법과 화학 요법에 관한 가상 시나리오를 제시받았다. 그 결과, 경험한 건강 상태와 가상 시나리오에 따른 삶 예측이 서로 일치하지 않았다. 연구자들은 '효용(다른 건강 상태에서 사람들이 매기는 가치)'이 일정하지 않고 경험에 따라 변한다고 결론지었다.

예측 분야 연구에서 널리 인용되는 유사한 결과: Peter Ubel et al., "Misimaging the unimaginable: The disability paradox in health care decision making," *Health Psychology* 24(2005), pp. S57-S62. '장애·역설'이란 상황이 자신의 웰빙과 삶의 질에 끼치는 영향을 사람들이 잘못 예측하고 있다는 관점이다. 다양한 건강 상태에 걸쳐, 환자들은 일반적으로 건강한 사람이 상상하는 것보다 훨씬 행복하며 더 나은 삶의 질을 향유하는 것으로 나타났다.

질병이 있는 환자의 답변에 오류가 나타나는 이유는 다음과 같다. (1) 점수 재조정(100 중 90의 의미가 사람마다 다를 수 있다), (2) 대화적 맥락(환자로서 자신이 설문을 받는다는 사실을 알면 응답이 달라진다. 전립샘암의 결과에서 특히 두드러진다), (3) 이론-주도 회상 편향: "시간이 지날수록 더 행복해진다고 생각하므로 과거에 덜 행복했음이 틀림없다."[Michael Ross, "Relation of implicit theories to the construction of personal histories," *Psychological Review* 96(1989), pp. 341-357; 로스는 다른 많은 맥락에서 이 현상을 증명한다. 행복의 정도가 일정했음에도 사람들은 일반적으로 현재보다 5년 전에 덜 행복했다고 기억했다], (4) 전반적인 판단 대 일시적인 기분: 과거에 관해, 예를 들어 10 중에서 5, 6, 5, 6, 7로 점수를 매긴 기분을 경험했음에도, 가장 최근의 기분 상태가 7이라면 환자들은 평균 7이라는 기분을 경험했다고 보고했다.

순간적 측정이 전반적 측정보다 더 정확하다고 믿는 이유가 여럿 있다. 예를 들어 전반적 측정을 할 때 사람들은 최근 기분에 더 가중을 둔다[Daniel Kahneman et al., "When more pain is preferred to less: Adding a better end," *Psychological Science* 4(1993), pp. 401-405]. 다른 한 연구에서는 신부전으로 투석을 받은 환자 49명과 연령, 인종, 성별, 교육 수준이 동일한 건강한 대조군 49명을 비교했다. 연구자들은 각각의 참가자에게 임의적인 시간 간격으로 알림음을 내는 팜 파일럿을 주고 -2(매우 나쁨)부터 +2(매우 좋음)까지 자신의 기분에 맞는 점수를 기록하라고 요청했다. 두 그룹 모두 부정적인 기분보다 긍정적인 기분을 훨씬 많이 경험했다. 신부전 환자 그룹과 건강한 그룹의 기분이 비슷했음에도, 어떤 그룹도 다른 그룹이 자기 그룹과 똑같이 느끼리라 예측하지 못했다. 예를 들어 건강한 사람은 자신이 신부전이라고 상상할 때 훨씬 덜 행복한 기분이리라 예측했다. 이 잘못된 예측은 건강한 사람들이 불치병이나 장애가 있는 사람들의 웰빙을 과소평가하는 양상에 들어맞는다. 게다가 투석 환자들은 자신이 얼마나 자주 행복하다고 느꼈는지를 부풀려서 이전의 건강을 상상했으며, 이런 경향은 대조군인 건강한 사람들이 어떻게 느낄지에 대해 예측할 때도 반영되었다. 우리는 모두 마음속에 병과 건강에 관한 편견이 있다. 이러한 편견은 우리 자신과 다른 환경에 처한 사람들의 기분을 잘못 예측하게 한다.

노벨상 수상자 대니얼 카너먼은 주요한 인지 편향을 많이 규명한 아모스 트버스키와 함께 건강 효용 평가를 시도하는 기본 패러다임 잘못되었다고 결론지었다. 카너먼은 환자의 효용에 단일한 숫자를 부여하는 것을 에테르가 지구를 둘러싸고 있다는 19세기 물리학의 잘못된 개념에 비교했다. Daniel Kahneman, "A different approach to health state valuation," special issue, *Value in Health* 12(2009), pp. S16-S17.

8 환자에게 제공된 부작용의 영향에 관한 자료의 출처: Jim C. Hu et al., "Utilization and outcomes of minimally invasive radical prostatectomy," *JCO* 26(2008), pp. 2278-2284; Wesley M. White et al., "Quality of life in men with locally advanced adenocarcinoma of the prostate: An exploratory analysis using data from the CaPSURE database," *Journal of Urology* 180(2008), pp. 2409-2414.

삶의 질을 예측하여 수치로 매길 때 빠지기 쉬운 인지 함정에 관한 문헌이 많아지고 있다. 러트거스 대학의 심리학자 그레천 채프먼은 많은 연구를 검토하고 나서 "효용 측정에 영향을 주는 편향이 있다는 건, 결정 분석에 사용되는 효용이 환자의 진짜 선호를 반영하지 않음을 의미한다."라고 결론지었다[D. Koehler and N. Harvey(eds.), *Blackwell Handbook of Judgment and Decision Making*(Oxford, UK: Blackwell Publishing, 2004), chapter 29, "The Psychology of Medical Decision Making," pp. 585-603]. 그녀는 아픈 사람들은 질병이 없는(완벽한 건강) 삶이 어떠할까 상상해 보는 것이 필요하며, 그렇게 함으로써 "환자가 아닌 사람들의 효용 평가에 영향을 주는 것과 같은 편향된 예측에 문을 열게" 된다고 지적했다. 이와 관련하여 듀크 대학의 피터 우벨은 신부전증 환자들에게 성공적인 이식 수술 후 삶이 어떠할지 예측해 보라고 요청하고서 그들의 반응을 연구했다. 아울러 같은 연구를 인공 항문 조성술을 받은 환자들을 상대로도 진행했다. 이 환자들이 치료 후 경험한 삶의 현실과 질병 상태가 서로 어긋나 보일 때, 이들이 상상한 더 나은 건강의 효용: Dylan M. Smith, Stephanie L. Brown, Peter A. Ubel, "Are subjective well-being measures any better than decision utility measures?" *Health Economics, Policy and Law* 3(2008), pp. 85-

91; Dylan M. Smith et al., "Misremembering colostomies? Former patients give lower utility ratings than do current patients," *Health Psychology* 25(2006), pp. 688-695.

9 예측과 편향에 대해 전반적으로 연구한 하버드 대학의 심리학 교수 대니얼 길버트는 베르누이 공식을 검토한 뒤, 경제적인 의사 결정에서 이끌어 낸 이러한 계산은 "아름답고 쓸모없는 관념"이라고 결론지었다. 누구도 삶의 변화에 따른 만족과 즐거움의 수준을 수치로 점수 매기거나 예측할 수 없기 때문이다[Daniel Gilbert, *Stumbling on Happiness*(New York: Vintage Books, 2005)]. 예측의 편향에 관한 연구: Daniel T. Gilbert, Timothy D. Wilson, "Prospection: Experiencing the future," *Science* 317(2007), pp. 1351-1354; Yoav Bar-Anan, Timothy D. Wilson, "The feeling of uncertainty intensifies affective reactions," *Emotion* 9(2009), pp. 123-127; Sarit A. Golub, Daniel T. Gilbert, "Anticipating one's troubles: The costs and benefits of negative expectations," *Emotion* 9(2009), pp. 277-281; Carey K. Morewedge, Daniel T. Gilbert, Timothy D. Wilson, "The least likely of times: How remembering the past biases forecasts of the future," *Psychological Science* 16(2005), pp. 626-630; Daniel T. Gilbert, Timothy D. Wilson, "Why the brain talks to itself: Sources of error in emotional prediction," *Philosophical Transactions of the Royal Society* 364(2009), pp. 1335-1341.

이러한 심각한 한계에도, 많은 치료 가이드라인은 시간 교환법과 표준 도박법을 이용해 계산한 선호도에 의존한다. 이러한 방법론적 오류 때문에, 여러 치료법들의 순위가 우수한 것과 열등한 것으로, 보험금 지급 대상이거나 거부 대상으로 매겨지는 것이다. Paul Dolan, "Developing methods that really do value the 'Q' in the QALY," *Health Economics, Policy and Law* 3(2008), pp. 69-77; Paul Dolan, "In defense of subjective well-being," *Health Economics, Policy and Law* 3(2008), pp. 93-95. A defense of QALYs that we find unconvincing: Peter J. Neumann, "What next for QALYs?" *JAMA*(commentary) 305(2011), pp. 1806-1807.

일부 연구자는 의료의 질을 측정하려는 현재의 기준에 의지하기보다 의사의 의사 결정의 질에 관한 기준을 개발하려 한다. Karen R. Sepucha et al., "Developing instruments to measure the quality of decisions: Early results for a set of symptom-driven decisions," *Patient Education and Counseling* 73(2008), pp. 504-510.

10 부작용을 측정할 때 환자와 의사의 차이점: Arthur S. Elstein et al., "Agreement between prostate cancer patients and their clinicians about utilities and attribute importance," *Health Expectations* 7(2004), pp. 115-125; Gretchen B. Chapman et al., "Prostate cancer patients' utilities for health states: How it looks depends on where you stand," *Med Decis Making* 18(1998), pp. 278-286.

11 5장 후주 4번 참고.

12 스워스모어 대학의 심리학 교수 배리 슈워츠는 자신의 책 *The Paradox of Choice*(New York: Harper Perennial, 2005)에서 선택지가 많으면 사람들은 결과가 좋지 않은 결정에 더 많이 후회하는 경향이 있다고 지적했다. 이들은 선택하지 않은 옵션을 "두고두고 생각"하며, 사전에 선택한 옵션을 향한 기대를 부풀린다고 한다. 더불어 참고: Schwartz, "Tyranny of choice," *Scientific American* 290(April 2004).

13 하버드 대학원생을 대상으로 한 대니얼 길버트의 실험은 매우 중요한 한 가지 질문을 던진다. 과연 사람들은 가설 시나리오를 읽거나 자신과 비슷한 사람이나 이미 경험한 사람과 대화를 나눔으로써, 미래 상황의 경험을 믿을 만하게 예측할 수 있을까? 일련의 실험에서 길버트는, 경험에 관한 설명을 읽는 것은 학생들이 미래 상황을 예측하는 데 도움이 되지 않음을 발견했다. 그러나 한 학생이 다른 학생에게 그 상황을 경험하는 것이 어땠는지를 말했을 때, 예측은 더욱 정확해졌다. Daniel T. Gilbert et al., "The surprising power of neighborly advice," *Science* 323(2009), pp. 1617-1619.

14 건강한 사람들이 특정한 질병이 있는 삶의 질을 잘못 예측하는 것은, 첫째, 초점의 오류 때문에 발생한다. 예를 들어 인공 항문 조성술을 상상할 때 사람들은 인공 항문이 영향을 주지 않는 삶의 영역은 고려하지 않고 플라스틱 주머니나 수영장에서 수영복을 입는 것 등에만 초점을 맞춘다. 둘째, 적응을 과소평가하기 때문이다. 사람들은 질병이나 장애가 발생한 후 시간이 지나면서 감정이 어떻게 변하고, 또 왜 변하기 마련인가를 고려하지 않는다.

15 예를 들어 피터 우벨과 동료들은 10년 동안 미시간 대학에서 인공 항문 조성술을 받은 환자 195명을 연구했다. 조사한 환자의 절반 정도는 복원 수술을 받았다. 다양한 측면에서 삶의 질과 기분을 측정한 결과, 인공 항문 조성술을 받은 환자와 복원한 환자 사이에 큰 차이가 없음이 밝혀졌다. 이 결과는 전체 인생에서 인공 항문 조성술이 끼치는 영향이 비교적 적다는 것을 의미한다. 인공 항문 조성술에 관한 이렇게 다른 답변을 어떻게 설명할 수 있을까? 우벨과 동료들은 사람들이 인공 항문을 달고 사

는 삶이 어떠한지 잘못 기억한다는 사실을 이유로 채택했다. 이러한 기억의 편향은 매우 강력할 수 있다. Laura J. Damschroder, Brian J. Zikmund-Fisher, Peter A. Ubel, "Considering adaptation in preference elicitations," *Health Psychology* 27(2008), pp. 394-399; Dylan M. Smith et al., "Misremembering colostomies? Former patients give lower utility ratings than do current patients," *Health Psychology* 25(2006), pp. 688-695.

16 익숙하지 않은 환경을 상상할 때, 사람들은 이러한 환경과 현재 환경 사이의 가장 두 드러지는 차이에만 집중하여 환경 변화에서 오는 감정적 충격을 잘못 예측한다. 이를 '초점의 오류'라 한다. 미국 중서부에 사는 대학생들은 남부 캘리포니아에 사는 대학 생들과 유사한 정도의 행복 수치를 보인다고 나타났다. 그러나 양쪽 지역의 학생들 은 중서부보다 남부 캘리포니아의 삶이 더 나으리라 예측한다. 왜 그럴까? 남부 캘리 포니아의 쾌적한 날씨에 더 초점을 두고, 대학 생활을 즐겁게 해 주거나 즐겁지 않게 해 주는, 날씨와 관련되지 않은 다른 것들은 무시하기 때문이다. 이들은 대학 생활의 행복이 쾌적한 날씨와 관계없이 자신들이 어울리는 친구들과 더 관련 있다는 것을 잊은 듯하다. David A. Schkade, Daniel Kahneman, "Does living in California make people happy? A focusing illusion in judgments of life satisfaction," *Psychological Science* 9(1998), pp. 340-346; Daniel Kahneman et al., "Would you be happier if you were richer? A focusing illusion," *Science* 312(2006), pp. 1908-1910. 의학에서 초점의 오류는 장애 역설 이론을 뒷받침할 수도 있다. 건강한 사 람들은 질병이나 장애가 영향을 주는 삶의 영역에만 초점을 맞춤으로써 실제 환자들 이 생각하는 것보다 훨씬 덜 행복하다고 상상하여 불치병이나 장애의 감정적 영향을 과대 예측하기 때문이다.

17 데이나 제닝스의 회상은 이렇게 이어진다. "나는 전립샘암 3단계를 거쳐 왔고 치료는 잘 진행되었다. 암을 발견한 지 거의 2년이 지났지만 나는 활동적인 52세다. 규칙적으 로 운동하며 혈액 검사 결과도 괜찮다. 암 전문의는 1년에 두 번만 봐도 된다. …… 그 렇지만 특히 끈질기게 사라지지 않는 치료 부작용이 있다. 바로 발기부전이다. ……전 립샘암과 그 치료는 남성의 삶을 강타한다. 발기부전과 요실금도 흔하다. (내 방광 조절 기능은 서서히 돌아왔다. 그러나 가끔 조절이 안 돼 조금씩 샐 때가 있다.) …… 발기부전인 남자가 있어야 할 곳은 어디인가? 진정한 남성성은 사랑과 친절이다. 그것은 책임감이 자 명예이며, 사랑과 존경과 규율에 맞춰 최선을 다해 자식을 양육하고 열심히 일하는 것이다."

6장 내가 선택하면 행복할까

1 선택의 요소로서 '최고 중의 최고'에 관한 줄리의 감정: Paul Slovic, Ellen Peters, Melissa L. Finucane, Donald G. MacGregor, "Affect, risk, and decision making," *Health Psychology* 24(2005), pp. S35-S40. 이 연구는 의사 결정 과정에 영향을 줄 수 있는 직관과 감정의 강력한 힘에 초점을 맞춘다.

2 줄리 브로디가 그런 것처럼 환자들은 롤로덱스를 살펴볼 것이다. 의사들 중 가장 뛰어난 한 명을 밝혀내고자 '잘 아는' 사람들에게 연락할 것이다. 이와 달리 《뉴욕》이나 《보스턴》처럼 자신이 사는 도시를 중심으로 발행된 잡지의 목록을 참조하는 사람도 있을 것이다. 인터넷 순위 사이트의 등장 이래 주방장부터 가옥 도장업자에 이르기까지 순위가 매겨지듯 웹에는 유명한 의사의 인기 순위 또한 많다. 진술에 근거한 이러한 자료들 가운데는 진위가 걸러지지 않은 것이 많다. 웹에 올라온 글들 가운데는 정확한 것도 있겠지만, 의사와의 좋은 경험이나 나쁜 경험을 겪은 특정 환자의 의견을 반영하고 있어서 우리가 찾는 정보와는 상관없을 수도 있다.

3 메리 프랜시스 루스는 의사 결정과 대응에 관한 여러 연구를 요약했다: Mary Frances Luce, "Decision making as coping," *Health Psychology* 24(2005), pp. S23-S28. 질병 대응과 관련한 많은 심리학 문헌 중 '최고 중의 최고'를 찾으려는 줄리 브로디와 가장 관련 있는 연구: Susan Folkman, "Personal control and stress and coping processes: A theoretical analysis," *Journal of Personality and Social Psychology* 46(1984), pp. 839-852; Amy B. Goldring et al., "Impact of health beliefs, quality of life, and the physician-patient relationship on the treatment intentions of inflammatory bowel disease patients," *Health Psychology* 21(2002), pp. 219-228. 유방암과 싸우는 것과 관련한 연구: Vicki S. Helgeson, Pamela Snyder, Howard Seltman, "Psychological and physical adjustment to breast cancer over 4 years: Identifying distinct trajectories of change," *Health Psychology* 23(2004), pp. 3-15; Sharon R. Sears, Annette L. Stanton, Sharon Daoff-Burg, "The yellow brick road and the emerald city: Benefit finding, positive reappraisal coping, and posttraumatic growth in women with early-stage breast cancer," *Health Psychology* 22(2003), pp. 487-497; Lesley F. Degner et al., "Information needs and decisional preferences in women with breast cancer," *JAMA* 277(1997), pp.

1485-1492.

4 결정 갈등은 심리학의 주요 연구 분야다. 세미나 논문 참고: Amos Tversky, Eldar Shafir, "Choice under conflict: The dynamics of deferred decision," *Psychological Science* 3(1992), pp. 358-361. 환자의 선택과 관련한 이 분야의 관련 논문: France Legare et al., "The effect of decision aids on the agreement between women's and physicians' decisional conflict about hormone replacement therapy," *Patient Education and Counseling* 50(2003), pp. 211-221; Annie LeBlanc, David A. Kenny, Annette M. O'Connor, France Legare, "Decisional conflict in patients and their physicians: A dyadic approach to shared decision making," *Medical Decision Making* 29(2009), pp. 61-68; Annette M. O'Connor et al., "Do patient decision aids meet effectiveness criteria of the International Patient Decision Aid Standards Collaboration? A systematic review and meta-analysis," *Medical Decision Making* 27(2007), pp. 554-574; and France Legare et al., "Are you SURE? Assessing patient decisional conflict with a 4-item screening test," *Canadian Family Physician* 56(2010), pp. E308-E314.

5 흥분한/차분한 의사 결정 패러다임 소개: George Loewenstein, "Hot-cold empathy gaps and medical decision making," *Health Psychology* 24(2005), pp. S49-S56. 예상 후회의 잠재적인 이득: Terry Connolly and Jochen Reb, "Regret in cancer-related decisions," *Health Psychology* 24(2005), pp. S29-S34.

6 환자들이 어떻게 의사를 선택하는가에 관한 2007년의 설문: Ha T. Tu, Johanna R. Lauer, "Word of mouth and physician referrals still drive health care provider choice" *HSC Research Brief*(Center for Studying Health System Change, Washington, DC) 9(December 2008). 진료의 질에 대한 계량 분석과 의사 평가 보고서의 실패에 대한 분석: Danielle Ofri, "Quality measures and the individual physician," *NEJM* 363(2010), pp. 606-607. 비용 효율에 근거한 순위 체계의 결함을 강조한 랜드 연구소의 분석 연구: John L. Adams, Ateev Mehrotra, J. William Thomas, Elizabeth A. McGlynn, "Physician cost profiling: Reliability and risk of misclassification," *NEJM* 362(2010), pp. 1014-1021. 더불어 참고: Janet Colwell, "Should doctors worry about online ratings?" *ACP Internist* 30(2010), pp. 1, 16. 이와 같은 경고에도 불구하고 환자가 의사를 선택할 때 활용할 수 있는 도구를 만드

는 진지한 시도가 진행 중이다: Michelle Andrews, "Insurers and ratings groups post information to help patients choose doctors," *Washington Post*, August 3, 2010. 《뉴욕 타임스》 일요판에 실린 "Metric Mania"라는 기사에서, 사회가 계산으로는 잘 담아낼 수 없는 경험의 차원을 측정하고자 너무 많은 노력을 기울인다고 수학자들이 우려를 드러냈다: John Allen Paulos, "Metric mania," *New York Times Magazine*, May 16, 2010. 더불어 참고: Gary Wolf, "The data-driven life: Technology has made it feasible not only to measure our most basic habits but also to evaluate them: Does measuring what we eat or how much we sleep or how often we do the dishes change how we think about ourselves?" *New York Times Magazine*, May 2, 2010.

7 의사를 선택하는 것은 이익이 걸린 일에서 확신과 신뢰를 공유할 수 있는 동료를 선택하는 것과 몇 가지 점에서 비슷하다. 온라인 데이팅 서비스의 경우 관계의 주요 요소가 얼마나 부족한가에 대한 분석: Dan Ariely, *The Upside of Irrationality: The Unexpected Benefits of Defying Logic at Work and at Home*(New York: HarperCollins, 2010); Courtney Humphries, "Data mining the heart: How do we choose a mate? What scientists are learning from online dating," *Boston Sunday Globe*, August 22, 2010.

8 미국의 여러 주에서 의사에 관한 리포트를 인터넷에 올리기 시작했다. 이들 순위의 타당성은 상당히 의심스럽다. 예를 들어, 보스턴의 가난한 지역에서 일하는 숙련된 소아과 의사는 낮은 점수를 받았는데, 이는 의사의 가치를 증명하는 데 필요한 여러 항목에 대한 답변이 누락되어 있기 때문이었다. 이런 리포트는 환자 진료라는 맥락에서 중요하지 않으며, 이 의사의 순위를 매긴 주 기관에서는 어린이 환자의 임상 결과를 측정하지 않았다. 매사추세츠주 의사회에서는 일부 순위의 불규칙성을 보여 주는 예로 이 의사의 사례를 들었다. Tom Walsh, "Physicians cite continuing problems with fourth year of GIC tiering," Vital Signs 14(April 2009), http://www.massmed.org/AM/Template.cfm?Section=Home6&TEMPLATE=/CM/ContentDis play.cfm&CONTENTID=29032; Emily Berry, "Challenging your rating: You don't have to accept what the health plan says," *American Medical News* 52, no. 10(2009), posted online March 23, 2009, http://www.ama-assn.org/amednews/2009/03/23/bisa0323.htm. 환자의 건강을 증진하는 데 실패한 진

료의 질 측정: NICE-SUGAR Study Investigators, "Intensive versus conventional glucose control in critically ill patients," *NEJM* 360(2009), pp. 1283-1297; Silvo E. Inzucchi, Mark D. Siegel, "Glucose control in the ICU: How tight is too tight?" *NEJM* 360(2009), pp. 1346-1349; Bengt C. Fellstrom et al., "Rosuvastatin and cardiovascular events in patients undergoing hemodialysis," *NEJM* 360(2009), pp. 1395-1407; Robert G. Dluhy, Graham T. McMahon, "Intensive glycemic control in the ACCORD and ADVANCE trials," *NEJM* 358(2008), pp. 2630-2633; William T. Cefalu, "Glycemic targets and cardiovascular disease," *NEJM* 358(2008), pp. 2633-2635; Action to Control Cardiovascular Risk in Diabetes Study Group, "Effects of intensive glucose lowering in type 2 diabetes," *NEJM* 358(2008), pp. 2545-2559; ADVANCE Collaborative Group, "Intensive blood glucose control and vascular outcomes in patients with type 2 diabetes," *NEJM* 358(2008), pp. 2560-2572; Gregg C. Fonarow et al., "Association between performance measures and clinical outcomes for patients hospitalized with heart failure," *JAMA* 297(2007), pp. 61-70; Timothy Bhattacharyya et al., "Measuring the report card: The validity of pay-for-performance metrics in orthopedic surgery," *Health Affairs* 28(2009), pp. 526-532. 더불어 참고: Jerome Groopman, Pamela Hartzband, "Why 'quality' care is dangerous," *Wall Street Journal*, April 8, 2009; Jerome Groopman, Pamela Hartzband, "Sorting fact from fiction on health care," *Wall Street Journal*, August 31, 2009.

9 정량적인 측정 기준 가운데 환자에게 유용한 것이 있다. 예를 들어 의사의 수술 횟수가 늘수록 그의 전문성도 따라 높아지는 상관관계가 종종 발견되기 때문이다. 마찬가지로 병원의 심각한 합병증 기록과 같은 안전 정보 역시 매우 유용한데, 정맥에 주사선을 연결할 때 발생하는 예방 가능한 감염 발생률을 이 정보를 바탕으로 정확하게 예측할 수 있었다. 그러나 정량적인 정보로 진료의 질을 측정하기는 어려웠는데, 임상 현장에는 다양한 요소들이 복잡하게 뒤섞여 있기 때문이다. 예를 들어 가벼운 심장병 환자만 선택 치료하는 심장병 전문의는 어렵고 힘든 환자를 받은 의사보다 더 나은 결과, 더 나은 진료 기록을 얻을 것이다. 심각한 상태의 환자는 의사의 시간을 더 많이 빼앗고 의료 비용도 더 많이 발생하게 하기 때문이다. 실제로 브리검 여성 병원의 연구를 보면, 보스턴의 일부 심장병 전문의는 좋지 않은 리포트를 받을까 두려워 매우 심각한 심장병 환자들의 진료를 피했다는 내용이 나온다: Frederick S. Resnic,

Frederick G. P. Welt, "The public health hazards of risk avoidance associated with public reporting of risk-adjusted outcomes in coronary intervention," *Journal of the American College of Cardiology* 53(2009), pp. 825-830. 캘리포니아주에서도 비슷한 현상이 관찰되었다: Cheryl L. Damberg et al., "Taking stock of pay-for-performance: A candid assessment from the front lines," *Health Affairs* 28(2009), pp. 517-525. 비용은 의사 평가에서 중요한 요인이다. 더 싼 진료가 더 높게 평가되는 사례가 많다. 그러나 캘리포니아주의 주요 병원들을 대상으로 진행된 연구에서 심부전 환자에게 더 큰 비용을 쓸수록 환자가 살 가능성이 높아진 것으로 나타났다: Michael K. Ong et al., "Looking forward, looking back: Assessing variations in hospital resource use and outcomes for elderly patients with heart failure," *Circulation Cardiovascular Quality and Outcomes* 2(2009), pp. 548-557.

10 방사선 요법에 관한 논쟁은 삶의 질과 장기 생존 문제에 관한 것이다. 현대 방사선 기술이 도래하기 전, 정기적인 방사선 요법은 림프샘까지 암이 번져 유방 절제술을 받은 모든 여성에게 권장되었다. 많은 부작용(심장 손상, 불확실한 생존 가능성) 사례가 보고된 후 방사선의 쓰임은 급격히 줄었다. 하지만 더 정확한 방사선 조사 기술과 심장 조직을 손상하지 않는 방식이 개발된 뒤로 심장에 가해지는 위험이 줄자, 논쟁은 방사선이 줄리 브로디 같은 여성을 얼마나 도울 수 있는가로 바뀌었다. 유방암 재발 우려가 큰 여성은 유방 절제술로 림프샘을 제거한 부분에 국부적으로 종양이 재발한다. 심지어 이러한 '국부적 재발'은 뼈, 간, 폐에 높은 비율로 전이된다. 가슴과 림프샘을 제거한 국부 부위에서 유방암 재발 위험이 큰 여성을 대상으로 한 브리티시컬럼비아주의 임상 연구에서, 유방 절제술 후의 방사선 요법이 전반적인 생존율 상승에 커다란 도움이 되었다고 나타났다. 하지만 이런 자료는 강한 인상을 남기기 위해 아주 작은 절대적 수치를 상대적으로 매우 크게 보이도록 사용하기도 한다. 따라서 상대적 이득이 아니라 절대적 이득에 따라 결과를 측정해 보겠다. 사망률의 절대적 감소는 1~3곳의 림프샘 전이가 나타난 여성에게 11퍼센트였고, 4곳 이상의 림프샘에 전이된 여성에게는 7퍼센트였다: Joseph Ragaz et al., "Locoregional radiation therapy in patients with high-risk breast cancer receiving adjuvant chemotherapy: 20-year results of the British Columbia randomized trial," *JNCI* 97(2005), p. 116-126. '초기 유방암 임상 연구자 협력 그룹'의 메타 분석에서는 2만 3000명 이상을 대상으로 한 무작위 실험 46개를 검토했다. 림프샘에 암이 생겨 유방 절제술 후 방사선 요법을 받은 8500명 이상의 여

성 생존율은 16년째에 상당히 좋았고, 방사선 요법을 받지 않고 종양으로 사망한 여성은 방사선 요법을 받은 환자보다 100명 중 6명꼴로 많았다: Early Breast Cancer Trialists' Collaborative Group, "Effects of radiotherapy and of differences in the extent of surgery for early breast cancer on local recurrence and 15-year survival: An overview of the randomized trials," *Lancet* 366(2005), pp. 2087-2106. 덴마크의 '유방암 협력 그룹'은 줄리 브로디와 같은 폐경 전 여성 1만 7000명을 연구했다. 이들은 림프샘에 암이 퍼지거나 다른 근심스러운 징후를 보이고 있었다. 유방 절제술과 화학 요법을 시행한 뒤 방사선 요법의 시행 여부에 따른 경과 차이를 10년간 추적 연구했는데, 방사선 요법을 받은 환자의 9퍼센트만이 흉벽에 종양이 다시 나타났고, 방사선 요법을 받지 않은 환자는 32퍼센트가 흉벽에 종양이 나타났다. 또한 방사선 요법을 받은 환자의 48퍼센트에서 암이 재발하지 않았고(이른바 무질병 생존), 방사선 요법을 받지 않았을 땐 35.4퍼센트에서 암이 재발하지 않았다. 전반적인 생존율 역시 상당히 달랐다. 방사선 그룹은 54퍼센트가 생존했고 방사선 요법을 받지 않은 그룹은 45퍼센트가 생존했다: Marie Overgaard et al., "Postoperative radiotherapy in high-risk premenopausal women with breast cancer who received adjuvant chemotherapy," *NEJM* 337(1997), pp. 949-955. 이런 결과는 브리티시컬럼비아주에서의 연구와 일치한다. 이 연구에서 폐경기 전에 림프샘에 암이 생겨 유방 절제술 후 방사선 요법을 받은 여성의 50퍼센트가 암 없이 생존한 반면, 방사선 요법을 받지 않았을 때의 암 없는 생존율은 33퍼센트였다. 또한 전반적인 생존율에서도 방사선 요법을 받은 그룹은 54퍼센트, 방사선 요법을 받지 않은 그룹은 46퍼센트로 나왔다. 20년째 생존율은 47퍼센트 대 37퍼센트였고, 이들 중 1~3곳의 림프샘 전이가 나타난 경우의 생존율은 57퍼센트 대 50퍼센트였다.

11 이런 비판은 대부분 외과의가 표명한 것이다. 외과의들은 유방 절제술 시 림프샘을 더 많이 제거한 경우에는 그렇지 않은 경우보다 수술 자리에 종양이 재발하는 비율이 브리티시컬럼비아주나 덴마크 할 것 없이 모두 더 낮았다고 적었다. 줄리 브로디를 담당한 암 전문의는 임상 학회에서 그녀의 사례를 발표하면서 이 연구 결과를 제시했다. 그를 포함하여 그곳에 있던 외과의들은 1~3곳의 림프샘 전이 진단을 받고 수술에 들어간 환자의 경우 실제 수술 과정에서 대부분 4곳 이상의 림프샘 전이가 발견되어 제거했는데, 이 환자들의 생존율이 높았던 건 바로 이 때문이라고 지적했다. 줄리의 담당의도 "브로디의 예후는 방사선 요법 없이도 여전히 상당히 양호하며, 제거해야 할 모든 림프샘을 제거했다."라고 밝혔다.

12 논쟁은 계속된다. 전문가 위원회 사이에서조차 가이드라인이 다르다. 미국종합암네트워크(NCCN)는 1~3곳의 림프샘 전이를 보인 줄리 브로디와 같은 여성은 방사선 요법을 "진지하게 고려해 봐야" 한다고 권고했다.(http://www.nccn.org/professionals/physician_gls/f_guidelines.asp). 그러나 암 전문의, 방사선 전문의, 외과의 등 암 치료 분야의 전문의들이 모인 미국임상종양학회는 4곳 이상의 림프샘 전이 환자에게만 방사선 요법을 해야 한다고 권고했다: Abram Recht et al., "Postmastectomy radiotherapy: Guidelines of the American Society of Clinical Oncology," *JCO* 19(2001), pp. 1539-1569. 캐나다에서 발표한 유사한 가이드라인: Pauline T. Truong et al., "Clinical practice guidelines for the care and treatment of breast cancer: 16. locoregional post-mastectomy radiotherapy," *CMAJ* 170(2004), pp. 1263-1273. 줄리가 암 진단을 받은 해에 《임상 종양학 저널(Journal of Clinical Oncology)》에 줄리와 같은 여성의 방사선 요법에 관한 논설이 실렸다: Lawrence B. Marks et al., "One to three versus four or more positive nodes and postmastectomy radiotherapy: Time to end the debate," *JCO* 26(2008), pp. 2075-2077. 이 글을 쓴 전문가들은 1~3곳의 림프샘 전이가 있는 환자는 모두 "치료의 득과 실을 신중하게 상의하고 정보를 잘 아는 상태에서 결정할 수 있게" 방사선 암 전문의와 상의해야 한다고 주장했다.

13 캐나다 여성들이 얼마나 주도적으로 의료 결정을 하길 원하는지에 관한 연구: Lesley F. Degner et al., "Information needs and decisional preferences in women with breast cancer," *JAMA* 277(1997), pp. 1485-1492. 폐암과 직장암 환자의 결정권에 관한 욕구 차이 참고: Nancy L. Keating et al., "Cancer patients' roles in treatment decisions: Do characteristics of the decision influence roles?" *JCO* 28(2010), pp. 4364-4370.

14 BRCA 유전자의 발견과 생물학적 기능: Yoshio Miki et al., "A strong candidate for the breast and ovarian cancer susceptibility gene BRCA1," *Science* 266(1994), pp. 66-71; Richard Wooster et al., "Identification of the breast cancer susceptibility gene BRCA2," *Nature* 378(1995), pp. 789-792; Ashok R. Venkitaraman, "Cancer susceptibility and the functions of BRCA1 and BRCA2," *Cell* 108(2002), pp. 171-182.

15 BRCA 유전자 변이 검사와 관련한 선택과 여성들이 어떤 예방 조치를 선택하는지에 관한 연구: Marc D. Schwartz et al., "Decision making and decision support for hereditary breast-ovarian cancer susceptibility," *Health Psychology*(2005), pp. S78-S84; Thomas Goetz, *The Decision Tree: Taking Control of Your Health in the New Era of Personalized Medicine*(New York: Rodale Books, 2010); David K. Payne et al., "Women's regrets after bilateral prophylactic mastectomy," *Annals of Surgical Oncology* 7(2000), pp. 150-154; Susan M. Domchek et al., "Association of risk-reducing surgery in BRCA1 or BRCA2 mutation carriers with cancer risk and mortality," *JAMA* 304(2010), pp. 967-975; Laura Esserman, Virginia Kaklamani, "Lessons learned from genetic testing," *JAMA* 304(2010), pp. 1011-1012; Marc D. Schwartz et al., "Utilization of BRCA1/BRCA2 mutation testing in newly diagnosed breast cancer patients," *Cancer Epidemiology, Biomarkers & Prevention* 14(2005), pp. 1003-1007; Beth N. Peshkin et al., "Utilization of breast cancer screening in a clinically based sample of women after BRCA1/2 testing," *Cancer Epidemiology, Biomarkers & Prevention* 11(2002), pp. 1115-1118; Lisa J. Herrinton et al., "Efficacy of prophylactic mastectomy in women with unilateral breast cancer: A cancer research network project," *JCO* 23(2005), pp. 4275-4286; Jose G. Guillem et al., "ASCO/SSO review of current role of risk-reducing surgery in common hereditary cancer syndromes," *JCO* 24(2006), pp. 4642-4660; Marielle S. van Roosmalen et al., "Randomized trial of a shared decision-making intervention consisting of R trade-offs and individualized treatment information for BRCA1/2 mutation carriers," *JCO* 22(2004), pp. 3293-3301; Lauren Scheuer et al., "Outcome of preventive surgery and screening for breast and ovarian cancer in BRCA mutation carriers," *JCO* 20(2002), pp. 1260-1268.

16 BRCA 유전자 변이 검사에서 양성이 나온 여성들이 유방 절제술과 난소 절제술에 관해 내린 여러 결정에 관해 우리가 언급한 자료: Jeffrey R. Botkin et al., "Genetic testing for a BRCA1 mutation: Prophylactic surgery and screening behavior in women 2 years post testing," *American Journal of Medical Genetics* 118A(2003), pp. 201-209; E. J. Meijers-Heijboer et al., "Presymptomatic DNA testing and prophylactic surgery in families with a BRCA1 or BRCA2 mutation," *Lancet* 355(2000), pp. 2015-2020; Marc D. Schwartz et al., "Bilateral prophylactic oophorectomy and ovarian cancer screening following BRCA1/BRCA2

mutation testing," *JCO* 21(2003), pp. 4034-4041; Marc D. Schwartz et al., "Impact of BRCA1/BRCA2 counseling and testing on newly diagnosed breast cancer patients," *JCO* 22(2004), pp. 1823-1829; Caryn Lerman et al., "Prophylactic surgery decisions and surveillance practices one year following BRCA1/2 testing," *Preventive Medicine* 31(2000), pp. 75-80; Theresa M. Marteau, Caryn Lerman, "Genetic risk and behavioural change," *British Medical Journal* 322(2001), pp. 1056-1059; Caryn Lerman, Robert T. Croyle, "Emotional and behavioral responses to genetic testing for susceptibility to cancer," *Oncology* 10(1996), pp. 191-195; Kelly A. Metcalfe et al., "International variation in rates of uptake of preventive options in BRCA1 and BRCA2 mutation carriers," *International Journal of Cancer* 122(2008), p. 2017-2022; Elizabeth M. Kaufman et al., "Development of an interactive decision aid for female BRCA1/BRCA2 carriers," *Journal of Genetic Counseling* 12(2003), pp. 109-129.

17 BRCA 검사는 최첨단 유전자 검사다. 2000년, 인간 유전체가 해독되고 2만 개의 DNA 염기 서열로 유전자를 표현했다. 언론은 이러한 과업을 "생명의 코드"를 밝혀 낸 것이며, 우리 각자가 어떻게 만들어졌는가에 관한 세부적인 청사진이라고 환호했다. 과학자들과 정부는 DNA 코드를 대중에게 공개하고 인터넷에 올렸다. 동시에 생명공학 회사들은 일정한 비용을 내면 다양한 질병에 관한 개인의 소인 정보와 유전자 프로파일을 제공하겠다고 발표했다. 이어 과학자, 윤리학자, 심리학자, 임상의 사이에 열띤 논쟁이 이어졌다. 미래의 질병 확률을 사람들은 얼마나 알고 싶어 할까? 이 정보로 사람들은 무엇을 할 수 있을까? 검사를 받느냐 안 받느냐, 정보를 알면 무엇이 달라지느냐와 같은 문제는 손실 회피 관점에서 주로 다뤄진다. 득보다 더 큰 손실을 보았던 경험을 기억해 보라. 그러면 많은 사람이 잠재적인 이득보다는 선택에 따른 부작용에 더 많이 초점을 맞추게 될 것이다. 어떤 질병에 걸릴 유전적 소인이 있다는 사실을 알게 됐을 때의 부작용은 자신뿐 아니라 자신의 형제나 자녀를 향한 우려, 걱정, 불안, 좌절 등과 같은 정신적인 것들이다. 이러한 부정적인 감정은 알츠하이머병 같은 미래의 질병에 걸릴 가능성을 낮추고자 현재 할 수 있는 것이 거의 없다는 사실을 알게 될 때 더욱 가중된다. 어떤 사람들은 위험에 관한 정보를 찾는데, 이런 정보는 삶의 우선순위를 정할 수 있게 돕거나 연구 및 과학적 공헌을 추동하기도 한다. Steven Pinker, "My genome, my self," *New York Times Magazine*, January 11, 2009; Francis S. Collin, *The Language of Life: DNA and the Revolution in*

Personalized Medicine(New York: HarperCollins, 2010).

18 호지킨병은 가장 많이 연구된 암 중 하나다. 그러나 최근에서야 B 림프구에서 악성
종양이 발생하며 몇몇 사례에서는 엡스타인-바 바이러스 감염과 관련 있음이 밝혀
졌다: Ralf Küppers, "The biology of Hodgkin's lymphoma," *Nature Reviews
Cancer* 9(2009), pp. 15-27. 미국, 유럽, 이스라엘에서의 후기 호지킨병의 치료: Sandra
J. Horning, "Risk, cure and complications in advanced Hodgkin disease,"
Hematology 2007, pp. 197-203; Peter J. Hoskin et al., "Randomized comparison
of the Stanford V regimen and ABVD in the treatment of advanced Hodgkin's
lymphoma: United Kingdom National Cancer Research Institute Lymphoma
Group Study ISRCTN 64141244," *JCO* 27(2009), pp. 5390-5396; Eldad J. Dann
et al., "Risk-adapted BEACOPP regimen can reduce the cumulative dose
of chemotherapy for standard and high-risk Hodgkin lymphoma with no
impairment of outcome," *Blood* 109(2007), pp. 905-909.

19 호지킨병 치료법 발전의 역사: Siddhartha Mukherjee, *The Emperor of All
Maladies: A Biography of Cancer*(New York: Charles Scribner's Sons, 2010).

20 환자의 자율성 문제에 관한 깊은 연구: Carl E. Schneider, *The Practice of Autonomy:
Patients, Doctors, and Medical Decisions*(New York: Oxford University Press, 1998).
배우 질 클레이버그가 2010년 사망한 후, 그녀가 수년 동안 만성 림프구성 백혈병을
앓고 있었고 커리어에 방해가 되지 않도록 병에 걸린 사실을 숨기고 있었음이 알려
졌다.

7장 예측이 현실을 만날 때

1 자가면역 근육 질환에 이어 발생하는 만성 림프구성 백혈병과 공격성 비호지킨병 같
은 암의 발달에 관한 문헌: Ola Landgren et al., "Acquired immune-related and
inflammatory conditions and subsequent chronic lymphocytic leukaemia,"
British Journal of Haematology 139(2007), pp. 791-798; A. Créange et al.,
"Inflammatory neuromuscular disorders associated with chronic lymphoid

leukemia: Evidence for clonal B cells within muscle and nerve," *Journal of the Neurological Sciences* 137(1996), p. 35-41; Takao Endo et al., "Polymyositis-dermatomyositis and non-Hodgkin's lymphoma," *Internal Medicine* 32(1993), pp. 487-489; Laszlo Varoczy et al., "Malignant lymphoma-associated autoimmune disease: A descriptive epidemiological study," *Rheumatology International* 22(2002), pp. 233-237; Whon-Ho Chow et al., "Cancer risk following polymyositis and dermatomyositis: A nationwide cohort study in Denmark," *Cancer Causes and Control* 6(1995), pp. 9-13; R. J. Evans, H. H. B. Hilton, "Polymyositis associated with acute monocytic leukemia: Case report and review of the literature," *CMAJ* 91(1964), pp. 1272-1275; Catherine L. Hill et al., "Frequency of specific cancer types in dermatomyositis and polymyositis: A population-based study," *Lancet* 357(2001), pp. 96-100.

2   만성 림프구성 백혈병은 아주 흔한 혈액 질환이지만, 치료를 시작할 최적의 시기나 어떤 치료를 해야 할지에 관한 논란이 전문가 사이에서 계속되고 있다. 일반적으로 혈구 수 확인은 3개월에 한 번꼴로 건강검진과 함께 시행한다. 많은 혈액학자는 혈액 림프구 수의 변화와 몸무게 감소, 발열, 출혈 등의 새로운 증상을 함께 추적한다. 혈구 림프구 수가 두 배로 증식하는 기간이 12개월보다 짧은 환자의 생존율은 증식 기간이 긴 환자의 생존율보다 상당히 낮은 것으로 임상 연구에서 드러났다. 일부이긴 하지만 임상의 중에는 이런 증식 기간을 근거로 치료 시작 시기를 정하는 이도 있다. 하지만 질병 초기 단계에 있고 증상이 없는 환자에게서 12개월 안에 1만 개에서 2만 개로의 증식에는 7만 5000개에서 15만 개로의 증식과 똑같은 중대성이 있지 않으므로 혈액 림프구 수의 절대 수치를 고려해야 한다: Nicholas Chorazzi, Kanti R. Rai, M. Ferrarini, "Mechanisms of disease: Chronic lymphocytic leukemia," *NEJM* 352(2005), pp. 804-815; Thorsten Zenz et al., "From pathogenesis to treatment of chronic lymphocytic leukaemia," *Nature Reviews Cancer* 10(2010), pp. 37-50; John G. Gribben, "How I treat 만성 림프구성 백혈병 up front," *Blood* 115(2010), pp. 187-197; Stefano Molica, Antonio Alberti, "Prognostic value of lymphocyte doubling time in chronic lymphocytic leukemia," *Cancer* 60(1987), pp. 2712-2716; Emili Monserrat et al., "Lymphocyte doubling time in chronic lymphocytic leukaemia: Analysis of its prognostic significance," *British Journal of Haematology* 62(1986), pp. 567-575; Michael Hallek et al., "Guidelines for

the diagnosis and treatment of chronic lymphocytic leukemia: A report from the International Workshop on Chronic Lymphocytic Leukemia updating the National Cancer Institute-Working Group 1996 guidelines," *Blood* 111(2008), pp. 5446-5456.

3 폴 피터슨의 만성 림프구성 백혈병은 표준 치료 방법에 내성이 생겼다. 그는 비교적 짧은 기간 동안(보통 수개월) 백혈병을 통제할 수 있는 화학 요법을 더 받는 것과 골수 이식 수술을 받는 것 가운데 하나를 선택해야 하는 갈림길에 섰다. 선택과 관련한 임상적 문제: Emili Montserrat et al., "How I treat refractory 만성 림프구성 백혈병," *Blood* 107(2006), pp. 1276-1283.

4 결정 분석 분야는 1950년대에 수립되었다. 존 폰 노이만과 오스카 모르겐슈테른의 저서 *Theory of Games and Economic Behavior*(2nd ed., Princeton, NJ: Princeton University Press, 1947)에 공리의 집합을 바탕으로 합리적인 의사 결정을 내리는 규범적 모델이 제시되었다. 게임 이론의 영향을 받은 이 모델에서는 기대 효용을 최대화하기 위해 베르누이 공식을 이용하는 이른바 합리적 행위자를 상정했다. 의학의 전통적인 결정 분석에서는 결정 트리를 이용하여 선택을 구조화하는데, 이때 각각의 결과가 일어날 확률과 환자의 가치는 정의되어 제시되며, 일반적으로 시간 교환법이나 표준 도박법이 분석에 이용된다: Stephen G. Pauker, Jerome P. Kassirer, "Decision analysis," *NEJM* 316(1987), pp. 250-258; Gary Naglie et al., "Primer on medical decision analysis: Estimating probabilities and utilities," *Medical Decision Making* 136(1997), pp. 136-141; Thomas Goetz, *The Decision Tree: Taking Control of Your Health in the New Era of Personalized Medicine*(New York: Rodale Books, 2010).

5 3장과 5장에서 예측의 복잡성을 자세히 논의했다. 이 분야의 전문가인 대니얼 길버트가 쓴 흥미롭고 유명한 책으로 *Stumbling on Happiness*(New York: Vintage Books, 2007)가 있다. "그렇다. 우리는 확률과 효용을 곱하여 선택해야 한다. 그러나 이러한 효용을 예측할 수가 없는데 어떻게 이것이 가능한가? 동일한 객관적 환경이 엄청나게 다양한 주관적 경험을 낳는 이상, 주어진 객관적 환경에 대한 지식에서 주관적 경험을 예측하는 것은 매우 어렵다. …… 숫자와 숫자, 단어와 단어를 묶는 간단한 법칙 관계는 객관적 사건을 감정적 경험과 묶어 주지 않는다."

8장 삶의 끝에서 우리가 생각하는 것들

1 President's Commission for the Study of Ethical Problems in Medicine and Biomedical and Behavioral Research, "Deciding to forgo life-sustaining treatment," Library of Congress card number 83-600503, March 1983; 보고서가 게재된 웹 주소: https://repository.library.georgetown.edu/bitstream/handle/10822/559344/deciding_to_forego_tx.pdf?sequence=1.

2 담관암은 불치인 경우가 많고, 진단받은 뒤 몇 달에서 몇 년 정도 살다 사망하는 게 보통이다. 때때로 메리 퀸처럼 극적인 차도를 보이는 경우도 있다. 다음 책에서 담관암을 진단받은 뒤 선택에 직면한 어느 의사의 이야기를 만날 수 있다: Jerome Groopman, *The Anatomy of Hope: How People Prevail in the Face of Illness*(New York: Random House, 2004).

3 SUPPORT Principal Investigators, "A controlled trial to improve care for seriously ill hospitalized patients: The study to understand prognoses and preferences for outcomes and risks of treatments(SUPPORT)," *JAMA* 274(1995), pp. 1591-1598.

4 SUPPORT에서 사전 의료 지시서가 일관되게 유익하지 않은 것으로 밝혀졌다: Christina M. Puchalski et al., "Patients who want their family and physician to make resuscitation decisions for them: Observations from SUPPORT and HELP," *Journal of the American Geriatrics Society* 48(2000), pp. S84-S90.

5 환자의 선호가 어떻게 바뀌는가에 관한 예일 대학 테리 프라이드 박사의 연구: Terri R. Fried et al., "Inconsistency over time in the preferences of older persons with advanced illness for life-sustaining treatment," *Journal of the American Geriatrics Society* 55(2007), pp. 1007-1014. 참고: Terri R. Fried et al., "Prospective study of health status preferences and changes in preferences over time in older adults," *Archives of Internal Medicine* 166(2006), pp. 890-895.

6 프라이드와 수도레 박사의 글: Rebecca L. Sudore, Terri R. Fried, "Redefining the 'planning' in advance care planning: Preparing for end-of-life decision making," *Ann Intern Med* 153(2010), pp. 256-261. 더불어 참고: Rebecca L. Sudore,

Dean Schillinger, Sara J, Knight, Terri R. Fried, "Uncertainty about advance care planning treatment preferences among diverse older adults," *Journal of Health Communication* 15(Suppl. 2)(2010), pp. 159-171.

7 뮤리얼 길릭 박사의 논평: Muriel R. Gillick, "Reversing the code status of advance directives?" *NEJM* 362(2010), pp. 1239-1240. 이 논평은 《뉴잉글랜드 의학 저널》에 실린 같은 문제에 관한 극단적인 연구에 답한 것이다: Maria J. Silveira, Scott Y. H. Kim, Kenneth M. Langa, "Advance directives and outcomes of surrogate decision making before death," *NEJM* 362(2010), pp. 1211-1218.

8 아직 경험하지 않은 상태에서 선호를 예측하기는 어렵다는 점에 대해 앞에서 논의했다. 3장과 5장에서 언급한 연구 이외의 참고: Jodi Halpern, Robert M. Arnold, "Affective forecasting: An unrecognized challenge in making serious health decisions," *JGIM* 23(2008), pp. 1708-1712; Peter H. Ditto et al., "Context changes choices: A prospective study of the effects of hospitalization on life-sustaining treatment preferences," *Medical Decision Making* 26(2006), pp. 313-322; Peter H. Ditto, Nikki A. Hawkins, "Advance directives and cancer decision making near the end of life," *Health Psychology* 24(Suppl. 4)(2005), pp. S63-S70.

9 폐암 환자에게 고통 완화 치료를 조기 도입한 결과를 측정한 연구: Jennifer S. Temel et al., "Early palliative care for patients with metastatic non-small-cell lung cancer," *NEJM* 363(2010), pp. 733-742. 켈리와 마이어 박사의 논평: Amy S. Kelley, Diane E. Meier, "Palliative Care: A shifting paradigm," *NEJM* 363(2010), pp. 781-782.

10 유언에 대한 대화의 어려움에 관한 글: Timothy E. Quill, "Initiating end-of-life discussions with seriously ill patients: Addressing the 'elephant in the room,'" *JAMA* 284(2000), pp. 2502-2507; Stephen J. McPhee et al., "Finding our way: Perspectives on care at the close of life," *JAMA* 284(2000), pp. 2512-2513.

11 코네티컷주에 사는 유족들의 이야기 모음: Terri R. Fried, John R. O'Leary, "Using the experience of bereaved caregivers to inform patient-and caregiver-centered advance care planning," *JGIM* 23(2008), pp. 1602-1607.

12 입원 시 의사들이 환자의 기록에 생명 유지 치료에 관한 구체적인 지시를 기입하도

록 하기 위한 노력: Diane E. Meier, Larry Beresford, "POLST offers next stage in honoring patient preferences," *Journal of Palliative Medicine* 12(2009), pp. 291-295; Laura Landro, "New efforts to simplify end-of-life care wishes," *Wall Street Journal*, March 15, 2011.

9장 환자 인생의 이야기

1 스스로 결정할 수 없는 입원 환자에 관한 연구: Vanessa Raymont et al., "Prevalence of mental incapacity in medical inpatients and associated risk factors: Cross-sectional study," *Lancet* 364(2004), pp. 1421-1427. 더불어 참고: Jason H. T. Karlawish, "Competency in the age of assessment," *Lancet* 364(2004), pp. 1383-1384; Shaun T. O'Keeffe, "Mental capacity of inpatients," *Lancet* 365(2005), pp. 568-569.

2 B형 간염의 발견에 관한 이야기: "The Nobel Prize in Physiology or Medicine 1976," Baruch S. Blumberg, Autobiography, https://www.nobelprize.org/prizes/medicine/1976/summary.

3 B형 간염 치료와 간 이식: Robert P. Perrillo, Andrew L. Mason, "Hepatitis B and liver transplantation: Problems and promises," *NEJM* 329(1993), pp. 1885-1887; Morris Sherman et al., "Entecavir therapy for lamivudine-refractory chronic hepatitis B: Improved virologic, biochemical, and serology outcomes through 96 weeks," *Hepatology* 48(2008), pp. 99-108.

4 1990년, 보스턴의 브리검 여성 병원의 조지프 머리 박사와 워싱턴 대학의 프레드허치슨 암 연구 센터의 E. 도널 토머스 박사는 장기 이식에 관한 공로로 노벨상을 공동 수상했다. Joseph E. Murray, *Nobel Lecture*, http://nobelprize.org/nobel_prizes/medicine/laureates/1990/murray-lecture.html.

5 간 이식 대상인 중증 간 질환 환자의 선별 기준이 병원마다 다른 현상: Mohamad R. Al Sibae, Mitchell S. Cappell, "Accuracy of MELD scores in predicting mortality in decompensated cirrhosis from variceal bleed, hepatorenal syndrome, alcoholic hepatitis, or acute liver failure as well as mortality after non-transplant surgery or TIPS," *Digestive Diseases and Sciences*(Online First, September 1, 2010). 대기 시간의 차이: Jawad Ahmad et al., "Differences in access in liver transplantation: Disease severity, waiting time, and transplantation center volume," *Ann Intern Med* 146(2007), pp. 707-713.

6 대리 결정에 대한 전반적인 검토: David Wendler, Annette Rid, "Systematic review: The effect on surrogates of making treatment decisions for others," *Ann Intern Med* 154(2011), pp. 336-346.

7 대리 결정의 윤리 원칙: Ezekiel J. Emanuel, Linda L. Emanuel, "Proxy decision making for incompetent patients: An ethical and empirical analysis," *JAMA* 267(1992), pp. 2067-2071; Alexia M. Torke, G. Caleb Alexander, John Lantos, "Substituted judgment: The limitations of autonomy in surrogate decision making," *JGIM* 23(2008), pp. 1514-1517.

8 의사의 의사 결정에서 중요한 요인에 관한 토크 박사의 연구: Alexia M. Torke et al., "Physicians' views on the importance of patient preferences in surrogate decision-making," *Journal of the American Geriatrics Society* 58(2010), pp. 533-538.

9 의사 결정을 내릴 수 없는 상태의 환자를 대신해 대리인이 선택할 때 지키는 원칙에 대한 연구: Karen B. Hirschman, Jennifer M. Kapo, Jason H. T. Karlawish, "Why doesn't a family member of a person with advanced dementia use a substituted judgment when making a decision for that person?" *American Journal of Geriatric Psychiatry* 14(2006), pp. 659-667; Robert M. Arnold, John Kellum, "Moral justifications for surrogate decision making in the intensive care unit: Implications and limitations," *Critical Care Medicine* 31(2003), pp. S347-S353.

10 의사가 환자의 자율성을 고려하는 방법에 관한 분석: Timothy E. Quill, Howard Brody, "Physician recommendations and patient autonomy: Finding a balance between physician power and patient choice," *Ann Intern Med* 125(1996), pp. 763-769.

11 이야기를 통한 접근법에는 잠재적인 한계가 있다. 바로 의사와 대리인 사이, 또는 대리인들 사이에서 치료 선택에 관한 이견이 있을 때 이를 해결하는 준비된 길이 이야기에는 담겨 있지 않다는 점이다. 또한 토크 박사는 "가족 구성원 중 누군가의 이야기가 다른 구성원의 이야기보다 더 정확한지를 판단하는 객관적 척도"가 없다는 점을 지적했다: Alexia M. Torke, G. Caleb Alexander, John Lantos, "Substituted judgment: The limitations of autonomy in surrogate decision making," *JGIM* 23(2008), pp. 1514-1517.

12 크리스 클루그의 이야기: "Transplant survivor," www.chrisklug.com.

13 영국에서 진행된 무익한 중환자실 치료의 구별에 관한 연구: Simon Atkinson et al., "Identification of futility in intensive care," *Lancet* 344(1994), pp. 1203-1206. 치료의 무익함을 판단하는 여러 척도: "Consensus statement of the Society of Critical Care Medicine's Ethics Committee regarding futile and other possibly inadvisable treatment," *Critical Care Medicine* 5(1997), pp. 887-891; European Society of Intensive Care Medicine Consensus Conference, "Predicting outcome in ICU patients," *Intensive Care Medicine* 20(1994), pp. 390-397. 중환자실 입원이 고려되는 다양한 환자에 대해 결과를 정확히 예측하지 못하는 의사의 능력에 관해 파리에서 진행된 연구: Guillaume Thiery et al., "Outcome of cancer patients considered for intensive care unit admission: A hospital-wide prospective study," *JCO* 23(2005), pp. 4406-4413. 이 연구는 여러 암 환자를 보유한 프랑스 파리의 생루이 병원에서 진행되었다. 곧 죽을 것으로 예측한 환자 중 26퍼센트는 30일 뒤에도 여전히 살아 있었고, 17퍼센트는 180일 뒤에도 살아 있었다. 이는 이들의 예후가 중환자실에서 거부할 만큼 나쁜 상태가 아니었음을 의미한다. 마찬가지로 중환자실의 혜택을 받을 만큼 상태가 심각하지 않다고 여겨진 암 환자 중 12퍼센트가 30일 후에 사망했다. 이런 결과는 이 환자들이 중환자실의 혜택을 받았을 수도 있었음을 의미한다. 의사의 예측은 너무 긍정적이거나 부정적이다. 병원에서 임종 시설로 옮기는, 불치병에 걸린 환자의 결과를 예측하는 일의 정확성에 관한 연구: Nicholas A. Christakis, Elizabeth B. Lamont, "Extent and determinants of error in physicians' prognoses in terminally ill patients: Prospective cohort study," *Western Journal of Medicine* 172(2000), pp. 310-313.

14 사망 예측 모델: Stanley Lemeshow et al., "Mortality probability models(MPM

II) based on an international cohort of intensive care unit patients," *JAMA* 270(1993), pp. 2478-2486. APACHE 모델: Task Force of the American College of Critical Care Medicine, Society of Critical Care Medicine, "Guidelines for intensive care unit admission, discharge, and triage," *Critical Care Medicine* 27(1999), pp. 633-638.

15 '무익'의 정의와 관련한 논쟁: David B. Waisel, Robert D. Truog, "The cardiopulmonary resuscitation-not-indicated order: Futility revisited," *Ann Intern Med*122(1995), pp. 304-308; Richard S. Stein et al., "CPR-not-indicated and futility," *Ann Intern Med* 124(1996), pp. 75-77; Stuart J. Youngner, "Who defines futility?" *JAMA* 260(1988), pp. 2094-2095; Sofia Moratti, "The development of 'medical futility': Towards a procedural approach based on the role of the medical profession," *Journal of Medical Ethics* 35(2009), pp. 369-372.

16 바이스먼의 에세이: Boris Veysman, "Shock me, tube me, line me," *Health Affairs* 29(2010), pp. 324-326. 바이스먼과 견해가 다른 의사의 에세이: Victoria Sweet, "Thy will be done: Think your living will takes care of everything? Maybe not," *Health Affairs* 26(2007), pp. 825-830; Victoria Sweet, "Code Pearl: In addition to full codes and DNRs, a physician calls for a new option that provides all life-prolonging treatments until death—and then a kind farewell," *Health Affairs* 27(2008), pp. 216-220.

17 질 보정 수명(QALY)을 적용해 의료를 개혁하자는 미국의사협회 임상 가이드라인 위원회의 제안: Douglas K. Owens et al., "High-value, cost-conscious health care: Concepts for clinicians to evaluate the benefits, harms, and costs of medical interventions," *Ann Intern Med* 154(2011), pp. 174-180. 치료 승인의 기준 의료비 설정에 관한 통고: Michael K. Gusmano, Daniel Callahan, "Value for money: Use with care," *Ann Intern Med* 154(2011), pp. 207-208. 이는 영국 국립보건임상연구원의 논의를 포함한다. 질 보정 수명에 대한 비판: Paul Dolan, "Developing methods that really do value the 'Q' in the QALY," *Health Economics, Policy and Law* 3(2008), pp. 69-77; Paul Dolan, "In defense of subjective well-being," *Health Economics, Policy and Law* 3(2008), pp. 93-95; Paul Dolan, Daniel Kahneman, "Interpretations of utility and their implications for the valuation of health,"

Economic Journal 118(2008), pp. 215-234; Daniel Kahneman, "A different approach to health state valuation," special issue, *Value in Health* 12(2009), pp. S16-S17. 질 보정 수명에 대한 설득력이 부족한 옹호: Peter J. Neumann, "What next for QALYs?" *JAMA*(commentary) 305(2011), pp. 1806-1807.

18 환자의 삶 이야기를 이용해 대리인의 선택을 돕는 일에 관한 글: Mark G. Kuczewski, "Commentary: Narrative views of personal identity and substituted judgment in surrogate decision making," *Journal of Law, Medicine & Ethics* 27(1999), pp. 32-36; Jeffrey Blustein, "Choosing for others as continuing a life story: The problem of personal identity revisited," *Journal of Law, Medicine & Ethics* 27(1999), pp. 20-31.

결론: 최선의 치료를 선택하려면

1 의료를 기술로 보는 관점은 구식이며, 의료는 산업화한 의학으로 대체되어야 하고, 의사들은 운영 매뉴얼과 표준화한 치료 계획서를 엄격하게 준수해야 한다는 주장: Stephen J. Swensen et al., "Cottage industry to postindustrial care: The revolution in health care delivery," *NEJM* 362(2010), pp. E12(1)-E12(4); Robert H. Brook, "A physician = emotion + passion + science," *JAMA* 304(2010), pp. 2528-2529; David Leonhardt, "Making health care better," *New York Times Magazine*, November 8, 2009. 효율성 추구의 의도하지 않은 결과: Michael B. Edmond, "Taylorized medicine," *Ann Intern Med* 153(2010), pp. 845-846.

2 표준화된 치료를 추구하는 사람들은 대체로 랜드 연구소의 연구에 근거하여 자신들의 주장을 펼친다. 이 연구는 평균적으로 미국인의 약 55퍼센트만이 '권장 치료'를 받는다고 주장한다. 권장 치료의 구체적인 요소는 랜드 연구소가 소집한 전문가 위원회에서 지정했다. 랜드 연구소의 연구자들은 전문가 권장 사항과 미국의 임상 관행을 비교했는데, 후자는 환자의 의료 기록을 기억을 바탕으로 검토한 것이다. 랜드 연구소의 연구는 불완전한 의료 기록에 의존하는 데다, 건강을 증진한다는 증거가 없음에도 권장 치료가 환자에게 필수라고 주장한다는 이유로 비난받았다. 또한 랜드 연

구소가 소집한 것과 같은 전문가 위원회의 권장 사항이 얼마나 빨리 구식이 되는지를 기억하자. 랜드 연구소의 연구 원본: Elizabeth A. McGlynn et al., "The quality of health care delivered to adults in the United States," *NEJM* 348(2003), pp. 2635-2645. 연구의 결함: Correspondence to Elizabeth A. McGlynn et al., "Quality of Health Care Delivered to Adults in the United States," *NEJM* 349(2003), pp. 1866-1868. 실제 임상에서 랜드 연구소가 권고한 것과 유사한 치료를 이행한 하버드 연구자들의 후속 연구가 이뤄졌는데 당뇨, 천식, 고혈압의 예후가 나아지지 않았음이 밝혀졌다. Bruce E. Landon et al., "Improving the management of chronic disease at community health centers," *NEJM* 356(2007), pp. 921-934. 랜드 연구소에서 제시한 권장 치료의 실패에 관한 헤이워드 박사의 논평: Rodney A. Hayward, "Performance measurement in search of a path," *NEJM* 356(2007), pp. 951-953. 시대에 뒤떨어져 가는 전문가 권고안에 대한 보고서: Kaveh G. Shojania et al., "How quickly do systematic reviews go out of date? A survival analysis," *Ann Intern Med* 147(2007), pp. 224-233. 2003년에 발표된 랜드 연구소의 연구에 관해 설득력 있는 비판이 계속 이루어졌음에도, 미국인이 권장 치료의 55퍼센트만을 받는다는 '사실'이 의회와 언론에서 널리 인용되어 발표되었다: "What is health care quality and who decides?" Statement of Carolyn Clancy Before the Subcommittee on Health Care, March 18, 2009, Committee on Finance, U.S. Senate, http://www.ahrq.gov/news/test031809.htm; Donald Berwick et al., "Even good medical standards don't apply in all cases," Letters to the Editor, *Wall Street Journal*, April 15, 2009. 더불어 참고: Jerome Groopman, Pamela Hartzband, "Sorting fact from fiction on health care," *Wall Street Journal*, August 31, 2009. 의사와 의료비에 대한 권장 사항을 모두 따르더라도 표준화한 의료로는 환자의 건강을 개선할 수 없다는 최근 연구: Lauren H. Nicholas et al., "Hospital process compliance and surgical outcomes in Medicare beneficiaries," *Archives of Surgery* 145(2010), pp. 999-1004; Charles D. Mabry, "Say it ain't so, Joe," *Archives of Surgery* 145(2010), pp. 1004-1005. 더불어 참고: Robert H. Brook, "The end of the quality improvement movement: Long live improving value," *JAMA* 304(2010), pp. 1831-1832.

3   미국에서 시행되는 대체 의학과 자연 치유 이용에 관한 연구: David Eisenberg et al., "Trends in alternative medicine use in the United States, 1990-1997: Results of a follow-up national survey," *JAMA* 280(1998), pp. 1569-1575.

찾아보기

치료하는 마음

2022년 3월 8일 초판 1쇄 발행

지은이 제롬 그루프먼 & 패멀라 하츠밴드 · **옮긴이** 박상곤
펴낸이 류지호 · **편집이사** 양동민
편집 이기선, 김희중, 곽명진 · **디자인** firstrow
제작 김명환 · **마케팅** 김대현, 정승채, 이선호 · **관리** 윤정안

펴낸곳 원더박스 (03150) 서울시 종로구 우정국로 45-13, 3층
대표전화 02) 420-3200 · **편집부** 02) 420-3300 · **팩시밀리** 02) 420-3400
출판등록 제300-2012-129호 (2012. 6. 27.)

ISBN 979-11-90136-63-1 (03510)

• 잘못된 책은 구입하신 서점에서 바꾸어 드립니다.
• 독자 여러분의 의견과 참여를 기다립니다.
  블로그 blog.naver.com/wonderbox13 · 이메일 wonderbox13@naver.com

＊ 이 제작물은 아모레퍼시픽의 아리따글꼴을 사용하여 디자인하였습니다.

재생종이로 만든 책

이 책은 재생종이로 만들었습니다.
재생종이는 생명의 보금자리인 숲을 살립니다.
(표지: 한솔 인스퍼 에코 203g, 본문: 전주페이퍼 그린라이트 80g)